最新
薬用植物学

岡山大学名誉教授
奥田拓男 編

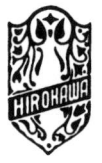

東京 廣川書店 発行

──────── **執筆者一覧**（五十音順）────────

有 澤 宗 久	国際医療福祉大学薬学部教授
池 城 安 正	新潟薬科大学薬学部教授
一 柳 孝 司	新潟薬科大学薬学部准教授
伊 東 秀 之	岡山大学大学院医歯薬学総合研究科准教授
奥 田 純 子	
奥 田 拓 男	岡山大学名誉教授
北 中 　 進	日本大学薬学部教授
高上馬 希 重	北海道医療大学薬学部准教授
波多野 　 力	岡山大学大学院医歯薬学総合研究科教授
福 田 直 通	第一薬科大学教授
松 﨑 桂 一	日本大学薬学部助教
米 光 美知子	第一薬科大学教授

はじめに

　薬用植物の知識は薬学を学んだ者が身につけていることを特に期待される常識である．地球上に人類が溢れ，環境破壊が進むと，環境の恵みの大切さがそれだけ一層切実に求められるのは当然のことである．その動向の中で，人間の健康維持に寄与する薬用植物を求める心と，その有用さの認識は，国内のみでなく世界的に拡大進化してきている．

　国内では漢方生薬の局方収載品目の増加や，医・薬学教育で大多数の大学で漢方教育が行われていることなどは，その現れの一端である．海外ではヨーロッパでの薬用植物愛好に加えて，アメリカでも薬用植物を巻き込んで広がった Dietary Supplements は日本にも大きい影響をもたらしている．

　本書の内容はコア・カリキュラムの［C7　自然が生み出す薬物］の次の項目に該当する．

（1）薬になる動植鉱物　―　薬用植物
　　1．代表的な薬用植物の形態を観察する．（技能）
　　2．代表的な薬用植物の学名，薬用部位，薬効などを列挙できる．
　　3．代表的な生薬の産地と基原植物の関係について，具体例を挙げて説明できる．
　　4．代表的な薬用植物を形態が似ている植物と区別できる（技能）．
　　5．代表的な薬用植物に含有される薬効成分を説明できる．

これらについて解説を進めるに当たって本書では，次のような考慮を加えた．

　　1．最近，注目度，利用度の増した分野（遺伝子組み替え技術，菌，藻類とそれらの活性成分，薬用ハーブとサプリメント類を含む保健機能食品類，制がん効果が伝えられる植物など）について解説する．
　　2．代表的な漢方処方例を記載する．
　　3．植物の学名の命名者名を整理し，略名表を巻末に添えて局方との関連に便宜を計る．

　このような方針にご同意くださった執筆者の諸先生，出版を推進してくださった廣川書店社長廣川節男氏と同社のスタッフ，イラストを描いてくださった吉田隆志教授に深い感謝の意を表する．

平成 20 年 1 月

奥　田　拓　男

目 次

総 論

第1章 薬用植物の発展と現状 …………………………………………………………… *1*
  1-1 薬用植物の使われ方による分類　*1*
  1-2 地域，時代別に見た薬用植物　*2*
  1-3 今日の薬用植物利用法と関連諸製品　*7*

第2章 植物の分類と名前 ………………………………………………………………… *13*
  2-1 植物の種，学名，地方名と科　*13*
  2-2 分類の各段階　*14*
  2-3 植物の自然分類および進化の系統　*15*

第3章 植物の形態 ………………………………………………………………………… *18*
  3-1 細 胞　*18*
  3-2 組 織　*20*
  3-3 器 官　*20*

第4章 薬用植物の成分とその試験法および分類，進化との関係 ……………………… *38*
  4-1 一次代謝産物と二次代謝産物　*38*
  4-2 成分の試験法　*40*
  4-3 植物進化の系統と特定成分生産との関係　*44*

第5章 薬用植物の育成と生産 …………………………………………………………… *46*
  5-1 馴化栽培　*46*
  5-2 優良品種の選択　*46*
  5-3 品種改良（育種）　*47*
  5-4 薬用植物の生産と流通　*47*

第6章 バイオテクノロジーの薬用植物への応用 ……………………………………… *48*
  6-1 植物の品種改良への組織培養技術の利用　*48*

6-2　クローンの作成とカルス　*48*
6-3　プロトプラストとその利用　*50*
6-4　植物への遺伝子導入　*51*
6-5　培養組織細胞による有用物質の生産　*51*
6-6　植物の遺伝子配列の解析とその利用　*53*

各　論

Ⅰ．細菌植物門　*55*

　放線菌　*56*
　有芽胞グラム陽性菌　*58*

Ⅱ．渦鞭毛植物門　*59*

　1) ガムビールディスク科　2) ゴニオウラクス科　3) ディノフィシス科

Ⅲ．緑藻植物門　*61*

　1) クロレラ科

Ⅳ．褐藻植物門　*62*

　1) コンブ科

Ⅴ．紅藻植物門　*63*

　1) テングサ科　2) フジマツモ科

Ⅵ．真菌植物門　*65*

　1　子嚢菌類（亜門）　*65*
　　1-1) バッカクキン科　1-2) コウボキン（酵母菌）科
　2　担子菌類（亜門）　*67*
　　2-1) サルノコシカケ科　2-2) キシメジ科　2-3) スエヒロタケ科
　　2-4) テングタケ科　2-5) ハラタケ科
　3　不完全菌類（亜門）　*70*
　　3-1) コウジカビ科

Ⅶ．地衣植物門　*73*

　1) リトマスゴケ科　2) ウメノキゴケ科　3) サルオガセ科

VIII. シダ植物門 …………………………………………………………………… 75

1　トクサ綱　*76*
1-1) トクサ科

2　ヒカゲノカズラ綱　*76*
2-1) ヒカゲノカズラ科

3　シダ綱　*76*
3-1) フサシダ科　3-2) ワラビ科　3-3) オシダ科　3-4) ウラボシ科

IX. 種子植物門 ……………………………………………………………………… 78

IX-1　裸子植物亜門 ……………………………………………………………… 78

1　ソテツ目　*79*
1-1) ソテツ科

2　イチョウ目　*79*
2-1) イチョウ科

3　マツ目　*80*
3-1) マツ科　3-2) スギ科　3-3) ヒノキ科

4　イチイ目　*82*
4-1) イチイ科

5　マオウ目（グネツム目）　*83*
5-1) マオウ科

IX-2　被子植物亜門 ……………………………………………………………… 84

IX-2-1　双子葉植物綱 ────────────────────── 85

IX-2-1-1　離弁花植物亜綱（古生花被植物亜綱）　*85*

1　モクマオウ目　*85*
1-1) モクマオウ科

2　クルミ目　*86*
2-1) ヤマモモ科　2-2) クルミ科

3　ヤナギ目　*87*
3-1) ヤナギ科

4　ブナ目　*88*
4-1) カバノキ科　4-2) ブナ科

5　イラクサ目　*90*
5-1) トチュウ科　5-2) クワ科　5-3) アサ科　5-4) イラクサ科

6　ビャクダン目　*93*
6-1) ビャクダン科　6-2) ヤドリギ科

7 タデ目　*94*
7-1) タデ科

8 ナデシコ目　*96*
8-1) ヤマゴボウ科　8-2) ツルナ科　8-3) スベリヒユ科　8-4) ナデシコ科
8-5) アカザ科　8-6) ヒユ科

9 モクレン目　*99*
9-1) モクレン科　9-2) バンレイシ科　9-3) ニクズク科　9-4) マツブサ科
9-5) シキミ科　9-6) ロウバイ科　9-7) クスノキ科　9-8) ヤマグルマ科

10 キンポウゲ目　*104*
10-1) キンポウゲ科　10-2) メギ科　10-3) アケビ科　10-4) ツヅラフジ科
10-5) スイレン科

11 コショウ目　*110*
11-1) ドクダミ科　11-2) コショウ科　11-3) センリョウ科

12 ウマノスズクサ目　*113*
12-1) ウマノスズクサ科

13 オトギリソウ目　*114*
13-1) ボタン科　13-2) マタタビ科　13-3) ツバキ科　13-4) オトギリソウ科

14 ケシ目　*116*
14-1) ケシ科　14-2) アブラナ科

15 バラ目　*119*
15-1) マンサク科　15-2) ユキノシタ科　15-3) トベラ科　15-4) バラ科
15-5) マメ科

16 フウロソウ目　*129*
16-1) カタバミ科　16-2) フウロソウ科　16-3) ハマビシ科　16-4) アマ科
16-5) コカノキ科　16-6) トウダイグサ科　16-7) ユズリハ科

17 ミカン目　*134*
17-1) ミカン科　17-2) ニガキ科　17-3) カンラン科　17-4) センダン科
17-5) ヒメハギ科

18 ムクロジ目　*139*
18-1) ドクウツギ科　18-2) ウルシ科　18-3) カエデ科　18-4) ムクロジ科
18-5) トチノキ科　18-6) ツリフネソウ科

19 ニシキギ目　*141*
19-1) モチノキ科　19-2) ニシキギ科

20 クロウメモドキ目　*142*
20-1) クロウメモドキ科　20-2) ブドウ科

21 アオイ目　*143*
21-1) シナノキ科　21-2) アオイ科　21-3) パンヤ科（キワタ科）
21-4) アオギリ科

22　ジンチョウゲ目　*146*
　22-1) ジンチョウゲ科　22-2) グミ科

23　スミレ目　*146*
　23-1) イイギリ科　23-2) スミレ科　23-3) トケイソウ科　23-4) ベニノキ科
　23-5) パパイア科

24　ウリ目　*148*
　24-1) ウリ科

25　フトモモ目　*149*
　25-1) ミソハギ科　25-2) ヒシ科　25-3) フトモモ科　25-4) ザクロ科
　25-5) シクンシ科

26　セリ目　*151*
　26-1) ニッサ科（ヌマミズキ科）　26-2) ミズキ科　26-3) ウコギ科
　26-4) セリ科

IX-2-1-2　合弁花植物亜綱（後世花被植物亜綱）　*157*

1　ツツジ目　*158*
　1-1) イチヤクソウ科　1-2) ツツジ科

2　サクラソウ目　*159*
　2-1) ヤブコウジ科　2-2) サクラソウ科

3　イソマツ目　*160*
　3-1) イソマツ科

4　カキ目　*160*
　4-1) アカテツ科　4-2) カキノキ科　4-3) エゴノキ科

5　モクセイ目　*162*
　5-1) モクセイ科

6　リンドウ目　*163*
　6-1) マチン科　6-2) リンドウ科　6-3) ミツガシワ科　6-4) キョウチクトウ科
　6-5) ガガイモ科　6-6) アカネ科

7　ナス目　*172*
　7-1) ヒルガオ科　7-2) ムラサキ科　7-3) クマツヅラ科　7-4) シソ科
　7-5) ナス科　7-6) フジウツギ科　7-7) ゴマノハグサ科　7-8) ノウゼンカズラ科
　7-9) キツネノマゴ科　7-10) ゴマ科　7-11) ハマウツボ科

8　オオバコ目　*186*
　8-1) オオバコ科

9　マツムシソウ目　*186*
　9-1) スイカズラ科　9-2) オミナエシ科

10　キキョウ目　*187*
　10-1) キキョウ科　10-2) キク科

Ⅸ-2-2 単子葉植物綱 ——— 195

1 オモダカ目　*195*
1-1) オモダカ科

2 ユリ目　*196*
2-1) ユリ科　2-2) ヒガンバナ科　2-3) ヤマノイモ科　2-4) アヤメ科

3 イネ目　*199*
3-1) イネ科

4 ヤシ目　*200*
4-1) ヤシ科

5 サトイモ目　*201*
5-1) サトイモ科

6 タコノキ目　*203*
6-1) ガマ科

7 スゲ目　*203*
7-1) カヤツリグサ科

8 ショウガ目　*204*
8-1) ショウガ科

9 ラン目　*206*
9-1) ラン科

参考文献　……………………………………………………………… ***209***

植物学名命名者の略名表　……………………………………………… ***211***

索　引　…………………………………………………………………… ***213***

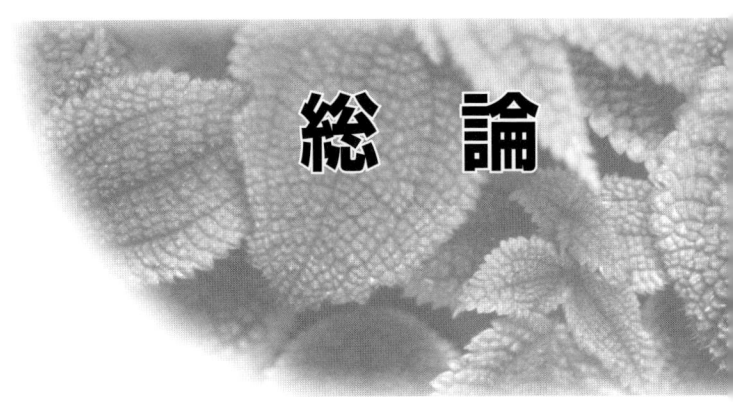

総 論

第1章 薬用植物の発展と現状

　この地上に人類が現れて以来，健康を保ち病気を治そうとして頼ってきたものに身近な薬草がある．近代になってそれに科学的解釈や工夫が加えられた結果，現代の薬の多くが産み出されたが，その母体である植物も現在の世界でそのままの形や処方薬，あるいはそれらの製剤として広く用いられている．今日，日本国内や古い伝統を持つ中国，インドなどのみでなく，ヨーロッパの国々でも，さらにアメリカその他の世界の国々においても，膨大な数の人々が薬用植物を利用しており，新しい利用法も開発され，それらが日本にも大きい影響を及ぼしている．

1-1　薬用植物の使われ方による分類

　現在国内で扱われている薬用植物とそれらの加工品（生薬）は歴史，地理的にほぼ次のように分類される．

1-1-1　日本の民間薬，漢方薬，ハーブ，スパイスと世界各地の薬用植物

　日本の**民間薬**はその用法が国内で人から人に伝えられてきた生薬である．**漢方薬**はその使い方が昔中国から伝えられた多数の複合剤の処方に日本で独自の解釈が加えられたもので，その各処方は一般に複数の生薬から成り立っている（→p.5）．これらの生薬の中には現在日本薬局方に収載されているものが多い．薬用の**ハーブ**は主にヨーロッパで家庭療法薬として用いられてきたものである．なおジギタリスはヨーロッパ原産の薬用植物であるが劇薬であり，いわゆるハーブの

ように一般の人が用いることはできない．**スパイス**（香辛料）は食品に添加されて食欲増進剤としての役割を果たしており，熱帯アジア産でヨーロッパでも用いられてのち日本に伝えられたものが多い．ハーブの中にもこのような働きをしているものがあり，スパイス，ハーブのどちらとしても扱われるものがいくつもある（→ p.7）．アジアにはインド伝統医学の**アユルベーダ**で用いられる薬，その影響を受けたインドネシア，マレーシアその他のアジア諸国の薬があり，さらに世界にはアメリカ大陸，アフリカ大陸などに種々の民族薬がある（→ p.4）．

1-1-2　製薬原料としての薬用植物

薬用植物が国内で用いられるに当たっては，次に例示する製品が製薬工場で製造されることが多い．

① **エキス剤**：生薬の抽出エキスが顆粒剤，錠剤，カプセル剤などとして用いられるもの．漢方製剤もこれに属する．本来日本など東アジア産の植物で，大量がヨーロッパで製剤化されて医療に用いられ，日本に逆移入されたイチョウエキスの例もある（→ p.9；p.79）．

② **単離された有効成分の製剤**：植物に含まれる有効成分が抽出，単離され，製剤化されて用いられているもの（例：ベルベリン，ジギトキシン，モルヒネ，コデイン）．

③ **単離された植物成分から化学的に誘導される薬**：植物から単離された成分そのままでなく，化学的に有用な医薬品に導いて利用されるもの（例：ヤマノイモ科植物のジオスゲニンから製造されるコルチゾンなどのステロイドホルモン，→ p.10）．

1-2　地域，時代別に見た薬用植物

1-2-1　中東とヨーロッパなどでの経過と世界各地の薬用植物利用

1　エジプト，ギリシャおよびローマ時代

i) **エジプト，メソポタミア等の中東**　古代**エジプト**（3000〜1000 B.C. 頃）で用いられた数百種の薬の名がパピルスに象形文字で記されて残っている（例：アヘン，アロエ，アラビアゴム，安息香，オリブ油，ケイヒ，ザクロ，サフラン，乳香，ハチミツ，ハッカ，ミルラ，ヒヨスなど）．エジプトなどと並ぶ世界最古の文明の地**メソポタミア**（現在のイラク等）でもケシ，ヒヨス，ベラドンナなどが用いられ，その北部にあった**アッシリア**（2500 B.C. 頃）で用いられた 200 種以上の植物性薬品の名が粘土板に記されて残っている．

ii) **ギリシャ**　続いてギリシャに文明が栄えた頃（B.C. 8〜4 世紀頃）には一層多くの薬用植物が用いられた．エジプト（+メソポタミア等）→ギリシャ→古代ローマ→ヨーロッパ中部と図のように移動して行った文化については，古代文明の栄えた頃の各土地は豊かな森林に

恵まれていたが，その消費を代償として栄えた結果，森林の消失と同時に文明も退化していった面があるといわれる．今日の地球環境を思い合わせると深刻な問題であるが，現在砂漠や荒れ地に囲まれている土地から当時の森林の存在を示す森林遺物が発掘されてこの説を支えている．

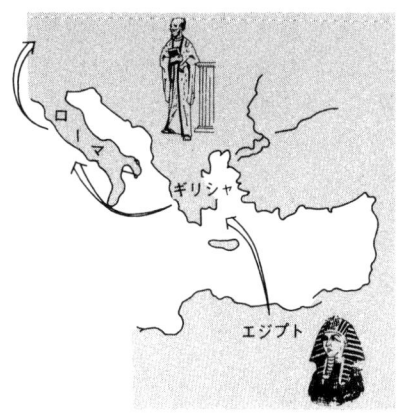

> 　砂漠も古代には緑：サハラ（＝砂漠，"サハラ砂漠"は同じ意味の語の繰り返し）は今日ではピラミッドなど古代エジプトの遺跡の足もとにまで広がっている．エジプト以外の北アフリカの国々でも2千年余り前は緑豊かであったのにその後砂漠化した．文明は緑の消費と消滅を起こしたが，ヨーロッパが繁栄による砂漠化を免れたのは，化石燃料のおかげといわれている．近頃砂漠化が進行して日本に来る黄砂が年々増えている中国北部も，万里の長城建設の頃には森林に恵まれていたと見られている．地球上でこのような動きがさらに進行することが案じられる．

　古代ギリシャの有名な医師たちは同時にまた薬学者であり，植物学者でもあった．彼らは当時までの呪術，祈祷などによる療法に対して，植物などを用いる治療法をまとめあげた．この時代によく用いられた薬には，発汗，催吐，瀉下などで病因を追い出そうとするものが多かった．この時代に**ヒポクラテス** Hippocrates（460〜375 B.C.），**テオフラストス** Theophrastos（372〜287 B.C.）らが各学派を作り，それぞれ300種くらいの薬用植物を治療に利用した．紀元1世紀に**ジオスコリデス** Dioscorides が著した **De Materia Medica** 5巻には，地中海沿岸と近辺の植物を中心に，動物，鉱物，薬用酒などを含め1000種近い薬物についての特徴や用法などが記された．この書物はラテン語，アラビア語などにも訳され，その後15世紀以上もの間ヨーロッパと中東地域での最高の薬用植物の書物となった．この時代にはまだ植物分類法はなく，テオフラストスは各植物を高木，低木，亜低木，草本などに分類する方法をとり，ジオスコリデスは芳香油，油類に始まって，用い方や性格に従って薬用動植物を分類し，薬用酒などの章を加えて編集した．

iii）**ローマ**　次にヨーロッパの中心勢力となったローマ帝国時代の自然科学の進歩は，ギリシャ時代と比べ，また他方面の文明の進歩と比べて少なかったが，その中で医薬品については**ガレヌス** Galenus（129〜200，ギリシャ生まれ）が，ギリシャ時代と比べて著しく多種類の薬を用いて治療を行い，有名な**ガレヌス製剤** Galenical preparations を作り出した．

2　シルクロードの影響と15〜18世紀のヨーロッパ

　ローマ帝国滅亡後進歩しなかったヨーロッパの薬用植物学は，活字の発明された15世紀頃からまた動きだした．一方またシルクロードなどを通じてそれまでももたらされていたアジアのス

パイス類その他の薬用植物への関心が一段と強くなり，これがアジアへの進出をうながした．その大きい動機の一つとなったのはマルコポーロ Marco Polo（1254～1324?，ベネチアの商人）の書「東方見聞録」であった．彼はシルクロードを経て中国（当時は元）へ行き 20 年滞在後"海のシルクロード"を通り東南アジアの沿海部を経て帰国し，この本を著した．この書物は東洋産のケイヒ，コショウ，ジャコウ，ショウノウ，ダイオウ，ニクズク，ビャクダン，リョウキョウその他について記し，また中国の東方海上の Zipang（日本）を金，真珠などを豊かに産する島として紹介した．この記述，中でも日本についての紹介はヨーロッパの人々に東アジアへの強い関心を呼び起こし，東方への進出を促した．

こうして東アジアへの進出を目指した人々の中にコロンブス Colombo（1446～1502）がいた．この人はヨーロッパから東へ向かう困難な行路を避け，丸い地球を西へ航海して東アジアに達しようとして，予想しなかったアメリカ大陸に到達した．その結果ヨーロッパにもたらされたものに，アメリカ大陸の多くの薬用植物・生薬があり，それらがさらに日本にも伝来するようになった（例：キナ，クラーレ，コカ，トウガラシ，トコン，ヤボランジ，ロベリアなど）．

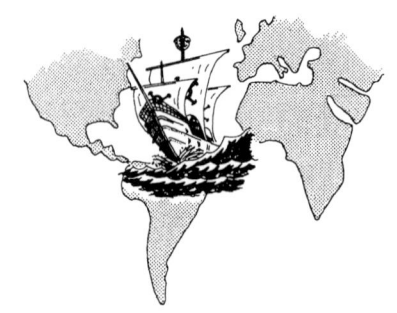

なお，東南アジアのその他の生薬（例：ホミカ），アフリカの民間薬も，その多くは一旦ヨーロッパにもたらされた後に日本に渡来している［例：カラバル豆，ストロファンツス（ともに 19 世紀）］．

3 世界各地の民族薬

世界各地で伝統的な薬用植物利用法が他文化とともに育ってきている．インドで現在も主な医療体系であるアユルベーダ Ayurveda や民間薬治療では，植物を主とする多種類の天然物を治療に用い［例：ミロバラン（訶子），シクンシ（使君子），インド蛇木］，タイ，ミャンマーなどでもアユルベーダの影響を受けた医療が広く行われている．インドネシアの伝統医療ジャムー Jamu も，アユルベーダと共通のものが多い薬用植物で治療を行っている．アフリカの民族薬には，エジプトの項で例示したもの以外にも，カラバルマメ，ストロファンツス等，ヨーロッパを経由して世界に広がり日本でも利用されているものがある．

1-2-2　中国，日本の薬用植物利用の歴史

今日の日本で多くの市民が薬用植物というとまず漢方薬の名を思い浮かべるくらいであるが，漢方薬については中国の伝統的な薬の使い方と，その日本渡来以後の扱い方の変遷に対する理解が必要である．

1 中国の本草学

中国の最も古い薬用植物，生薬の書物（本草書）である**神農本草経**は後漢（22～250）の頃に書かれたといわれている．この書物の名は，さらにさかのぼること 3000 年近い古い時代に本草学

を始めたといわれる伝説上の神農氏炎帝の名を借りたものと見られる．数百種の，主に植物性の薬を上，中，下の3品に分け，長期間用いてもよい上薬，毒性が強く連用してはならない下薬などに分類している．

その後中国では新修本草，証類本草，嘉祐本草などを始め，多くの本草書が著された．明の李時珍（1518～1593）の**本草綱目**52巻は，それまでの多くの本草書を参考にし，自分の知見を加えて編集したものである．約1800種の薬について草，穀，菜，果，木，その他の部に分けて記した大作で，李時珍は今日中国において薬の歴史中の代表的人物とされている．

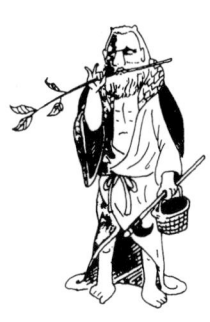

神農

2　漢方薬と中薬

中国古来の医薬（中国では中医，中薬と呼び，日本の漢方薬とは別途の変遷をしている）が日本に奈良時代頃から伝えられ，それに国内での解釈が加えられてきたものが漢方医学と漢方薬である．漢方医療には漢方薬を用いる湯液（煎剤）治療のほかに鍼灸（針灸）治療の分野もある．今日の日本国内では現代医療の診断を取り入れた使用法が主流となっている．

傷寒論と**金匱要略**は湯液治療の重要な原典で，これらは3世紀初め頃に張仲景が著したとされる「傷寒雑病論」が後に2つに分けて編集し直されたものである．傷寒論は，急性の発熱病の発病時からの病状の変化に応じて薬を使い分ける方法を説明しているのに対して，金匱要略は病名と病状ごとに薬による治療法を述べている．日本ではこれらの書物に記されている処方（例：桂枝湯，葛根湯，麻黄湯など）を古方と呼び，後の時代（宋，金，元など）に作られた処方（例：四物湯，補中益気湯，十全大補湯など）を後世方と呼んでおり，両方を取り入れた折衷派もある．これらの処方のほとんどは複数の生薬から成っている［例：葛根湯を構成している生薬（植物）—葛根（クズ），麻黄（マオウ類），生姜（ショウガ），大棗（ナツメ），桂枝（ケイ），芍薬（シャクヤク），甘草（カンゾウ類）］．

なお，中国では地方で民間薬として用いられるものを草薬と呼んで，中薬と区別することがある．

3　日本の薬用植物と本草学

日本でよく用いられ，日本薬局方に収載されているゲンノショウコ，ドクダミ，センブリなどに代表される薬用植物は，国内での体験が語り伝えられて用いられている薬であり，和薬と呼ばれることもある．古い書物での薬の記述は，古事記の因幡の白兎とガマの穂綿の伝説などがある程度で少なく，9世紀に国内各地に伝わる薬をまとめようとした大同類聚方も原典が残っていない．

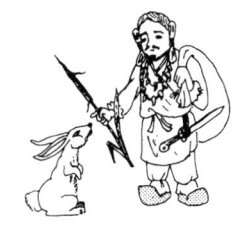

その一方で6世紀以降に中国から伝えられた薬についての書物としては，10世紀に今日まで残る国内最初の本草書として著された本草和名があり，この書物では中国の新修本草などに記された植物，薬品に日本名を付けており，また倭名類聚抄，医心方などの書物が出版されている．

江戸時代の18世紀初めに貝原益軒が著した**大和本草**は当時の有用植物についてまとめた書物で，本草綱目などの中国書の植物に日本の植物を加えて解説している．少し後れて寺島良安が著

した和漢三才図会は大衆的な百科事典であるが，薬用植物など有用植物についてもまとめている．また小野蘭山が19世紀初めに著した本草綱目啓蒙も，本草綱目に記されたものに日本産動植物などを加えてまとめている．同種の書物はほかにも出されている．

18世紀以後はヨーロッパの薬用植物が書物で紹介される一方，スウェーデン人のツンベルクThunberg，ドイツ人のシーボルトSieboldらが日本の植物を調査してそれぞれ植物誌を著し，弟子たちを教育した．明治以後は主にヨーロッパの植物学が本格的に導入され，その後の日本の薬用植物学の基礎が築かれた．

1-2-3　近代の薬用植物学，成分化学と現代薬学への発展

1　植物分類法の発達

スウェーデンの博物学者で，生薬学者でもあったリンネLinnaeus（1707〜1778）が18世紀に，生物分類の基本単位を種speciesとし，その各々について2名法による学名を作り植物を分類した．その分類方式に従って植物を配列した書物，分類学Systema Naturaeは植物学に大きい進歩をもたらした．しかしその分類法は今日の自然分類法（→p.15）と異なり，各植物について少数の特徴のみを取り上げて分類に利用するにとどまっていた．それに対して19世紀には植物進化の道筋（系統）に基づいた分類（自然分類）が行われるようになり，今日に至っている．

2　植物成分の単離，化学的解明とその応用 ― 現代薬学への発展

18世紀にはまたスウェーデンの薬剤師シェーレScheele（1742〜1786）が，ブドウ，カタバミ，リンゴ，レモン，没食子，牛乳および膀胱結石から，それぞれ酒石酸，シュウ酸，リンゴ酸，クエン酸，没食子酸，乳酸および尿酸を結晶として単離し，有機化学の基礎に大きく貢献した．

さらに19世紀にはドイツの薬剤師ゼルチュルナーSertürnerがアヘンに含まれるアルカロイドのモルヒネを結晶として取り出すことに成功した．モルヒネmorphineは伝説の眠りの神モルフェウスMorpheusにちなんで付けられた名で，強い薬理作用を持つ植物成分が単離された最初の例であり，これが近代薬学の出発点となった．その後も薬用植物のアルカロイドであるエメチン，ペレチエリン，ストリキニーネ，ニコチン，アトロピン，ヒヨスチアミン，コカイン，エゼリンなどが続々とヨーロッパで単離されて行った．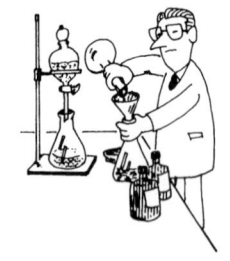配糖体，精油，植物色素などの研究も進められ，今日の薬の化学的基礎が築かれた．それにつれて植物成分の化学構造上の特徴と，含んでいる植物の分類上の位置との関係も明らかになってきた．この関係を逆に植物の分類に応用する化学的植物分類学chemotaxonomyも行われている（→p.44）．

1-3　今日の薬用植物利用法と関連諸製品

1-3-1　日本の薬用植物利用法

1　漢方薬

　日本の漢方薬は現在主に漢方製剤（医師，歯科医師の処方箋に基づいて使用され，保険の支払いの対象となっている**医療用漢方製剤**と，処方箋の要らない**一般用漢方製剤**）として用いられている．厚生労働省では一般用医薬品として適当な漢方処方（**一般用漢方処方**）について構成生薬，分量，用法・用量，効能の基準を内規で示している．医療用と一般用とに共通の処方が多数あるが，医療用の場合は特定有効成分の定量試験を定め，製剤内容の分量についてより厳しくし，効能・効果の記し方にも差をつけている．現在国内での使用量は医療用が著しく多い．なお漢方薬として用いられる生薬を**漢方用薬**といい，**漢薬**はより広い意味に用いられている．

2　日本の民族薬

　日本の民族薬（民間薬）を**和薬**と呼び，漢薬とあわせて**和漢薬**という．和薬の名も漢薬の名に似て，やや広い意味に使われる．日本薬局方収載生薬ではアカメガシワ，キササゲ，ゲンノショウコ，ジュウヤク（ドクダミ），センブリ，チクセツニンジン（トチバニンジン），ニガキ等があり，その他，ウメ，オトギリソウ，カキシブ，カキドオシ，タラノキ，ユキノシタなどは，日本で用いられ始めた薬である．

3　ハーブ，スパイス，香料，保健機能食品

ⅰ）　**ハーブ herb**　ハーブという英語名には草の意味の他に，薬や香辛料として用いられる植物の意味がある．ヨーロッパを中心に軽医療，家庭療法薬として用いられ，日本にも伝えられたものが，現在国内でハーブと総称されているものの中で主要な位置を占めている．しかしヨーロッパ伝来の薬用植物でも，作用が激しく副作用の強いもの（例：ジギタリス，ベラドンナ，ヒヨス，バッカク，ケシなど）は普通ハーブとは呼んでいない．

　カミツレ（＝カモミール，カモマイル），薬用サルビア（＝セージ），メリッサ（＝レモンバーム），マジョラム（＝マヨラナ），ローズマリー，セイヨウニワトコ，セイヨウノコギリソウなどはハーブの例であるが，セイヨウハッカ類，ウイキョウ（＝フェンネル），ゲッケイジュ（＝ローレル），タイムなどはスパイスとして扱われることもある．これらはまたラベンダーなどと並んで香料としても利用されるから，ハーブ，スパイス，香料の間の境界線は明瞭ではない．またハーブの中には，カキドオシのように日本の民間薬と共通のものもある．

> 植物名とハーブ名：ハーブの流行は近年急に広がったが，その植物の一つ一つには既に日本で付けられた名前があった．それを無視して，英語名をカタカナ化した名前が広められてしまった結果，各植物に従来の名がありながら一般の人々にはいわゆるハーブ名で呼ばれるようになってしまった．その例は多数ある：ウイキョウとフェンネル；カミツレとカモミール，カモマイル；ケイヒ，ニッケイとシナモン；ゲッケイジュとローレル，ローリエ；サルビアとセージ；ショウズクとカルダモン；タイマツバナとベルガモット；チョウジとクローブ；ニクズクとナツメグ，メース；ハッカとペパーミント．また，ハーブの流行を受け入れた人々は，ハーブを「香りのよい園芸植物」と思っていることが多いようであるが，herbには草の意味の他に薬草の意味もあり，"香りのよい草"はherbの意味の一つに過ぎない．

ii) **スパイス spice** 香辛料とも呼ばれる．その辛味や芳香が食品の調味に利用されてソース，カレー粉を始め種々の形で使われ，また消化器などの薬として重要なものが多い．

芳香性香辛料としては，精油含量の多いゲッケイジュ，シソ，セイヨウハッカ類，チョウジ，タイム，バニラ，ニクズク（＝ナツメグ），ウイキョウ，サンショウなどがある．辛らつ性香辛料にはコショウ，トウガラシ，サンショウ，カラシ，ワサビ，ニンニク，ウコン（＝ターメリック），ショウガ，ショウズク，ニッケイなどがある．これらの中には熱帯アジアなどに産し，古くからヨーロッパへ運ばれて食用，薬用に欠かせなくなったものが多く，中世ヨーロッパ諸国のアジア進出の動機の一つともなった．

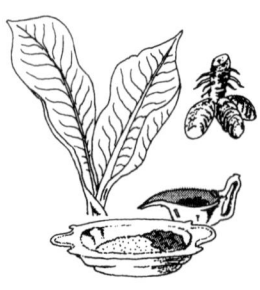

カレーとウコン

iii) **保健機能食品**

いわゆる健康食品については，国内で販売する際に，用途や機能を示すことができるものとして，平成13年に「保健機能食品」という制度が作られている．この保健機能食品は「栄養機能食品」と「特定保健用食品」とに区分される．前者は規格基準型の規制があり，ビタミン類やミネラルを対象として，これらの成分を一定の範囲で含むものについて，その成分の含有と機能を表示することができる．これに対し後者は個別許可型で厚生労働大臣の許可証票によって示されるもので，食品又は関与成分について保健の用途の根拠が医学的，栄養学的に明らかにされていること，それらの適切な摂取量が医学的，栄養学的に設定できることなどが要求される．元来は平成3年に，病者用食品などとともに「特別用途食品」の1つとして規定されたものである．

特定保健用食品とされる植物関連製品としては，大豆（大豆オリゴ糖，大豆タンパク質，リン脂質結合大豆ペプチド，大豆イソフラボン），杜仲（杜仲葉配糖体，ゲニポシド酸），グァバ（グァバ葉ポリフェノール），サイリウム（サイリウム＝プシリウム種皮由来食物繊維），小麦（小麦ふすま，小麦アルブミン），茶（茶ポリフェノール，茶カテキン）などの製品がある．

> サプリメントという名：健康保持に役立つ植物を求める心は，時代の新旧，洋の東西を問わず人々が抱き続けており，それによる流行が時代とともに異なった形をとって現れてきている．日本でサプリメントという名の起源となったのは米国のNutritional supplement（栄養補助食品）や Herbal supplement（薬草サプリメント）であるが，それらは Complementary and alternative medicine（補完代替医療）の中で扱われている．

4 植物製剤に利用される剤形

薬用植物の効能は多数の成分の総合効果であり，各植物の総エキスや複数の植物のエキスをあわせたものが今日**エキス剤**として用いられている．漢方製剤（→ p.7）もエキス剤の例であり，今日ヨーロッパではハーブ類エキスの複合剤が製造，使用されている．エキス剤は最終的には顆粒剤，カプセル剤，錠剤等として製造，使用される．また，**茶剤**として，乾燥ハーブ類を刻んだ単品または複合剤をティーバッグに入れたものを，ヨーロッパで家庭療法剤として大量使用している．

1-3-2 現代ヨーロッパの植物療法

ドイツを始めヨーロッパは薬用植物の有効成分の単離による医薬品の発展を先導した地であるが，その一方では今日ドイツ，スイス，オーストリア，フランスなどのアルプスを背負った国々を始めとするヨーロッパ諸国は，各薬用植物の全成分を利用する**植物療法** phytotherapy が盛んな地域でもある．その療法においては強力な植物性治療薬（例：ベラドンナ，ジギタリスなど）と緩和な植物性治療薬（例：カミツレ，セイヨウサンザシなど）を使い，中間的な治療薬［例：甘草（＝リコリス），セイヨウオトギリソウなど］も利用する．治療体系の一つとして**ホメオパシー** homeopathy（ある病は同種の症状を起こす薬を少量用いることによって治癒されるというヒポクラテス時代から存在した考え方に基づく療法で，病はその症候に抗抗する薬で治すという**アロパシー** allopathy と対抗している）が知られるが，これはヨーロッパの植物療法の一系統である．

1-3-3 アメリカの植物療法

先住民が文字を持たなかったために，薬用植物資源は利用されてきても在来の植物療法がよく伝えられていないアメリカ大陸では，主にヨーロッパその他の世界から運ばれた知識を利用してきたが，近年になって植物療法に対する欲求が大層盛んとなり利用者が増えて，植物療法は dietary supplement（nutritional supplement）の中に位置づけられ，合衆国政府も新たに研究所を設立している．その影響は最近日本国内にも広く及んでいる［→ p.9 コラム］．

1-3-4 薬用植物成分に基づいて開発された薬

1-2-3 で述べたように植物から単離された有効成分は，そのまま製剤として利用されるのみでなく，その化学構造を変化させて薬効のより強いものや，別の効能を持つものに導いて利用することが広く行われるようになり，その結果無数の新しい薬が生み出されるに至った．現在日本薬局方の全収載品の過半数はこのようにして作り出された薬を含む天然物起源の薬である．その中のごく少数を例としてあげ，各々の基原植物・成分を記してみると次の通りである．

1 植物から単離された有効成分をそのまま使用しているもの（工業的合成が不可能か非実用的なもの）

例：モルヒネ，コデインなど（ケシ），ベルベリン（キハダなど），ツボクラリン（竹筒クラーレ），キニーネ（キナ），ジギトキシン（ジギタリス）．

2 植物の有効成分（カッコ内）の化学構造を変換して使用しているもの

例：アセチルサリチル酸（*Salix* 属植物のサリシン），プロカイン（コカのコカイン）

Salicin   Acetylsalicylic acid

Cocaine   Procaine

3 植物成分を化学変換して製造しているもの

例：コルチゾン，プレドニゾロンなどのステロイドホルモン剤の製造原料（*Dioscorea* 属植物の diosgenin，マメ科植物の stigmasterol など）．

Diosgenin   Cortisone acetate

1-3-5 麻薬, 幻覚薬, 覚醒剤

1 植物

乱用されたときに慢性中毒, 禁断症状を引き起こすなどで, 世界中で大きい問題となっている植物がある [例：ケシ (モルヒネなど), コカ (コカイン), インド大麻].

2 植物成分から半合成されたもの

薬用植物から抽出単離した有効成分を化学的に変換して, 乱用されやすい性質 (習性, 耽溺性など) を強めたものもある (例1～3). モルヒネをヘロインに導くと麻薬性が一段と強くなり, 最も危険な麻薬となる.

例1：ケシ成分のモルヒネ morphine → (アセチル化) →ジアセチルモルヒネ＝ヘロイン heroine

Morphine → Heroine

例2：バッカクアルカロイド (→ p.66) の基本構造のリゼルグ酸 lysergic acid から導かれたリゼルグ酸ジエチルアミド lysergic acid diethylamide (LSD_{25}) は幻覚誘発性が強く, 麻薬に指定されている.

Lysergic acid → LSD_{25}

例3：マオウ成分のエフェドリン (p.83) → (脱 OH) →メタンフェタミン

Ephedrine → Methamphetamine

メタンフェタミンは最初それがエフェドリンの還元で導かれた時には予期されなかった強い覚醒作用があることがあとでわかり，その後乱用されるようになった．1）の植物や2）の半合成品等は麻薬及び向精神薬取締法，あへん法，大麻取締法，覚醒剤取締法による厳重な取締りの対象となっている．

第2章 植物の分類と名前

2-1 植物の種，学名，地方名と科

　植物分類の基本となるのは**種** species であり，その各々に**二名法** binominal nomenclature による**学名** scientific name が世界に通用する名前として付けられている．多数の種をまとめるに当たっては，**科** family も重要な単位である．また学名の他に，各国で使われる名前（地方名）もあり，これらを日本の代表的な薬用植物の例で見ると次のようになる．

日本名（和名）	学名	科名
ゲンノショウコ	*Geranium thunbergii* Zieboldt et Zuccarini	Geraniaceae（フウロソウ科）
センブリ	*Swertia japonica* Makino	Gentianaceae（リンドウ科）
ドクダミ	*Houttuynia cordata* Thunberg	Saururaceae（ドクダミ科）

　二名法はリンネ C. Linnaeus（1707～1778）によって基礎が作られた名付け方であり，各々の種の名前は，ラテン語の**属名** genus name と**種小名** specific epithet のあとに命名者名 author name を付ける．他植物に別の命名者が付けた同一の学名がもしあっても，こうすると誤認が避けられる．属名の頭文字は大文字，種小名は今日ではすべて小文字を用いている．また，よく見られる命名者名は一定の方法で省略した名が使われることが多い（Zieb., Zucc., Thunb. など→ p.211 の略名表）．

　生薬 crude drug の名前にも国際的なラテン名と地方名とがあり，ラテン名には植（動）物の属名が使われることが多い．

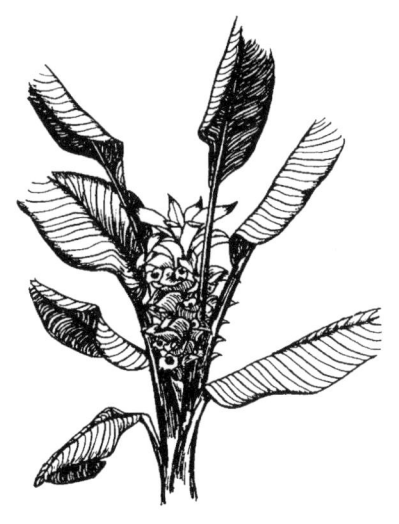

***Curcuma longa* L.**〔学名（ラテン名）〕
ウコン（和名），姜黄（中国名），turmeric（英名）
ショウガ科 Zingiberaceae（科名）

2-2 分類の各段階

　植物の属，種と科で一植物を示す方法は，日本薬局方を始め広く用いられているが，自然界の膨大な数の植物を秩序立てて分類するにはさらに多くの段階が加わらなければならない．全植物を大きいグループから順に次のように分類する．

種のまとめ

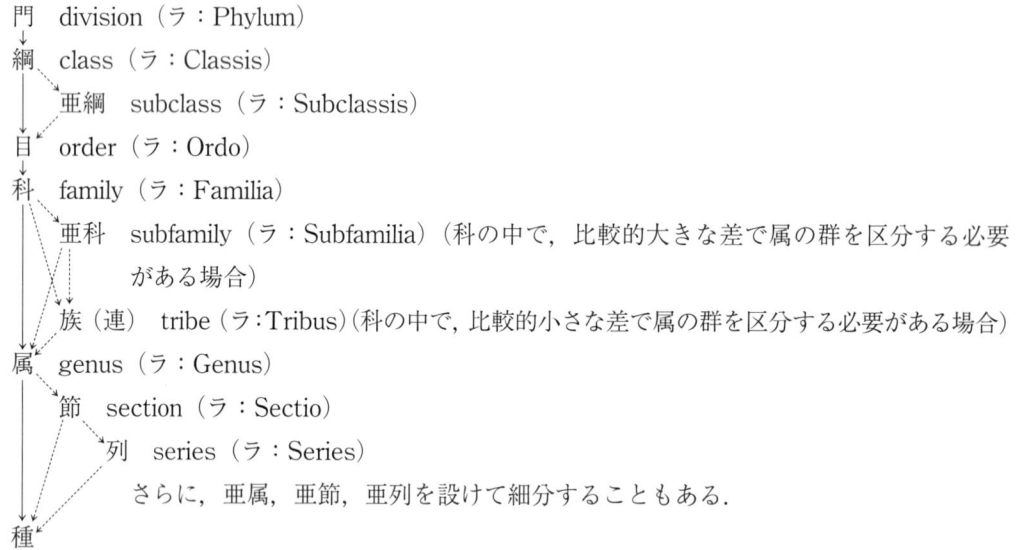

門　division（ラ：Phylum）
綱　class（ラ：Classis）
　　亜綱　subclass（ラ：Subclassis）
目　order（ラ：Ordo）
科　family（ラ：Familia）
　　亜科　subfamily（ラ：Subfamilia）（科の中で，比較的大きな差で属の群を区分する必要がある場合）
　　族（連）　tribe（ラ：Tribus）（科の中で，比較的小さな差で属の群を区分する必要がある場合）
属　genus（ラ：Genus）
　　節　section（ラ：Sectio）
　　　　列　series（ラ：Series）
　　さらに，亜属，亜節，亜列を設けて細分することもある．
種

　さらに種は次の通り再分類される．

種の細分

種　species
亜種　subspecies（ラテン語略：subsp. または ssp.）
変種　variety（var.）
亜変種　subvariety（subvar.）
品種　form（f.）
─────────────────────────
園芸品種　cultural variety（cv.）
系統　race, strain
栄養系　clone

　このように細分類される植物を二名法で示すには，種名，命名者名のあとに subsp., var., f. などを付け，そのあとにその亜種，変種，品種などのラテン名を付けるが，園芸品種以下は学名で

は区別しない．

> 地球上の野生植物は35万種．その中で種子植物は25万種といわれる．日本国内には1万種余り（種子植物は4600種）あるとされている．亜種，変種や園芸品種なども数に入れると，その数は数倍になるであろう．薬用植物はこれらのうち一部であるが，中国の書物には5000種余を記載しているものがある

2-3 植物の自然分類および進化の系統

18世紀のリンネの頃の植物分類は，植物の形は変わらないとの考えに基づいたものであったが，今日では**進化** evolution，即ち種の変動によって多くの新しい種が生まれてきたことが知られ，この進化の道筋の関係を**系統**，これに基づく分類を**自然分類**という．**突然変異** mutation が種内の遺伝的変異をつくり出す原動力となり，変異体の中から環境に適応し，より優れた形質を得たものが生き残って**進化**し，異なった環境に適応したものが**分化**してきた．

植物の進化の系統にはいくつもの異なる考え方があり，それを取り入れた植物分類法も様々である．本書で採用している新しい Engler 方式は国内で使われることが多い．他に Bessey-Benson 方式，Hutchinson 方式等がある．

> 新しい Engler 方式（12版）が植物誌，図鑑，植物目録などで現在最もよく利用されているのは，これが細菌類から被子植物まで全植物界を含めていることや，他方式と大きい矛盾がないことなどが理由．しかし離弁花植物と合弁花植物については，密接な類縁関係を持つものが両者に幾組も存在するにもかかわらず，亜綱という上位の階級で分割するという，人為的な方式を残しており異論も多い．これは北村四郎（1952）の系統図（p.16）でもわかる．日本でも北村四郎のほか，前川文夫（1953），木村陽二郎（1981）らによって，別の見解による植物系統図が提出されている

進化の過程を系統発生的に示そうとする学問（**系統学** phylogeny）での種々の考え方の違いが，このように分類方式の違いを生み出してきたが，原始型から進化型への変化については，次のように考える方針で諸説がほぼ一致している．

染色体	少数	→ 多数		有花被	→ 無花被
花，種子	らせん配列	→ 輪状配列		離生心皮	→ 合生心皮
	両性花	→ 単性花		多数雄ずい	→ 少数雄ずい
	離弁花	→ 合弁花	**葉**	双子葉	→ 単子葉
	放射相称	→ 左右相称		単葉	→ 複葉
	子房上位	→ 子房下位			

被子植物の系統について一般に認められているものと，異説のあるものとを区別して示したのが次の図である．

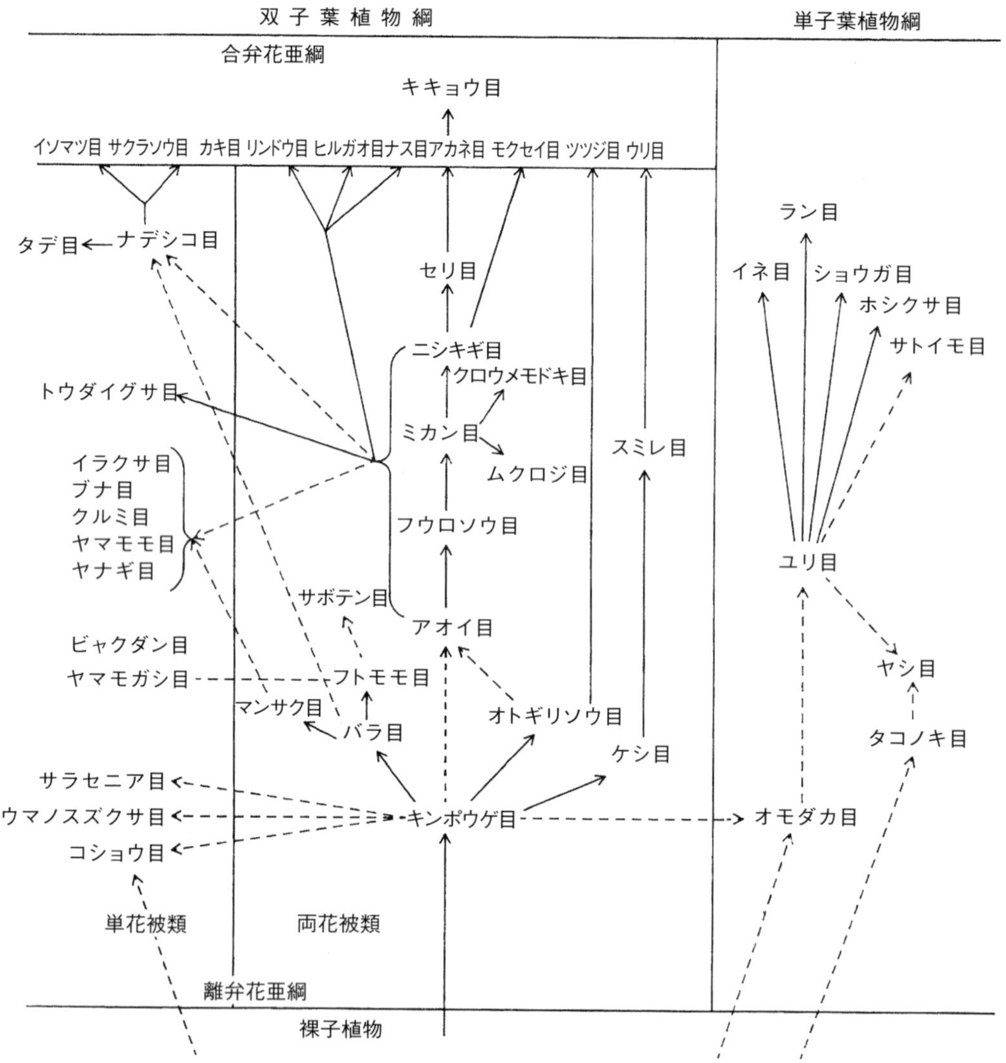

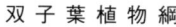

被子植物の系統図（北村, 1952）
（実線は一般に認められているもの，破線は異説のあるもの）

〔**Engler** 方式による植物の分類系（1954, 1964）── 17門1129科〕

1	Bacteriophyta	細菌植物門	10	Phaeophyta	褐藻植物門
2	Cyanophyta	藍藻植物門	11	Rhodophyta	紅藻植物門
3	Glaucophyta	灰色植物門	12	Fungi	真菌植物門
4	Myxophyta	変形菌植物門	13	Lichenes	地衣植物門
5	Euglenophyta	緑虫植物門	14	Bryophyta	コケ植物門
6	Pyrrophyta	炎藻植物門	15	Pteridophyta	シダ植物門
7	Chrysophyta	黄藻植物門	16	Gymnospermae	裸子植物門
8	Chlorophyta	緑藻植物門	17	Angiospermae	被子植物門
9	Charophyta	輪藻植物門			

これらの門のうちで裸子植物と被子植物を種子植物の2つの亜門とする11版の方法が現在も多く用いられているので，本書ではこの方法をとった．

> 異種植物間の類縁関係は，DNAの分析によって新たな事実がより明確に示されるようになっており，植物の自然分類もこれによって"進化"して行くこととなる．

第3章　植物の形態

　　植物を見分けるときには植物図鑑が必要である．それを利用するには，この章で解説するような植物外部形態の用語の意味を知っていなければならない．また，日本薬局方の各生薬の条文の「生薬の性状」を理解するには，植物の内部形態の知識が役立つ．

　人類は有用な植物を見分ける必要から出発して，植物形態学，植物分類学を発展させた．植物形態学には外部形態学と内部形態学（顕微鏡が利用される）がある．天然薬用資源開発に当たっては，これらの知識が必要であり，一方，薬用植物を加工して得られる生薬の鑑別には，成分の化学分析とともに内部形態の観察が行われ，さらに遺伝子の鑑別が行われることもある．

　植物の基本単位である**細胞** cell の集まったものを**組織** tissue といい，組織が**器官**（葉，茎など）を形成し，器官が**個体** individual を構成する．

3-1　細　胞

1　原形質，核，染色体，色素体等

　生物のほとんどすべてにおいて，細胞 cell は**原形質** protoplasm（生物体の生命活動を行っている）と，それを包む**原形質膜** plasma membrane から成り立っている．細胞内の原形質は半流動性の**細胞質** cytoplasm の中に1個の球状の**核** nucleus があり，色素体なども含まれる．核は静止状態では薄い核膜に包まれており，**核質**（細胞質に似る）の中に粒状の**仁**と網のように広がった**核糸**がある．核糸には**染色粒**が含まれ，細胞分裂の時にはこれらが**染色体**を形成する．染色体には**遺伝子**が含まれており，染色体が分裂するとき遺伝子も複製される．染色体の数と形は植物ごとに一定であり，それらの比較によって植物は同定され，さらに同定は遺伝子によって決定される．近縁植物間の類縁関係もこうして知ることができる．**色素体** plastid は球状か楕円球状で細胞質中に多数含まれる．**白色体**は無色でででんぷん粒などを含む．**葉緑体**は葉緑素を含み緑色，**雑色体**はカロテノイドなどを含み黄色や赤色のものが多い．

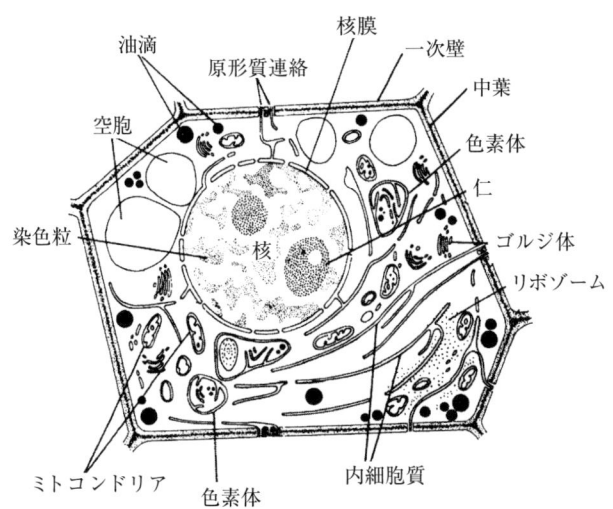

植物細胞の模型図〔Fahn〕

2 細胞壁と液胞

　植物の細胞は，i）強い細胞壁がある，ii）老化して原形質が減っても細胞は変形収縮しないで（堅い細胞膜のせい）空胞ができる，iii）色素体を多く含む，などで動物細胞と異なる．細胞分裂によって新しい細胞が生まれると，原形質から分泌された糖類がセルロースやヘミセルロースを形成して，原形質膜の外に**一次細胞壁** primary cell wall を作る．一次壁と原形質膜との間に**二次細胞壁** secondary cell wall を作る細胞もある．二次壁には，セルロース，ヘミセルロースなどの糖質のみから成る柔軟性のあるものと，リグニン（芳香族のコニフェリールアルコールなどが高分子化したもの）が沈着し，肥厚，硬化して弾性を失なった（**木化**した）ものとがある．木化した二次細胞壁は陸上植物が自立するための骨格を作り，木部の維管束の組織などに一般に存在する．

　二次壁にスベリン suberin（オキシ酸の重合体，suber＝コルクが語源）が沈着すると**コルク化**して，樹皮などで**コルク皮**を形成する．また，高級オキシ脂肪酸から成るクチンが表皮細胞の外壁に沈着して**クチン化**したものを**クチクラ** cuticule といい，これらはともに気体も水分も通さない．細胞と細胞の間にある薄膜を**中葉**といい，多糖類（ペクチン質）から成る．

　細胞が老化すると原形質が縮小するが，植物の細胞では細胞壁が外形を保ち，細胞質の中に**空胞**ができる．細胞液が空胞に入ったものを**液胞** vacuole という．生薬の組織など生命活動を終わっている細胞では，原形質が見あたらず液胞ばかりが見えるものがある．液胞内には植物の**二次代謝産物**が蓄積され，その中には薬用成分が多い．

3-2 組織

同種の細胞が集まり結合して，ある機能を持った集団を組織 tissue という．高等植物では種類が多く，次のように分類される．
① **単組織**（同じ種類の細胞からなる）と**複組織**（異なる種類の細胞からなるか単組織が複合）．
② **分裂組織**（細胞分裂で増殖できる細胞が集まった組織）と**永久組織**（細胞の分化が完了していてもはや分裂しない細胞からなる組織）．
　分裂組織のうち，**一次分裂組織**は茎や根の先端で生長を行うもの．**二次分裂組織**は分化したのちも分裂能力が残るか復活したもので，形成層，コルク形成層など．
③ **機能別分類：分裂組織**（形成組織）と種々の**永久組織**（吸収組織，同化組織，通導組織その他）．

3-3 器官

いくつかの組織が集まって一定の形と機能をもつようになったものが器官 organ である．

3-3-1 茎

陸上植物は水中植物から進化した結果，茎と根が分化して，根で吸収された水分や無機質，葉で作られた糖質その他の代謝産物を全身に送るようになった．こうして通導組織，貯蔵組織，器械組織（植物体を支持する）などからなる茎 stem が発達した．**通導組織**は種子植物とシダ植物に限って発達しており，種子植物では体を支持することを主機能とする**支持茎**が発達している．茎はまた多くの植物で繁殖能力をも持ち，この機能を主とするものを**繁殖茎**という．また，物質貯蔵を主機能とする茎を**貯蔵茎**，葉緑素を持ち葉と同様に同化作用を行う茎を**栄養茎**という．茎から葉が生えるところを節，葉の付け根の上側を葉腋，節と節の間を節間という．葉腋に生える芽から枝が出て茎が分枝することが多い．

1　茎の外部形態

i)　**地上茎**　草本植物 herb の 1～2 年で枯れる**草本茎** stalk と，木本植物 arbour の多年残る**木本茎** trunk に分けられ，木本茎の主軸の明瞭なものを**高木** tree，不明瞭なものを**低木** shrub といい，蔓性の木本を**藤本** liana ともいう．地上茎はまた自力で立ち上がれる**自立茎**（直立茎）と，立ち上がれない**他立茎**（蔓）に分けられる．地表や半地下をほぼ水平に伸びる茎を**匍匐茎**（チドメグサ，カキドオシなど）といい，その中で節から発芽発根して新苗を

作ることが主役の茎を**ストロン** stolon または**走出枝** runner（カンゾウなど）という．茎自体が他植物に巻き付いて伸びるものを**巻きつき茎**（アケビ，アサガオなど），巻きひげ，吸盤，付着根，鈎，とげ，剛毛などを使って他植物に登るものを**よじのぼり茎**（キヅタ，カギカズラなど）という．

ii) **地下茎** 多年生植物に多く発達し，貯蔵茎と繁殖茎としての機能が強い．地上部が枯れてもでんぷんなどを貯蔵し適当な季節に発芽させ新苗を作る．その形から次のように分類する．

a. **根茎** rhizome 地中を長く横にはい，根と違って地上茎と同様に節があり，そこから葉や不定根を出し，内部構造も茎と同じである（オウレン，ショウガなど）．

b. **塊茎** tuber 地中のストロンの末端がでんぷんなどの養分を蓄え，塊状に肥大したもの．腋芽（葉腋に相当する）から新しい地上茎を伸ばす（ジャガイモ，キクイモなど）．

c. **球茎** corm 地上茎の基部が球状に肥大して地上茎が枯れても残り，少数の芽から新しい地上茎を出す（サトイモ，サフラン）．

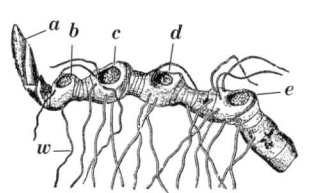

根茎(Polygonatum 属)
a.芽，b.c.d.e.茎痕，w.根〔SCHNECK〕

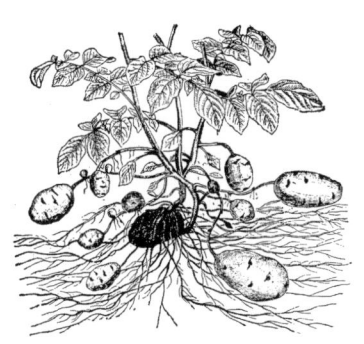

塊茎(ジャガイモの地下茎)〔SCHNECK〕

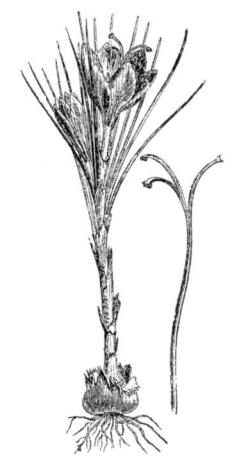

球茎(サフランの地下茎)
〔BAILLON〕

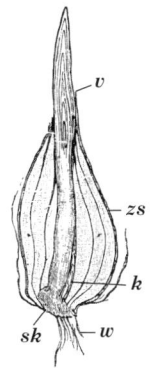

鱗茎(Tulpe 属)
v.頂芽，zs.鱗葉，
k.側芽，sk.茎，
w.根〔SCHNECK〕

地下茎の種類，根茎，塊茎，球茎，鱗茎の図

d. 鱗茎bulb ごく短い茎の周りに多肉質の鱗片葉が密生して球形,卵形などになったもの. 鱗片葉の葉腋から新しい芽が出て新苗を作る(タマネギ,オニユリなど).

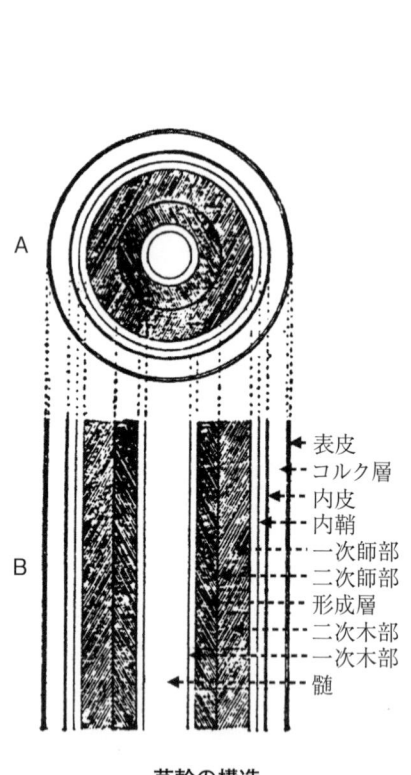

茎幹の構造
A:横断面,B:中心性縦断面
〔Eames & Daniels〕

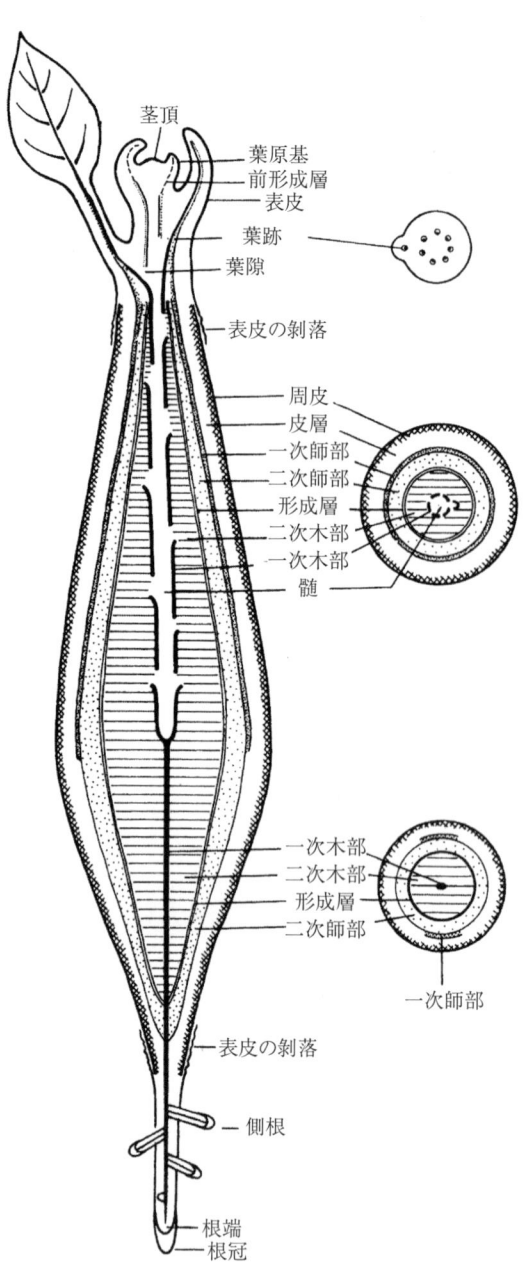

双子葉植物の体制〔Esau〕

2 茎の内部形態

i) 芽 茎の先端に生長点があり,これは頂端分裂組織の一つであり,後に生長して葉となる稚葉が周囲から重なって芽を作る.1個の芽から生長した茎を1生長単位として**シュート**(苗

条）と呼ぶ．茎の先端の芽を**頂芽**，側面のを**側芽**（葉腋のを**腋芽**）といい，あわせて**定芽**，それら以外から出るものを**不定芽**という．

ii) **維管束系** 茎頂の分裂組織は原表皮の内側に**前形成層**を作り，これは**一次維管束**（一次木部と一次師部から成る）を作る．これらの大部分は生長後永久組織化して**後生木部**，**後生師部**となる．さらに裸子植物と双子葉植物では，後生木部と後生師部との間に前形成層が残り，**形成層**となって**二次木部**と**二次師部**を新生し，茎を肥大生長させる．これらを中心とするのが**維管束系**である．

iii) **表皮系** 原表皮はやがて細胞分裂が止まり，特に木本植物などでは表皮が維持されなくなって剝落し，コルク層が内側に新生し**周皮**を形成して**表皮系**を作る．

iv) **中心柱** 維管束と維管束の間に茎の内外を連絡する形の**放射組織**（一次放射組織）がある．これに対して維管束内で木部と師部を水平に連絡する機能をもつのが**二次放射組織**である．また維管束が作る環の外を囲むように一層の細胞が密に並んだ**内皮**があり，その細胞壁は種々に肥厚している．普通，維管束環の全体を囲んでおり（外立内皮），維管束の内外両側にあるもの（両立内皮）や，各維管束を1個ずつ囲むもの（自立内皮）もある．内皮の外の基本組織を**皮層部**という．茎が生長すると内皮は見分けにくくなる．内皮から中心に至る部分を**中心柱**という．

v) **維管束の木部** 木部には導（道）管と仮導管（通導組織），木部繊維（器械組織）および木部柔組織（栄養組織）がある．

a. **導管** 原形質が消失した太い円柱状の細胞が上下に連なり，接面では膜孔の閉鎖膜が消失して貫通した**穿孔**を通して連絡している．側壁は二次壁が著しく肥厚して木化し，紋様

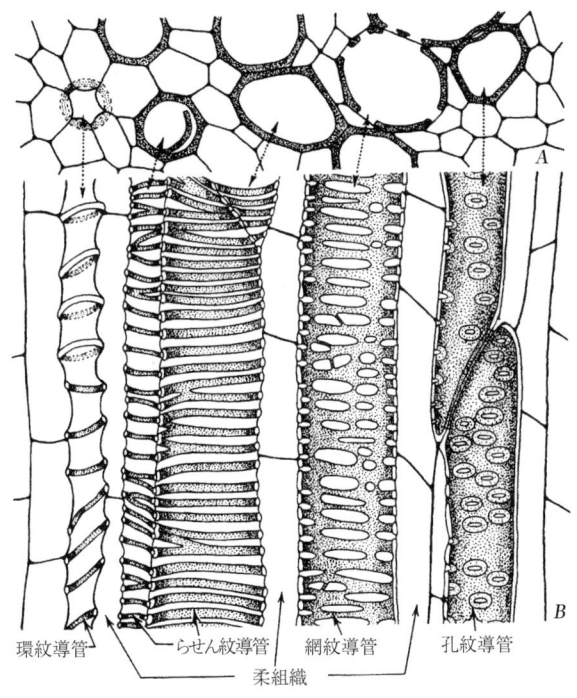

環紋導管　らせん紋導管　網紋導管　孔紋導管
柔組織

導管の模型図〔Esau〕
導管　A：横断面　B：縦断面

状の肥厚（第3次肥厚）が見られ，その紋様によって**環紋導管**，**らせん紋導管**，**孔紋導管**，**網紋導管**，**階紋導管**に区別される．側壁の物質流通は膜孔を通して行われる．導管があるのは被子植物だけである．

- **b. 仮導管** 閉鎖膜が存在し，物質流通は膜孔の薄膜を通して行われる．特にシダ植物，裸子植物の木部の主要素である．
- **c. 木部繊維** 導管や仮導管と比べて1個の細胞がかなり長く，細胞壁がさらに肥厚して紋様がなく，原形質は認められない．
- **d. 木部柔組織** 生活細胞で原形質などの細胞内容物を持つ，たて方向にやや長い形の柔細胞．壁はわずかに肥厚している．

vi) **維管束の師部** 師部 phloem には，師管（葉などで作られた代謝産物を運ぶ通導組織），師部繊維（器械組織），師部柔組織（栄養組織）および伴細胞（師管に付随する）がある．

- **a. 師管** たて方向に細長い円柱状で細胞が上下に連なり，薄膜から成る側壁は上下の接面だけが肥厚し，膜孔多数が網目状となった師板が物質を流通させている．師管の細胞には**伴細胞**（細長い柔細胞）が1個ずつ隣接して並列し，師管の働きを助けている．裸子，シダ植物などでは細胞の上下連結がなく，膜孔は側壁に網目状に並び，伴細胞もない．
- **b. 師部繊維** 柔軟で普通は不定形で木化していないセルロース質．師管などの柔細胞が老化してできた師部繊維が繊維束となって，引っ張りに耐える力を付ける．

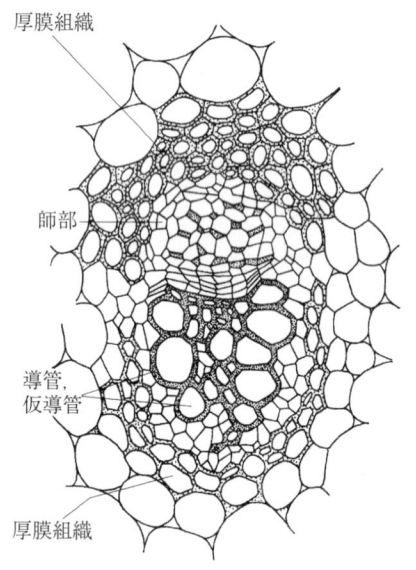

キンポウゲ類の茎の維管束〔Fahn〕

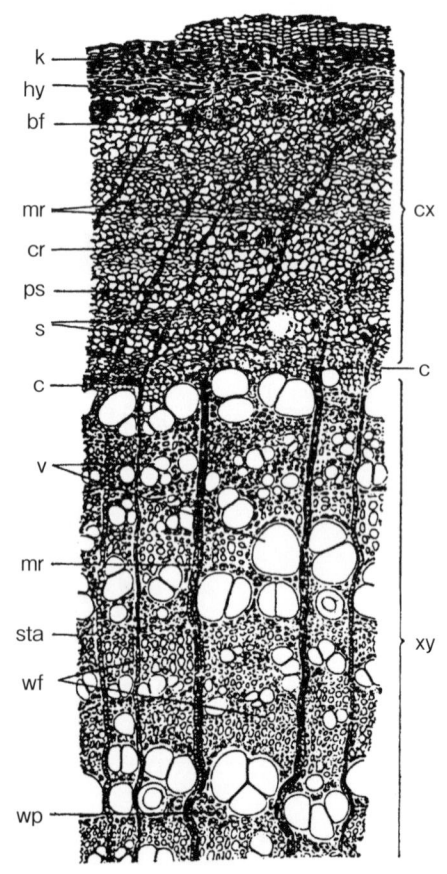

ニガキ　横断面

cx：皮部, c：形成層, xy：木部, k：コルク層, hy：下皮, bf：じん皮繊維, mr：放射組織, cr：シュウ酸カルシウム結晶, ps：師部柔組織, s：師管, v：導管, sta：でんぷん粒, wf：木繊維, wp：木部柔組織　〔伊吹〕

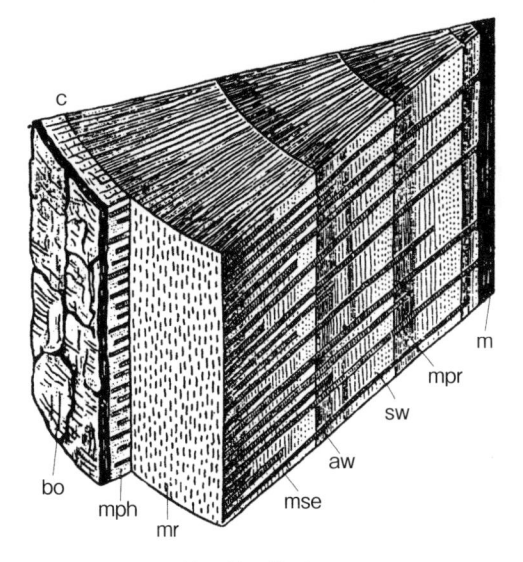

材の断面模型図
bo：皮鱗及びコルク皮, c：形成層, mph：師部放射組織,
mr：放射組織, mse：二次放射組織, mpr：一次放射組織,
m：髄, aw：秋材, sw：春材 〔Strasburger〕

  c. 師部柔組織 繊維束などの間を埋めている柔細胞．でんぷんを多く含むものが多いが，粘液，シュウ酸カルシウムの結晶を含むものなどもある（カンゾウなど）．

vii) **形成層** 裸子植物と双子葉植物では木部と師部の間に**形成層** cambium があり，新しい組織を作り続ける．その働きの季節ごとの違いによって年輪ができ，細胞径の大きい春材と，小さい秋材とが交互に輪状になる．形成層のある維管束を開放維管束，ない維管束（シダ，単子葉植物）を閉鎖維管束という．

viii) **維管束の種類**

維管束の型は次のように分類される．

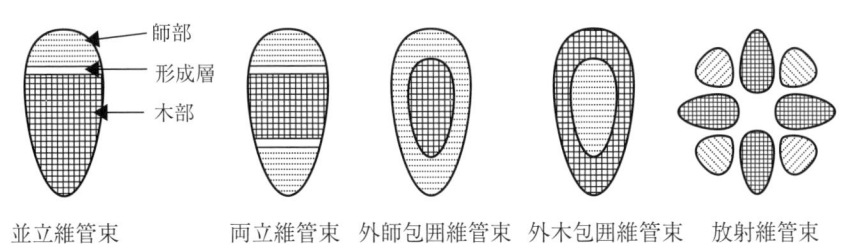

維管束の型

並立維管束 両立維管束 外師包囲維管束 外木包囲維管束 放射維管束

 a. 並立維管束 木部が茎の内側に，師部が外側にある．種子植物の茎に一般的．
 b. 両立維管束 木部を真ん中に，内外両側に師部がある．ウリ科，ナス科などにある．
 c. 包囲維管束 木部，師部のどちらかが他を包囲する．木部が包む**外木包囲維管束**（単子葉植物の根茎など）と師部が囲む**外師包囲維管束**（シダ植物の茎など）とがある．
 d. 放射維管束 木部と師部が交互に環状に並ぶ．維管束のある植物すべての根がこの形．

ix）中心柱の種類

中心柱の型は次のように分類される．

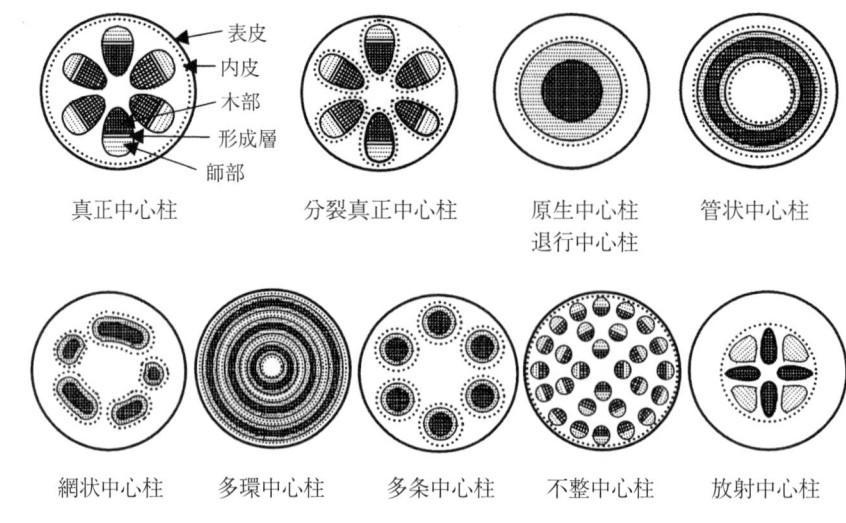

真正中心柱　　分裂真正中心柱　　原生中心柱／退行中心柱　　管状中心柱

網状中心柱　　多環中心柱　　多条中心柱　　不整中心柱　　放射中心柱

（表皮／内皮／木部／形成層／師部）

種子植物の中心柱の模型図

a．シダ類の中心柱

- **a-1　原生中心柱**　茎の中心にある外師包囲維管束1個を内皮が囲む最も原始的な中心柱で，シダ植物の一部に見られる．
- **a-2　管状中心柱**　両立維管束を両立内皮が囲む．原生中心柱が拡大したもので，シダの一部に見られる．
- **a-3　網状中心柱**　管状中心柱が拡大分裂したもの．外師包囲維管束が自立内皮に囲まれたもの多数が独立して並ぶ．シダ植物に多い．
- **a-4　多環中心柱**　管状中心柱が同心円状にいくつも重なったもの．各管が網状に分裂して多環網状中心柱になっていることが多い．シダ類木本に多い．

b．種子植物の中心柱

- **b-1　真正中心柱**　並立維管束または両立維管束が環状に並んだ外側を外立内皮が囲んだもの．種子植物の多くに見られる．
- **b-2　分裂真正中心柱**　真正中心柱の並立維管束の各々が自立内皮に囲まれる．水生の双子葉植物などに見られる．
- **b-3　退行中心柱**　真正中心柱が退化して原生中心柱と同じ形になったもので，キンギョモなどの水生植物にまれに見られる．
- **b-4　多条中心柱**　外師包囲維管束の各々が自立内皮に囲まれて環状に配列したもので網状中心柱に似る．まれにサクラソウ属などに見られる．
- **b-5　不整中心柱**　多数が散在する閉鎖性の並立維管束全体を外立内皮が囲む．単子葉植物一般に見られる．
- **b-6　放射中心柱**　放射維管束を外立内皮が囲む．すべての維管束植物の根に見られる．

x）表皮と皮層

a. 表皮 1層の扁平な細胞からなり，細胞壁の外壁が肥厚し，外面に**クチクラ**や**ロウ皮**を作り水分が通らないようにしている．表皮細胞が変形した，水孔，毛，腺などもある．毛には単細胞毛と多細胞毛があり，機能別には**腺毛**（精油を作る），**剛毛**（茎の摩擦を強める），**刺毛**（防御用）などがある．木本植物が肥大すると表皮は1～2年で剥がれ落ちる．

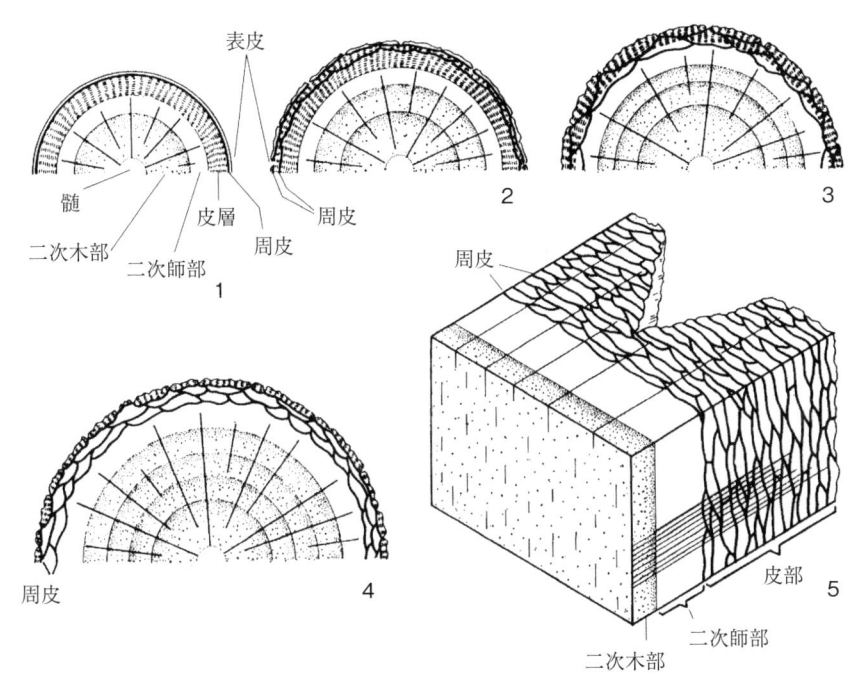

木本植物の樹皮の発達〔Fahn〕

b. 皮層 表皮と中心柱の間を満たす細胞層．木本植物が肥大して表皮が剥がれる前に，皮層内の柔細胞の一部は分裂能力を回復してコルク形成層となり，外側にコルク層，内側にコルク皮層を新生する．これら3つが**周皮**を形作って表皮と交代する．周皮が老化すると内側に新しいコルク形成層ができ，次々と周皮が重なって**樹皮**となる．周皮には柔細胞の部分（皮目）が残り空気を流通させる．**皮類生薬** Cortex として扱われるものの多くは，実際は皮層以外に師部を含んでいる．それは樹木の皮を剥がす時に，若く軟らかい形成層の細胞が破壊されて剥がれてくるからである．

3-3-2 根

維管束植物の根 root は地面に植物体を固定し，地中から水分，無機質などを吸収する．

1 根の外部形態

主根と，それから枝分かれする**側根**をあわせて**定根**，これら以外の部分（地下茎の節，根や茎の切り口その他）から出る根を**不定根**という．地下の根が部分的に肥大したものを**貯蔵根**（オ

タネニンジン，ダイコンなど），側根や不定根が肥大して塊状になったものを **塊根**（カイコン）（ジャノヒゲ，サツマイモなど）という．地上に出る地上根には，その機能によって **呼吸根**（キュウコン）（ヒルギなど），**気根**（コン）（セッコクなど），**水中根**（ウキクサなど），**寄生根**（ネナシカズラなど），**付着根**（フチャクコン）（テイカカズラなど）その他の変態がある．

2　根の内部形態

茎と同様に **根端**（コンタン）（根の先端）には頂端分裂組織があって伸長生長を行う．シダ，裸子，被子植物のどれもが一次構造を持っている．根の表面組織にはクチクラや気孔がなく，表皮細胞の一部が **根毛**（コンモウ）（薄膜で単細胞）となって水分や無機質を吸収する．1本の根毛の寿命は短く，機能を失って消失して行く．表皮がなくなると皮層の細胞が外皮となって取って代わる．次に **内皮**（ナイヒ）さらに **内鞘**（ナイショウ）（内皮のすぐ下）から周皮が作られて表面を保護する．

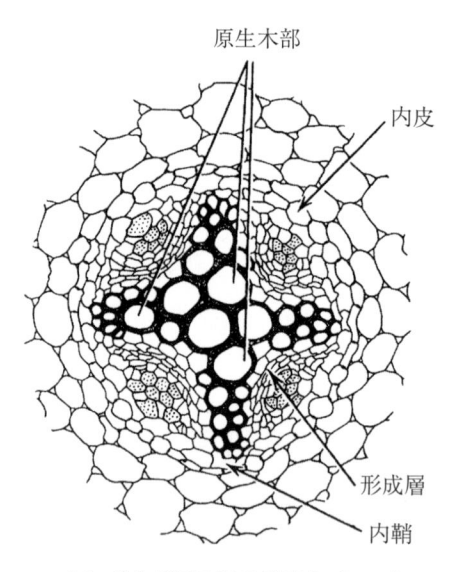

キンポウゲ類の根の維管束〔Esau〕

皮層は茎のものより大きく，柔細胞も大型ででんぷんや水分を貯蔵しやすい．内皮は明瞭で放射中心柱を囲む．裸子と双子葉植物では師部の内側に形成層が現れて木部の外側に広がり，互いに接続して **形成層輪**（ケイセイソウリン）を作り肥大生長する．こうしてできる **二次維管束** は並立維管束に似た構造となり，茎の中心柱と似てくる．

> 植物は地中から吸い上げた水が身体の先端まで上がらなければ生きていけない．高さ数十メートルの高木の先端までも水を運び上げる力は，細胞間の浸透圧の差によって生み出されている．この浸透圧は，根では周辺部＜内部，葉では周辺部＞内部となる．葉の表面からの水の蒸発は葉での浸透圧の差を大きくして水の運び上げを助けている．

3-3-3 葉

葉 leaf の茎への配列のしかたを**葉序**といい，**互生**（1節に1枚の葉），**対生**（1節に2枚の葉を対称的に付ける），**輪生**（3枚以上の葉）の3種がある．互生では茎の周囲にらせん状に配列し，1つの葉の着点と次の葉の着点との間のらせんの角度を開度といい，分数で表す．これは植物の類縁関係とよく関連している．

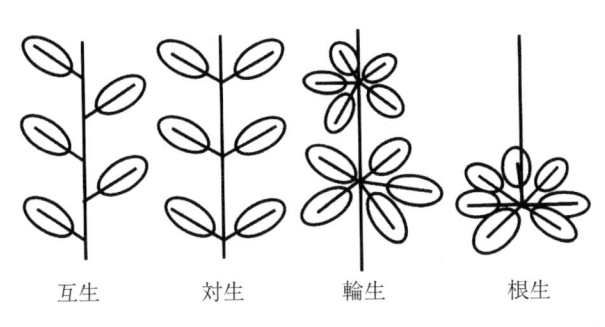

互生　　対生　　輪生　　根生

葉のつき方

1　葉の外部形態

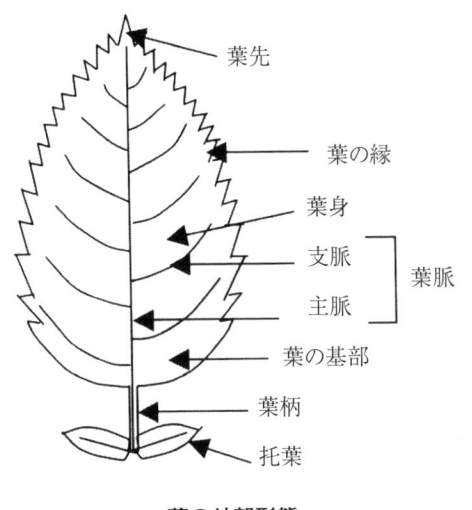

葉先
葉の縁
葉身
支脈
主脈
葉脈
葉の基部
葉柄
托葉

葉の外部形態

葉身は扁平で葉の主体，**葉柄**は茎とつながる棒状の部分，托葉は葉柄の基部に付く葉状のもの，**葉鞘**は葉の基部を抱くように包み単子葉植物に多い．**葉脈**は葉の通導組織で茎の維管束から枝分かれして葉柄を通り，葉身でさらに枝分かれして葉身全体に広がり，葉の形を保つ骨組みの役も兼ねている．**二叉脈系**（シダ，裸子植物），**平行脈系**（裸子，単子葉植物），**網状脈系**（双子葉植物）がある．網状脈では**主脈**から**支脈**（側脈）に，さらに**細脈**に分かれる．**羽状脈**は主脈が1つでその左右に支脈が出，**掌状脈**は主脈が1点から複数枝分かれする．

i) **葉身の形** 図（葉身や花弁の形）で示したように多種類である．

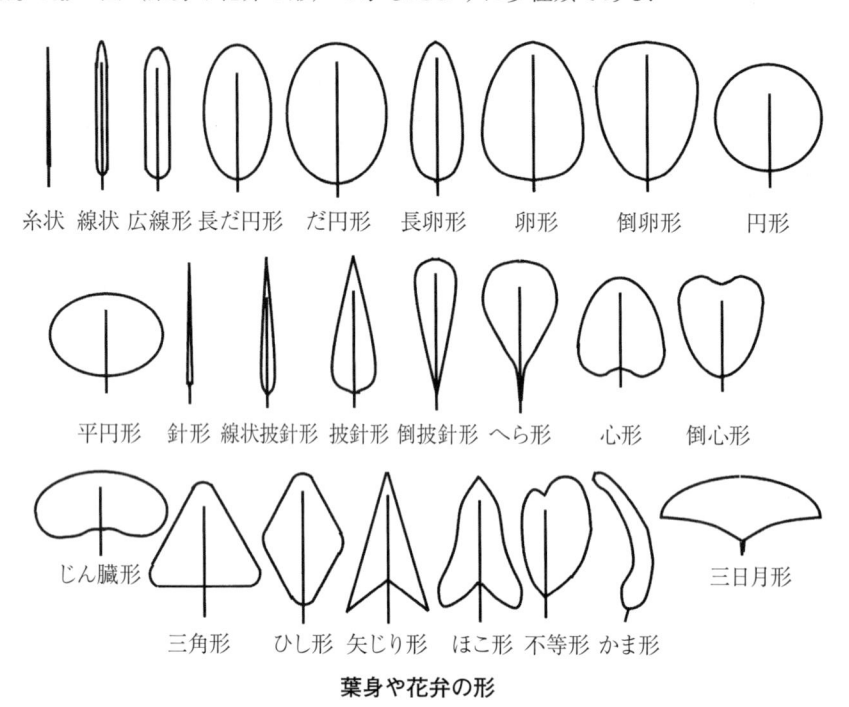

糸状　線状　広線形　長だ円形　だ円形　長卵形　卵形　倒卵形　円形

平円形　針形　線状披針形　披針形　倒披針形　へら形　心形　倒心形

じん臓形　三角形　ひし形　矢じり形　ほこ形　不等形　かま形　三日月形

葉身や花弁の形

ii) **葉先，葉の基部，葉の辺縁部の形** 葉先と基部および辺縁部には図（葉先の形，葉の基部の形，葉の縁の切れ方）のような種類がある．**全縁**は葉縁に切れ込みがなく，**鋸歯**は細かい切れ込みで，粗い切れ込みがある**分裂**には**羽状裂**と**掌状裂**があり，切れ込みの深さが葉の半幅に対して1/2以下，1/2，1/2以上のものをそれぞれ**浅裂**，**中裂**，**深裂**といい，主軸まで切れ込むものを**全裂**という．

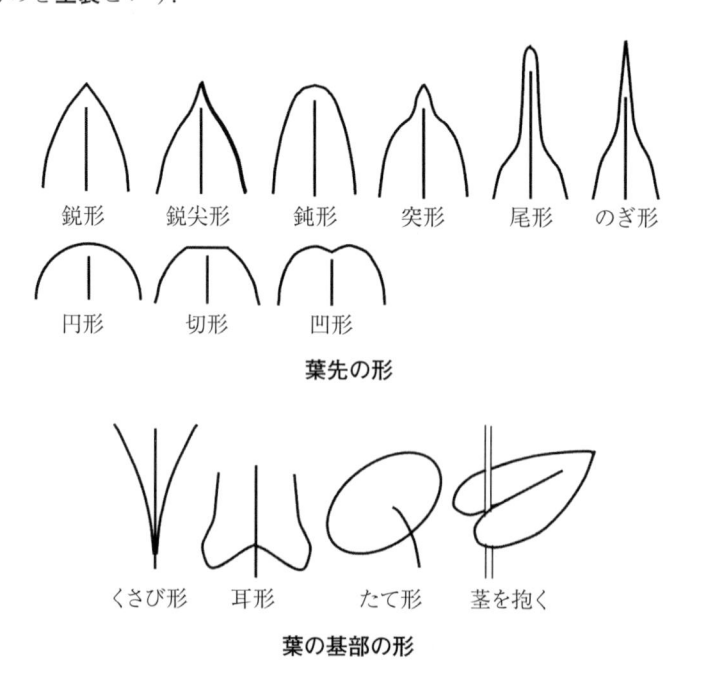

鋭形　鋭尖形　鈍形　突形　尾形　のぎ形

円形　切形　凹形

葉先の形

くさび形　耳形　たて形　茎を抱く

葉の基部の形

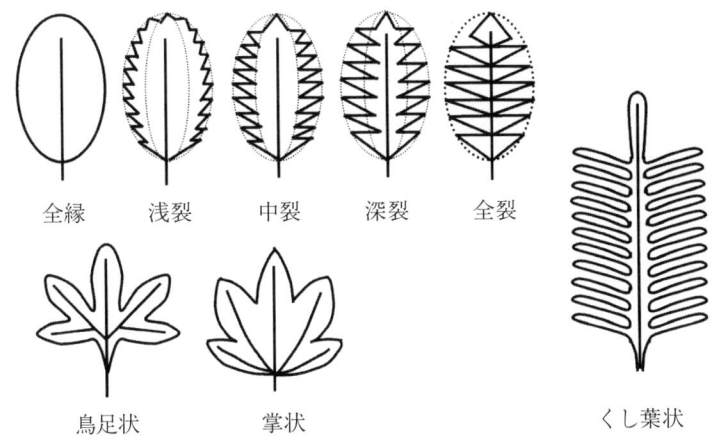

葉の縁の切れ方

全縁　浅裂　中裂　深裂　全裂

鳥足状　掌状　くし葉状

　全裂しない葉を**単葉**, 全裂して葉身が複数になったものを**複葉**, その葉身の一つ一つを**小葉**という. 複葉には**羽状複葉**（頂小葉のあるのが**奇数羽状複葉**, ないのが**偶数羽状複葉**），**掌状複葉**, 鳥足複葉がある. 小葉が3枚のものを3出複葉, 小葉がさらに分裂したものを2回羽状複葉, 3回3出複葉などと呼び分ける.

　巻ひげ, 偽葉, かぎ, 茎状葉, 捕虫葉などは葉の変態である.

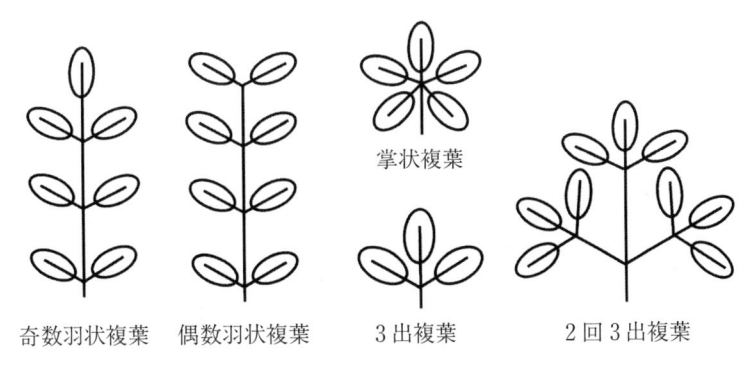

奇数羽状複葉　偶数羽状複葉　掌状複葉　3出複葉　2回3出複葉

複葉の種類

> 高等植物を見分けるには, まず葉を見たときに葉脈が網状脈か平行脈かで, 双子葉植物か単子葉植物かのおよその判断をする. 花は見分けに最も有用である.

2　葉の内部形態

　表皮は葉の上下面ともに普通は1層で, **毛**, **気孔**（ともに表皮細胞の変形）が点在している. クチクラが表皮細胞の外面で水分の流通を遮っている. クチン質とセルロースから成る**クチクラ層**がクチクラと細胞外壁の間にはさまって肥厚していることもある.

i)　**毛**　**単細胞毛**, **多細胞毛**, **丁字毛**, **鱗毛**（1点から多数枝分かれする）, **やぐら状毛**（節を作って枝分かれ）, **綿毛**（著しく長い）, **剛毛**, **かぎ状毛**などがある. **腺毛**の細胞は精油, 粘

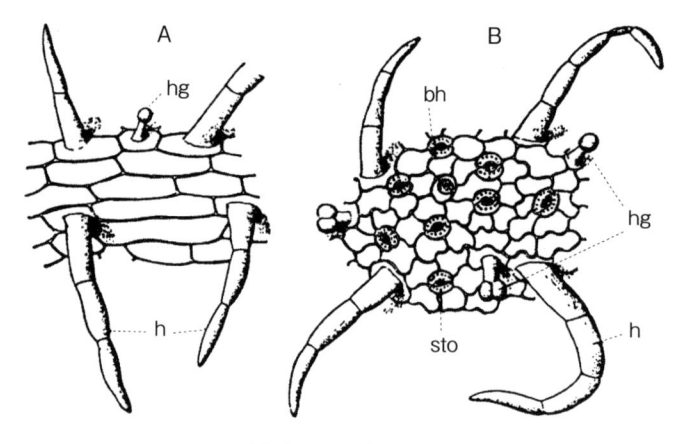

ジギタリス葉の表面
A. 上面　B. 下面
hg：腺毛, h：多細胞毛, bh：毛跡, sto：気孔 〔Gilg〕

液，消化液（食虫植物の）などを分泌する．

ii) **気孔**　2個の**孔辺細胞** guard cell の間の隙間が開閉できて呼吸し，開閉運動を助ける**副細胞**に囲まれていることがある．孔辺細胞は細胞内の水分の多少によって開閉する．気孔は葉の下面に多く分布する．

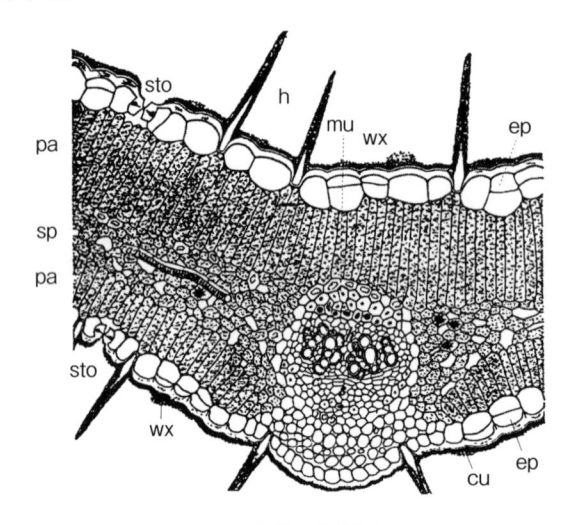

センナ葉の横断面
sto：気孔, h：毛, mu：粘液, wx：ロウ, ep：表皮,
pa：柵状組織, sp：海綿状組織, cu：クチクラ　〔Gilg〕

iii) **葉肉**　柵状組織と海綿状組織から成る．**柵状組織**の細胞は同化作用が最も盛んで，葉緑体を多量に含む柔細胞．円柱形で表皮とは垂直の方向に隙間なく並び，表皮から入る光をよく利用する．**海綿状組織**のほぼ球形の柔細胞は葉緑体がより少なく，細胞間隙が多く，気孔につながる通気組織を兼ねている．

iv) **葉脈**　茎の維管束から枝分かれし，維管束型は茎のものと同じである．双子葉植物と裸子植物では形成層，二次放射組織がある．普通，内皮はなく，**維管束鞘**（1層の密に並んだ厚

膜細胞）で囲まれていることがある．

v）葉柄 表皮，皮層，維管束から成り，ふつう皮層内に厚角組織がよく発達している．老化した葉では葉柄の基部を横断して**離層** abscission zone（コルク化した細胞層）ができ，葉身は葉緑素を失って紅葉し落葉する．

> 植物には代謝の原料を運び上げる導管や，産物を運びおろす師管があっても，動物と違って排泄の機能を持つ管がないから，代謝産物や老廃物は細胞に蓄えられる．落葉はそれらの一部を廃棄する役割を果たしている．美しく紅葉した葉が落葉する時は，葉の細胞内の色素（アントシアニン，カロテノイド，葉緑素など）も"排泄"される．

3-3-4 花

種子植物に特有の生殖器官で，有性生殖によって種子を作る．**心皮**（雌ずいを構成する花葉）と**雄ずい**が花の基本であるが，花を構成する花弁，萼片，苞など（**花葉**）は葉と相同の器官で，内部形態は葉と似る点が多い．

1 裸子植物の花

胚珠（受精後生長して種子になる）が裸であることが特徴．**花軸**上に心皮，雄ずい，**苞**（苞葉），**鱗片**が配列し，雌雄異株，または雌雄同株で異花のものが多い．花軸上に雌花は心皮が，雄花は雄ずいが多数らせん状に並び，全体が円錐形になっているものが多い．心皮は平らな鱗片状，葉状または棒状で，胚珠を空中に裸出して付けている．**雄ずい**も普通は鱗片状で下面か先端に2個～多数の葯を付けてその中で多数の花粉を作り，花粉は胚珠の珠孔から入って受精し種子を作る．

2 被子植物の花

胚珠が心皮に包まれ，したがって種子は果実の中にできるのが特徴．**花托**（花軸が短くなったもの）上に雌ずい，雄ずい，花弁，萼片などが並び，これを支持する花柄上に苞を付ける．

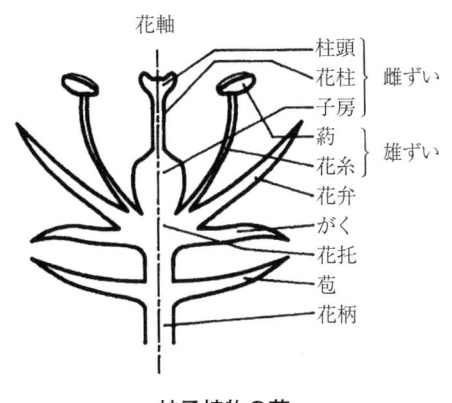

被子植物の花

〔奥田 拓男 編集（2004） 資源・応用 薬用植物学 第2版，廣川書店〕

i) **雌ずい** 心皮は本来葉状であったのが，縁で癒着して袋状になったもので，その下部の**子房**の中に胚珠が作られる．子房は**花柱溝**（花柱の中の細い管）で先端の**柱頭**とつながっており，柱頭に付着した花粉から出た花粉管はこの中を通り胚珠に達して受精する．花托が凹まず，子房が他の花葉より上に位置するものを**子房上位**，花托の中央が凹み，他の花葉が子房の周囲に位置するものを**子房中位**，花が深く凹み，子房壁と癒着して他の花葉が子房の上位に付いているように見えるものを**子房下位**という．

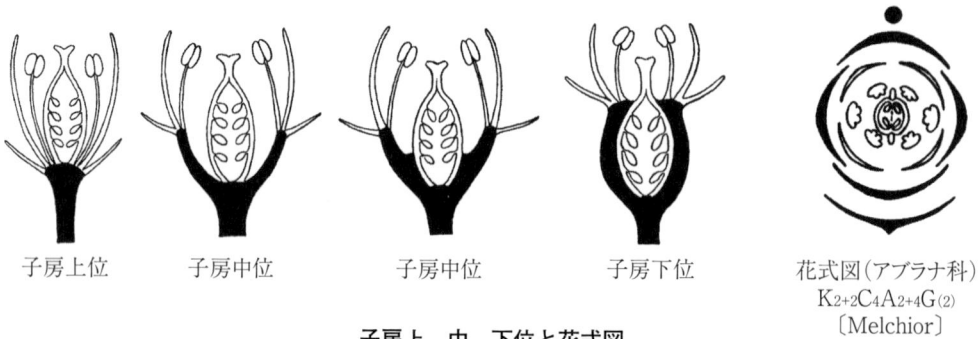

子房上位　　子房中位　　子房中位　　子房下位　　花式図（アブラナ科）
$K_{2+2}C_4A_{2+4}G_{(2)}$
〔Melchior〕

子房上，中，下位と花式図

ii) **雄ずいと花粉** 雄ずいは葯と花糸から成り，葯は普通左右に分かれていて各々2室の**花粉嚢**に花粉を作る．成熟すると1室となり，外壁が割れて花粉を放出する．花粉の形は変化に富み，花粉が植物の同定に使われる場合もある（蜂蜜の蜜源植物や粉末生薬の鑑定など）．

iii) **花被と花冠** 花被は雌ずいと雄ずいを外から包んでおり，萼と花冠との区別がある花と明瞭でないものとがある．花冠は数枚の花弁が環状に配列しており，花弁の基部が癒合し合っているものもある．双子葉植物のうち**離弁花植物亜綱**の植物は癒合していない**離弁花冠**を持ち，**合弁花植物亜綱**の植物は癒合した**合弁花冠**を持っている．**花弁**の形は葉身の形と同様（→p.30）に分類され，その構造は葉に似ているが，柵状組織がなく，普通は葉緑体もない．**萼片**は葉に一層近い構造を持ち，柔細胞中に普通は葉緑体がある．

iv) **花托，花柄，苞** 花托（花床）は花葉を付ける茎（花軸）が短くなったもので，なかには受精後に肥大して果実形成に加わるものもある．**花柄**は花托と花序をつないで花を支持する茎．**苞**は花芽〜つぼみの時期に花を包んでいる葉の一種で，花柄に付いており，開花後脱落するものが多い．

v) **花葉の配列と花式図** 上で述べた花葉の配列の仕方は，被子植物の大部分では**輪生**，裸子植物と一部の被子植物では**互生**である．輪数はその節（茎の葉が付く部分）の数で，萼片1，花弁1，雄ずい2，雌ずい1，の5輪のものが多い．一つの節の花葉の数は同じか倍数で一致していることが多く，被子植物には5数性，単子葉植物には3数性のものが多い．このような花葉の構成は一つの科の中で共通のことが多く，**花式**で表される．

　外から順に，P（花被），K（萼片），C（花弁），A（雄ずい）G（心皮）に数を付けて式とする．同じ花葉が2輪以上に分けられる時には+でつなぎ，癒合していると（ ）に入れる．子房上位，下位は数の上下に線を引く．また**花式図** floral diagram も配列の位置関係を示すのに用いられる（図の上の●は花序軸，下の曲線は苞葉）．

vi) **花序** 茎に付いている花の配列の形式を花序といい，一つの形式に従う花の集団を花序（花穂）ということもある．**花序軸**（茎の先端で花序の主軸になっている）を伸ばしながら花を側生し，下方から順に先端へ開花して行くものを**無限花序**（総穂花序），花序軸の先端に常に花を頂生してまず開花し新しい花序軸を側枝として下方から出して次の花を頂生することを繰り返すものを**有限花序**(集散花序)という．無限花序には**穂状**，**総状**，**散房**，**尾状**，**肉穂**，**散形**，**頭状**，**隠頭花序**などがある．花序がさらに大きく集まって円錐花序などになることもある．**総苞**（花序全体を包む苞葉）があることもあり，これが花弁状になることもある（ドクダミ科，サトイモ科などの肉穂状花序の植物）．

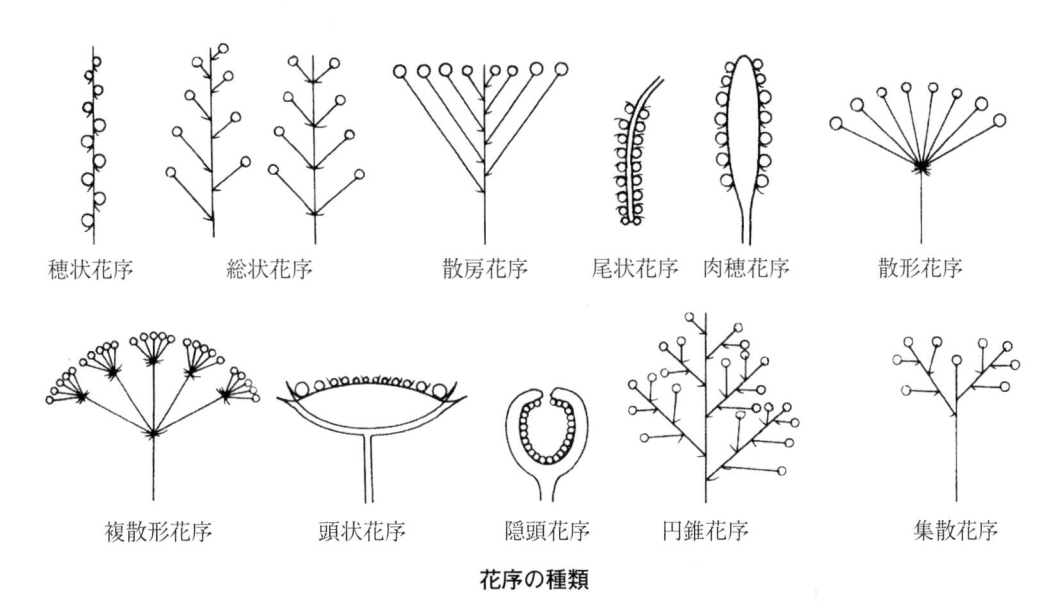

穂状花序　総状花序　散房花序　尾状花序　肉穂花序　散形花序

複散形花序　頭状花序　隠頭花序　円錐花序　集散花序

花序の種類

3-3-5　果実と種子

1　真果と偽果

　果実は基本的には**種子**（胚珠が受精後成熟したもの）とそれを包む**果皮**（子房の心皮が成熟したもの）から成り，種子と果皮だけの果実を**真果**，花托，花柄，萼などが形成に加わっているものを**偽果**という．裸子植物は子房がなく果皮を作らないから，果実様のものを作ってもそれは真果ではなく偽果である．偽果には花序全体が1個の果実になるもの（イチジク，パイナップルなど），子房上位で萼筒や花托の多肉化したものが漿果を包む**梨状果**（リンゴなど），子房下位で子房を包んでいた花托がそのまま加わって形成された**瓜状果**（カラスウリなど），花托が多肉化し表面に堅果を付けたもの（イチゴなど）など，種々の形式がある．

2　結実の仕方

　植物は通常受精して果実を作る**両性結実**をするが，受精にかかわらず結実する**単性結実**のもの（ミカン，バナナなど）もある．受精しても果実が成熟しないものを**不稔性**，成熟しても発芽能

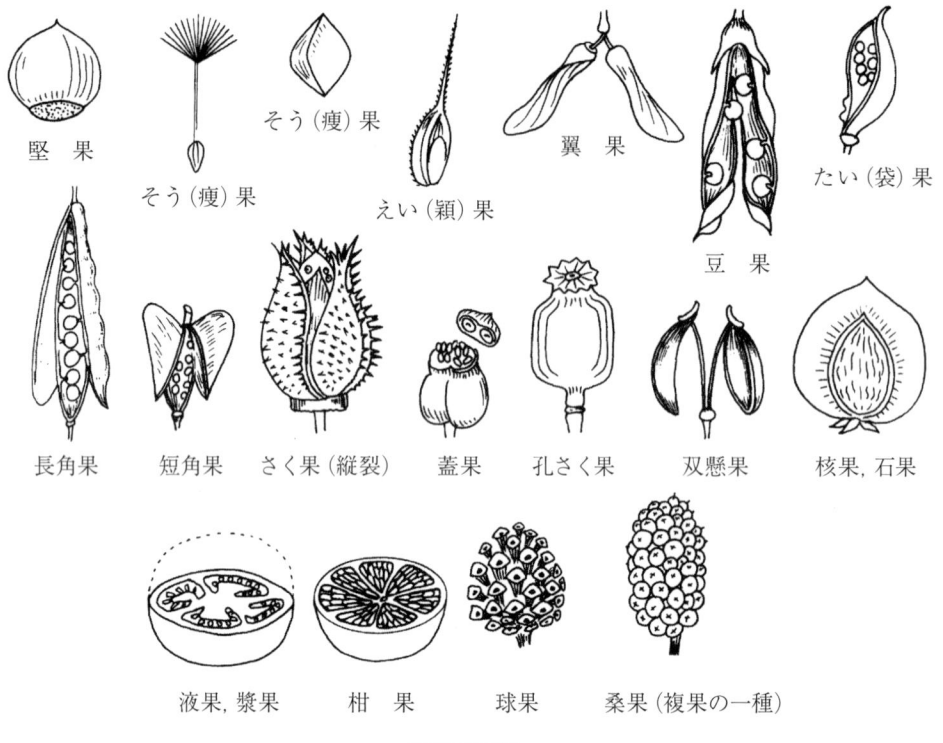

堅果　そう(痩)果　そう(痩)果　えい(穎)果　翼果　たい(袋)果　豆果

長角果　短角果　さく果(縦裂)　蓋果　孔さく果　双懸果　核果, 石果

液果, 漿果　柑果　球果　桑果(複果の一種)

果実の種類

力のある種子を作れない果実を**不稔性果実**という．**単果**は1個の子房から1個の果実になり，**集果**は1個の花の分離雌ずいが成熟して癒合し1個の果実になる．

複果（多花果）は複数の花からできる果実が集合または癒着して1個の果実のようになる．

3 乾果と湿果

乾果は成熟した果皮が乾燥しており，**閉果**（成熟後，果皮が裂開しない）と**裂開果**（裂開する）がある．閉果には**堅果**（クリなど），**痩果**（タンポポなど），**穎果**（イネなど），**翼果**（カエデなど）がある．裂開果には**豆果**（ダイズなど），**袋果**（オウレンなど），**長角果**（アブラナなど），**短角果**（ナズナなど），**蒴果**（ゲンノショウコなど），**蓋果**（オオバコなど），**孔蒴果**（ケシなど）等がある．さらに**分裂果**（癒合雌ずいであった複子房が分離し複数の分果となったもの）と**分離果**（1心皮子房が分室して分離したもの）がこれらに加わる．分裂果の中で**双懸果**は中軸の先端で2個の分果をつり下げる（ウイキョウなど）．分離果には**節ざや果**（ヌスビトハギなど）と**節裂果**（ハマダイコンなど）がある．

湿果は果皮が多肉質で水分が多く，**核果**（石果）（アンズなど），**液果**（漿果）（ブドウなど），**柑果**（ミカンなど）がある．

多数の果実が密集したものには**球果**，**桑果**（肉質，多漿の果穂）などがある．

4 果 皮

花の雌ずいが成熟したもので，花と相同の器官であり，**外果皮** epicarp（葉の下面表皮に相当），**中果皮** mesocarp（葉肉に相当），**内果皮** endocarp（上面表皮に相当）から成り立っている．外果皮にはクチクラがあり，表皮細胞またはそのすぐ下の層に石細胞層が発達することが多い（内果皮も同様）．中果皮には維管束があり，柵状組織はなく，乾果ではあまり発達せず，湿果では柔細胞が発達して多肉質になり，水分，脂肪，ロウなどを蓄える．精油，粘液などの分泌細胞が混在し，離生油室などもときに作られる．

5 種 子

雌ずいの胚珠が受精後成熟したもの．親から離れたあとの冬季，乾期などには冬眠して生育環境が整うまで発芽を抑制する．外面は**種皮**に覆われ，中には**胚**（発芽して幼植物になる）と**胚乳**（養分を貯蔵）がある．胚乳は柔細胞から成り，でんぷん粒，アリューロン粒（粒状たんぱく質塊），脂肪，精油などを含む．有胚乳種子と無胚乳種子（子葉に養分を蓄える）（ダイズなど）とがある．**胚**は受精卵の成熟したもので，**子葉**，**幼芽**，**胚軸**，**幼根**から成る．種皮の外面には**珠柄**の付着点であるへそ（**臍点**）がある．子房内の珠柄など，胚珠以外の部分が膜状に発達して種子を包んだ場合，これを**仮種皮**という．

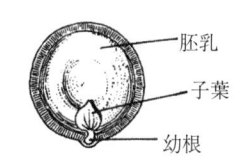

有胚乳種子
（ホミカ）〔Melchior〕

第4章 薬用植物の成分とその試験法および分類, 進化との関係

人類が広大な宇宙の中でもまれな生命の存在する天体である地球で生存していることは, 46億年の地球の歴史の中での植物の役割抜きには成り立たない. 葉緑素を持つ植物は太陽光と酵素を利用し, 水と二酸化炭素から酸素と有機化合物を生産し, 人類が生存できる環境をも作ってきた. 植物のこの営みには一次代謝と二次代謝がある.

4-1 一次代謝産物と二次代謝産物

4-1-1 一次代謝産物

原料と最終産物だけを式で示すと次の通りで, 葉緑素を持つ植物が太陽光を利用して水と二酸化炭素から最終的にはグルコースと酸素を作り出すのが**一次代謝**であるが, この過程（Calvinの光合成サイクル）ではいくつもの糖類, 有機酸やそれらのリン酸エステルが作り出されて循環し, 化学的エネルギーが産み出されていく. この過程が一次代謝であり, そこで作られるのが**一次代謝産物**である.

$$6CO_2 + 6H_2O \xrightarrow[\text{葉緑素}]{\text{太陽光}} C_6H_{12}O_6 + 6O_2$$

4-1-2 二次代謝産物

一次代謝産物である糖質やそれから導かれる種々の産物を原料として, 他物質をエネルギー獲得とは無関係に生産するのが**二次代謝**, その産物が**二次代謝産物**である. 薬用植物の有効成分の多くは二次代謝産物で, 次の経路のどれかまたは組合せで生合成される.

1　酢酸-マロン酸経路

アセチルCoA（$H_3CCOSCoA$）と, それから生じるマロニルCoA（$HOOCCH_2COSCoA$）とから中間体として作られるポリケトメチレン鎖（$H_3COCH_2COCH_2COSCoA$等）を経る生合成経路. 産物例：脂肪酸, フェノール類, アントラキノン, テトラサイクリンなど.

2　シキミ酸経路

シキミ酸 shikimic acid を中間体とする生合成経路．産物例：フェノールカルボン酸類，C_6-C_3 基本骨格の芳香族化合物群，リグナン類など．フラボノイドは 1) と 2) との複合経路で生合成される．

シキミ酸

没食子酸
（タンニン関連フェノールカルボン酸類）

C_6-C_3 化合物

リグナンの骨格

フラボノイドの骨格例

3　イソプレノイド経路

メバロン酸などを経て生じるイソペンテニル二リン酸が基本となる生合成経路．産物例：モノテルペノイド〜トリテルペノイド，ステロイドなど．

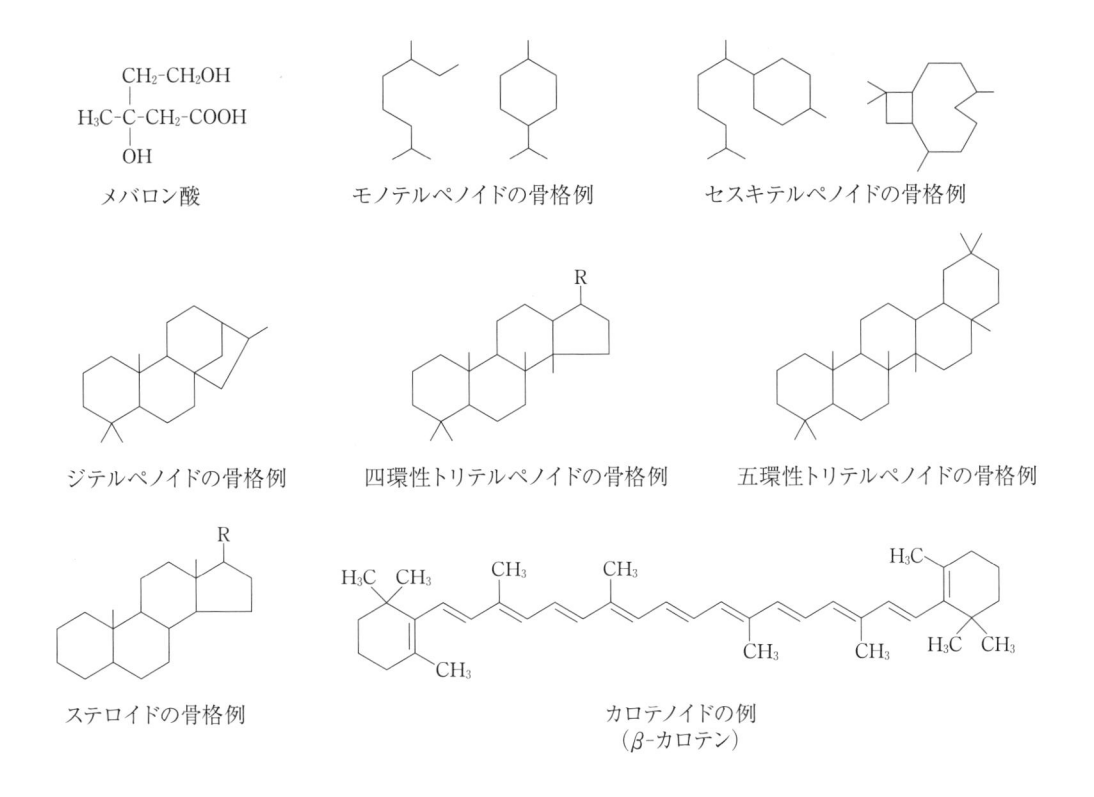

メバロン酸

モノテルペノイドの骨格例

セスキテルペノイドの骨格例

ジテルペノイドの骨格例

四環性トリテルペノイドの骨格例

五環性トリテルペノイドの骨格例

ステロイドの骨格例

カロテノイドの例
（β-カロテン）

4 アミノ酸経路

アミノ酸を経る生合成経路．産物例：アルカロイド群，ペプチド抗生物質，β-ラクタム抗生物質．

5 一次，二次両方の性格のもの

種々の糖類，脂肪酸，配糖体類や，でんぷん，セルロース等一次代謝でできる D-グルコースが高分子化した産物のように，一次，二次の両代謝産物の性格を持つ産物．

配糖体の例
（サリシン）

4-2 成分の試験法

4-2-1 生薬の切片中で粒，結晶等を顕微鏡で観察

① **シュウ酸カルシウムその他のカルシウム塩**（生薬ウヤク，ウワウルシ，バクモンドウ等）．
② **でんぷん粒**（偏光フィルターを直交させた暗視野でひかり屈折による十字紋が見える）．
③ **イヌリン**（エタノールに浸しておくと球晶となり析出する）．
④ **脂肪油**（sudan Ⅲで染色）．
⑤ **たんぱく質**（種子中ではアリューロン粒として，種皮に近いアリューロン層などの柔細胞内にある）は濃硝酸で黄色になる．
⑥ **精油**（sudan Ⅲで染色）

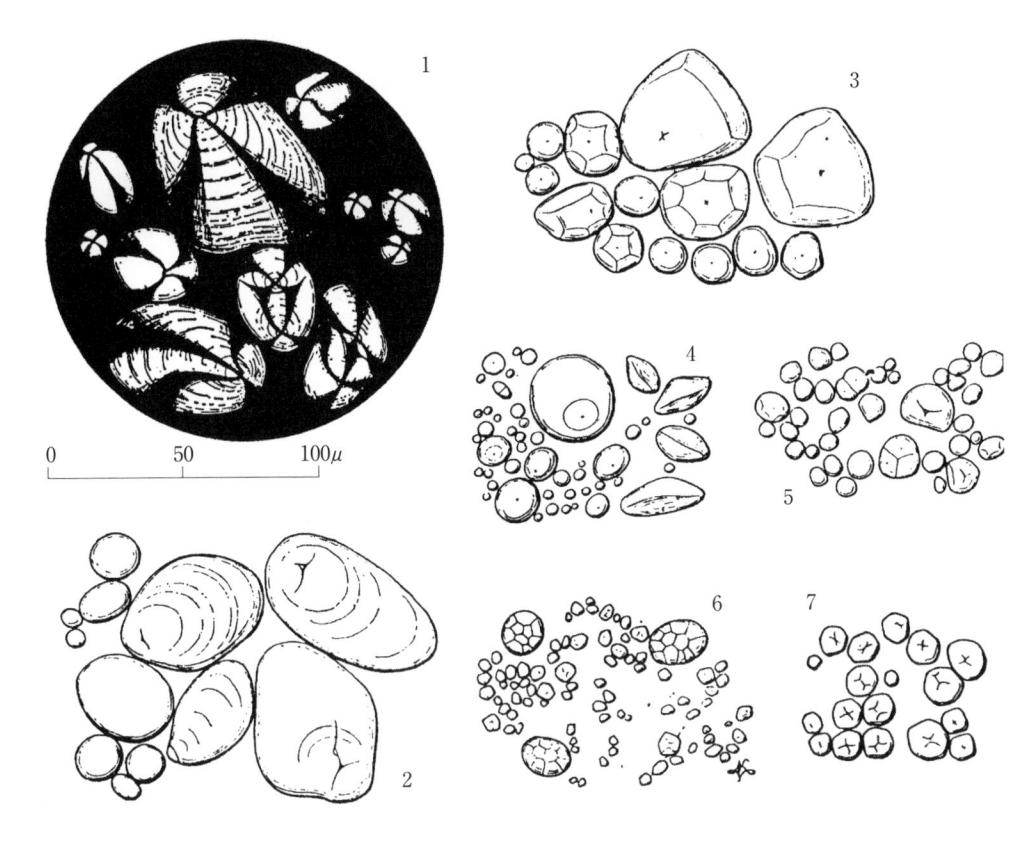

でんぷん ×260
1. 直交ニコル視野中のバレイショでんぷん　2. カタクリでんぷん
3. サツマイモでんぷん　4. コムギでんぷん　5. クズでんぷん
6. コメでんぷん　　　7. トウモロコシでんぷん　〔Maranta〕

4-2-2 抽出液に試薬を加えて呈色，沈殿等を観察（カッコ内は生薬名）

1 アルカロイド

a. キハダ（オウバク）やオウレンの根茎抽出液を塩酸および過酸化水素試液と振り混ぜると赤紫になる（berberine）．

b. コロンボ（生薬）の抽出液に硫酸と塩素試液を穏やかに加え，境界面を淡赤～赤色に呈色させる（berberine などの呈色）．

c. エンゴサク（生薬），クララ（クジン），コウホネ（センコツ），オオツヅラフジ（ボウイ）の希酢酸抽出液等にドラーゲンドルフ試液を加え，黄またはだいだい黄～黄赤色の沈殿を生成．

d. ゴシュユ（生薬）抽出液に酢酸酸性で 4-アミノベンズアルデヒド試液を穏やかに加えて加温し，境界面に紫褐色の輪帯を観察（evodiamine, rutaecarpine などインドール系アルカロイド）．

e. ホミカ（生薬）の抽出精製物に硝酸を加えると赤くなる（brucine）．この精製物にニクロム酸カリウム試液を加えて生じる沈殿の水溶液に硫酸を器壁に沿って加えると，硫酸層は紫→赤〜赤褐色に変わる（strychnine）．

   f. ハシリドコロ（ロートコン）の抽出精製物を N,N-ジメチルホルムアミドに溶かしテトラエチルアンモニウムヒドロキシド試液を加えると赤紫〜紫色になる（トロパンアルカロイド）．

2　タンニンその他フェノール類

塩化鉄（Ⅲ）試液を加えるとゲンノショウコの抽出液は黒青色，チモでは黒緑色になり，アマチャでは赤紫色になった後希硫酸を加えると色が消える（phyllodulcin）．シャクヤクの根の抽出液は青紫〜青緑色になってのち暗青紫〜暗緑色に変わる．ウワウルシは暗紫色，チョウジの精油は緑〜青色．

3　フラボノイド

ノイバラ（エイジツ），ドクダミ（ジュウヤク），ウンシュウミカン果皮（チンピ），ダイダイまたはナツミカン（キジツ），レンギョウ果実の抽出物にマグネシウムと塩酸を加えると淡赤〜（黄）赤色になる．

4　アントラキノン類

センナの小葉粉末のジエチルエーテル抽出液および残留物の水抽出液にアンモニア試液を加えると，ともに黄赤色になる．

5　色素類

   a. サフラン（生薬）に硫酸1滴を加えると，暗青→紫→赤褐色に変色（crocin → crocetin）．

   b. ムラサキの根（シコン）の赤いエタノール抽出液に水酸化ナトリウム試液を加えると青紫色に変わり，さらに希塩酸を加えると再び赤くなる（shikonin誘導体）．

   c. ソボク（生薬）の抽出液は水酸化ナトリウム試液で濃赤色になる（brasilin）．

6　カルボニル化合物

ケイガイ（生薬）の水蒸気蒸留液に2,4-ジニトロフェニルヒドラジン・エタノール試液を加えるとだいだい赤の2,4-ジニトロフェニルヒドラゾンが沈殿する（d-menthone，l-pulegoneなどのカルボニル化合物の反応）．

7　精油のモノテルペノイド

シソの精油に無水酢酸と硫酸を加えると赤紫〜暗赤紫色（perillaldehydeなど）になる．またハッカの精油のキシレン溶液に硫酸を静かに加えると境界面が濃赤〜赤褐色（テルペノイドなど）になる．

8 トリテルペノイド，ステロイド

a. イレイセン，コウジン，ソウハクヒ，ボウコンの抽出物，チモ，レンギョウ等（生薬）の温無水酢酸抽出液に硫酸を静かに加えると境界面が褐色，赤褐色または赤紫色に呈色する（リーベルマン反応）．

b. チョレイ，マツホド（ブクリョウ）の抽出物の無水酢酸溶液に硫酸を加えると赤紫→暗緑色または淡赤→暗緑色に変わる（リーベルマン反応）．

9 炭水化物

a. オオバコの種子を希塩酸と加熱後中和した液にフェーリング試液を加え加温すると赤い沈殿を生じる（還元糖）．

b. ハス種子（レンニク）の水抽出液に1-ナフトール溶液と硫酸を加えると紫色になる（糖類）．

4-2-3 ろ紙上に滴下し，試薬を加えて呈色を観察

ゴシュユ，カギカズラ（チョウトウコウ）の抽出エキスの希酢酸溶液をろ紙に付けドラーゲンドルフ試液を噴霧し黄赤色に呈色（アルカロイド）．

4-2-4 薄層クロマトグラフィー

シリカゲルなどの薄層を用い，試料溶液を原点に塗布してのち移動相で展開させ，試料の R_f 値と呈色，蛍光等を標品と比較する．主成分の存在を証明する効率のよい試験法で，最も多く利用されている．

4-2-5 液体クロマトグラフィー

成分定量法の液体クロマトグラフィーは，メタノールなどでの抽出液を注入して得られるクロマトグラムの中の各成分のピーク面積を，標準溶液のピーク面積と比較して定量するが，各ピークの保持時間は比較的精度の高い定性法としても利用できる．

4-2-6 その他の試験法

i) **起泡試験**：生薬イレイセン，キキョウ，ゴシツ，サイコ，セネガ，チモ，モクツウ等の水抽出液を激しく振り混ぜて持続性の微細な泡を観察（サポニン）．

ii) **結晶成分の昇華**：生薬ケツメイシ，ゲンチアナの粉末をスライドガラス上で加熱して昇華させる（アントラキノン誘導体と gentisin などのキサントン誘導体）．

iii) **精油含量**：生薬ウイキョウ，シュクシャ，ソウジュツ，ソヨウ，ヤクチなどの精油を精油

定量法（一般試験法）で定量する．
iv) **スペクトル測定**：生薬セネガの水抽出液の吸収スペクトルで317 nm付近に極大を認める（senegin分子内の4-methoxycinnamic acidなど）．
v) **蛍光観察**
   a. 生薬アロエの溶液を四ホウ酸ナトリウム十水和物と加温溶解し，水を加えると緑色の蛍光を発する．エタノール抽出液に紫外線照射すると青〜青紫色の蛍光を発する．
   b. ヨロイグサの根（ビャクシ）のエタノール抽出液に紫外線照射すると青〜青紫色の蛍光を発する．
vi) **でんぷん粒，多糖類の呈色**
   ニンジン，サンヤク（生薬）の切面に希ヨウ素試液を滴下して暗青色を認める．ブクリョウは濃赤褐色，ヨクイニンでは内乳は暗赤褐色，胚盤は暗灰色になる．

4-3 植物進化の系統と特定成分生産との関係

　植物は進化に従って生合成，代謝を変えるが，形態に基づいた分類や進化の系列上類似した植物間には成分の類似がよく認められる．このような事実に基づいて逆に植物の類縁関係や進化の系統を論じることも行われ，これをケモタキソノミー chemotaxonomy といい，特に地衣類の分類には欠かせない手段とされる．
　種子植物門においても，被子植物亜門の双子葉植物綱の進化の系統と成分との関係は，ポリフェノールの一大群である加水分解性タンニン類の例（p.16の被子植物の系統図に対応）などに認められる．この進化の系統の中で，進化に伴う成分の酸化進行も見られる．この種の相互関係を知ることは，自然界の多彩な植物成分の存在意義の探求のためだけでなく，薬効成分の探索にあたっても有用である．

4-3 植物進化の系統と特定成分生産との関係　**45**

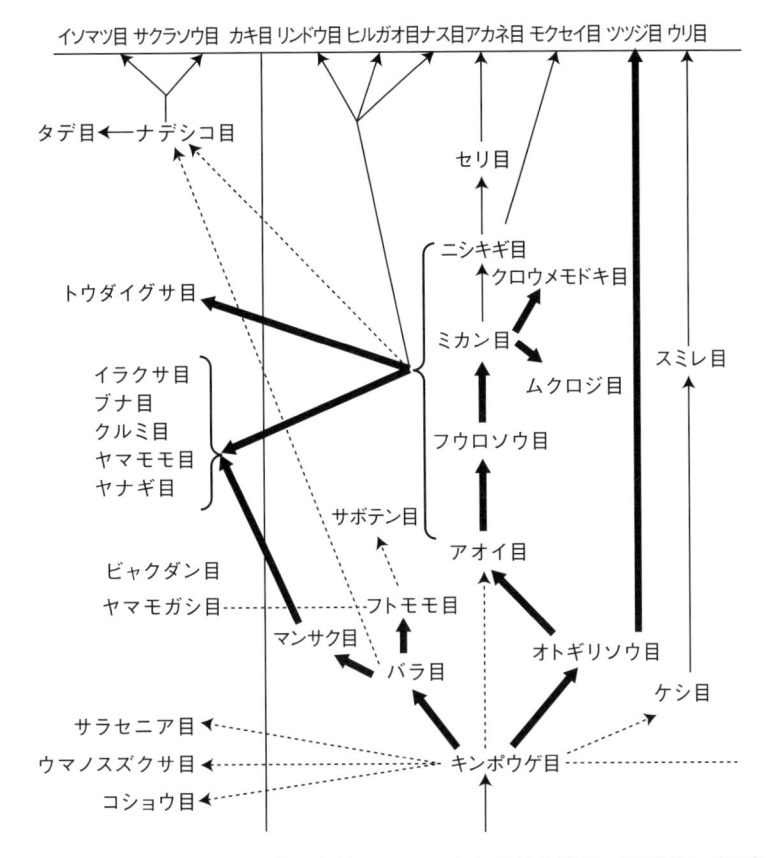

イソマツ目 サクラソウ目　カキ目 リンドウ目 ヒルガオ目 ナス目 アカネ目　モクセイ目 ツツジ目 ウリ目

タデ目 ← ナデシコ目

セリ目

ニシキギ目
　↑クロウメモドキ目
ミカン目
　↓
ムクロジ目

トウダイグサ目

イラクサ目
ブナ目
クルミ目
ヤマモモ目
ヤナギ目

スミレ目

サボテン目

フウロソウ目

ビャクダン目
ヤマモガシ目 ‥‥ フトモモ目

アオイ目

マンサク目

バラ目　オトギリソウ目

ケシ目

サラセニア目 ←
ウマノスズクサ目 ←　　キンポウゲ目
コショウ目 ←

双子葉植物進化の経路と加水分解性タンニン生産植物の関係（目単位に表示）

第5章 薬用植物の育成と生産

人類の薬用植物利用は野生品の採取に始まるが，野生品の減少とともに品質が一定で多量生産しやすい栽培品が主に使われるようになり，天然資源の枯渇，絶滅を防ぐためにもその発展が望まれる．

> 薬草を摘むことは自然の恵みを味わう行為であるが，今日薬用植物の生産は栽培に依存しなければならないものが多い．その栽培も日本国内では経済的に成立し難く，委託栽培など，海外での生産に頼ることが多くなっている．その海外でも，熱帯雨林の伐採による気候の変動，砂漠化の進行などが起こっており，それらへの対策は急務である．

5-1 馴化栽培

野生植物の種子を圃場に播種しても普通は発芽率は低く，開花結実するものが少ないが，代を重ねて継代栽培を続けると，新しい環境に適応したものに遺伝的に変化していく．これを馴化という．生物工学で作り出された新品種を圃場栽培に移す時も馴化栽培を経る．

5-2 優良品種の選択

薬用優良品種には有効成分の量と質が重要であり，漢方薬原料植物などでは複数成分のバランスが大切であるが，いずれも畑の単位面積，時間あたりの収穫量や生産，流通コストが問題となる．その前に種子の保存性，発芽率，発芽や生長の揃い方，連作の可否，温室などの施設の必要性，栄養繁殖の可否，病害虫や風雨への耐性，育成，収穫の手数，機械化農業への適応性，収穫率なども考慮しなければならない．

5-3 品種改良（育種）

品種改良を育種ともいい，次のような方法がある．
i) **分離育種** 個体群の中から望ましい形質の優良系統のものを選び出して隔離栽培を繰り返す育種．
ii) **交雑育種** 異なる長所を持つ近縁植物どうしを交配させて生じる雑種の中から優良品種を選び出して栽培する育種．
iii) **変異育種** 染色体上の遺伝子の変化を利用して，親の代にはなかった新しい形質を作り出す育種．次章で述べる細胞融合や遺伝子組換えによる新品種の作出もこれを発展させたものであるが，それ以外の従来行われてきた方法例は次の通り：i) コルヒチン処理で染色体数を倍増．ii) 放射線照射（コバルト60など）．iii) 化学処理（マスタードガスなど）．

5-4 薬用植物の生産と流通

生産と流通は多くの場合次の順に行われる．生産地 → 集荷業者（簡単な加工）→ 一次卸業者（輸出入兼業が多い）→ 医薬品メーカー（加工，検査）→ 薬局，薬店，病院など．生産者とメーカーの直接契約による委託栽培や生産者の協同組合で持つ工場で加工する場合もある．日本で使われる生薬の大部分は輸入品である．

> 薬用植物を採取するのによい季節は植物によって異なる．全草を使う植物は生産活動の最も盛んな開花期，果実や種子を使うには完熟期，根や根茎を使うものは地上部が枯れた後に採取する．
> なお自生の薬草や山菜を採りに行った人が地元の人に嫌われることがある．その理由の一つとして，地元の人は葉や茎を摘んだ植物がまた芽を伸ばせるように配慮しながら摘むのに，よそから来た人は根こそぎ採ってしまうことがある．根や根茎を利用する場合には仕方ないが，薬草採りにあたって気を付けなければならないことである．

第6章 バイオテクノロジーの薬用植物への応用

バイオテクノロジーの最近の進歩によって，植物の品種改良，有用物質生産，生薬の基原植物の判別など様々な面での利用の可能性が見られる．

6-1 植物の品種改良への組織培養技術の利用

食用や観賞用に利用される植物については，古くから多くの植物について品種改良が行われてきた．日本においてもコメやキクなどをはじめ，良い形質，または特徴的な形質を持った品種，栽培しやすい品種等を，選抜，交配などの手段で確立することが多くの植物について行われており，薬用植物についても，その適用が検討されている．また，国外の薬用植物を国内で生産する努力もされており，その場合，国外産とは異なる種の植物で，類似の作用を持つものの探索・利用も行われている．その中にはすぐれた薬効を持つものがあり，当帰や竹節人参などはその例である．すぐれた性質を持っていても増殖が遅い場合には，あとで述べる組織培養による増殖の応用も考えられている．

これまでは交配が困難であった植物どうしの組合せについても，組織培養技術によって交配が可能となったものがある．そうした方法の一つが胚培養である．植物の異なる種どうしの交配によって，胚は形成されるがその後の発育が停止してしまうような場合，胚を取り出して培養し，優良な形質を持った雑種を得ようとするものである．日本でもハクサイとキャベツから「ハクラン」が，また，キャベツとコマツナから「千宝菜」が，この手法を応用して開発されている．

他方，葯培養や花粉培養は，純系の植物の確立や，新品種の遺伝的な安定化期間の短縮に利用されている．葯培養の場合，雄ずいの葯部分を取り出して培養し，半数体植物を再生させ，これにコルヒチンを作用させて染色体を倍加し，結実可能な植物を得ることができる．

6-2 クローンの作成とカルス

種子を得られない，または形成しにくい植物の場合，樹木では採り木，挿し木などで，また走出茎の利用，球根，貯蔵根，根茎の分割やむかご（肉芽）採取その他の栄養繁殖の利用によって優秀な品種の維持が行われてきた．栄養繁殖によって増殖した子の植物は，親植物と同じ遺伝子

構成を持つ．このような集団を**クローン**といい，今日では植物組織の一部やカルスなどから，同一クローンの植物体を大量に培養して供給することが可能になっている．

カルス callus は，植物の一部の組織を切り出してきて特定のホルモン組成下で不定形の細胞塊に脱分化させたもので，この状態で増やした後に，ホルモン組成を変え，不定根や不定胚の形に再度分化させ，これらを経て植物体を再生させる．

カルスは，植物の茎頂または根端の生長点，茎や根茎の形成層，胚珠，葯，花粉，葉など種々の部位から誘導が可能である．カルスは，分割して新しい固体培地上で培養するか，または液体培地中で懸濁して培養すると，短期間に大量増殖させることができる．また，培地中の植物ホルモンの組成を変えることによって分化を誘導することができる．オーキシン類のインドール酢酸，2,4-ジクロロフェノキシ酢酸，1-ナフタレン酢酸等の濃度を高くした培地では一般に根の生長が促進されて不定根を生じ，サイトカイニン類のカイネチン，ゼアチン，6-ベンジルアデニン等の濃度を高くした培地では不定芽が出る．両者を適当に調整すると，分化せずカルスがそのまま増殖する．植物の場合，植物体の一部から得られた細胞や脱分化したカルスなどであっても，条件さえ整えばどの細胞からも元の植物体を形成しうる．この能力は分化全能性と呼ばれる．

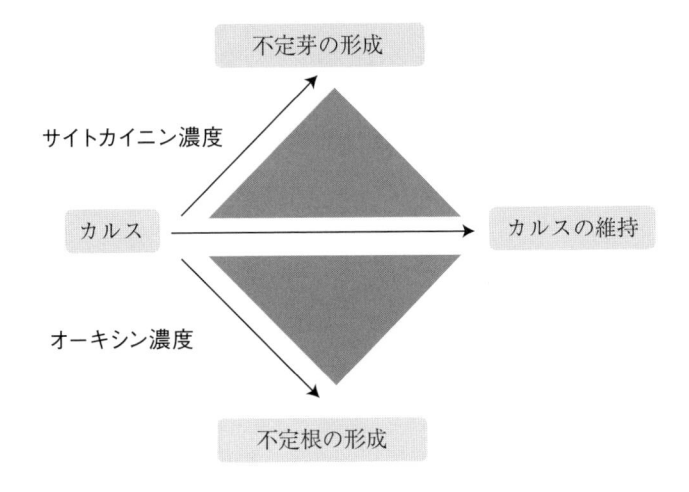

カルスや組織片からは種子の中の胚と同様の組織の誘導が可能であり，これを分離して栄養を与えれば，種子の発芽と同様に子葉を出して生長させることができる．これを**不定胚**という．この不定胚や不定芽を，栄養物質やホルモンを含ませた培地とともにアルギン酸カルシウムなどで作る人工膜で包んだものは，人工種子として均質な植物の大量増殖に有用である．カルスの場合，継代の回数や植物ホルモンの使用量が多くなると，遺伝的に不安定となり形態や植物生理に変異が起こることがある．薬用植物の場合は最も重要な成分構成が変化する可能性もあって，クローン増殖の方法としてカルス増殖は適当でないこともある．不定胚を利用すれば変異が起こりにくく，種子繁殖よりも均質の形質を持った苗を大量に作ることができるので，人工種子としての利用が可能である．

カルスを経由せずにクローンを増やすことも可能である．茎の先端の生長点組織を培養，増殖させると，球形の細胞塊ができ，これは**プロトコーム**と呼ばれる．これを分割して増殖させるこ

とが可能であり，また分割を止めれば植物体が再生する．これが**メリクローン培養**で，種子繁殖の困難なランなどに早くから応用されてきた．葉芽の茎頂分裂組織に葉原基が付いた状態で培養すれば，腋芽が生長して**多芽体**（苗条塊，マルチプルシュート）ができ，同様に増殖させることができる．

　植物体は多くの場合，親から受け継いだウイルスなどに感染している．しかし生長の速い茎頂の新しい細胞は未感染である確率が高く，培養によって未感染の**ウイルス・フリー株**を作ることができる．この株を育成すると生存率や収穫率が向上し，成分含量のばらつきが少なくなるなどの利点があり，イチゴなどで利用されている．薬用植物では地黄の栽培に応用例がある．

6-3　プロトプラストとその利用

　プロトプラストは植物の細胞間の接着を酵素でばらばらにした後，細胞壁を他の酵素で分解してはだかの細胞にした状態のもので，このプロトプラストの状態で増殖させ，その後，分化させて植物体を再生することが可能である．プロトプラストは変異を受けやすいことを利用して，特異な形質を持ったものを作成したり，あるいはその中から優良な品種を選抜したりすることが可能である．また，異なる植物由来のプロトプラストを共存させ，これにポリエチレングリコールなどを作用させると，**細胞融合**が起こって，両者の形質を持った細胞を作成することができる．その例としてジャガイモとトマトとの細胞融合によって「ポマト」が作出されている．

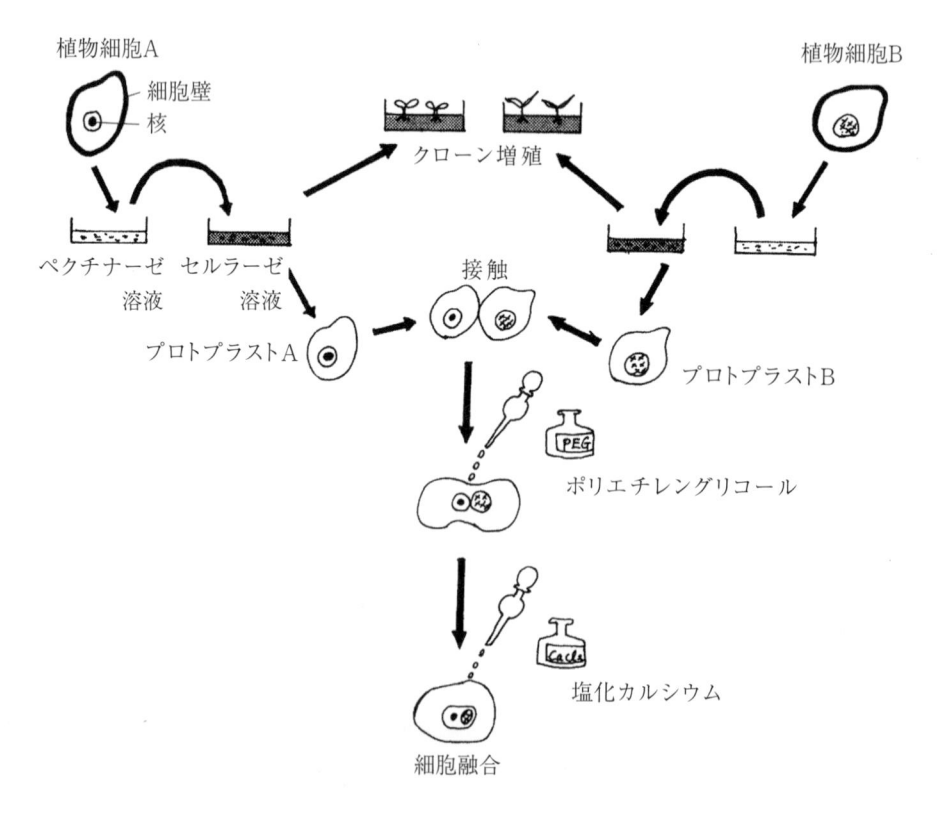

細胞融合に際しては，一方の細胞の核を破壊するなどの方法による「非対称」な融合も可能である．

これらの方法は，特定の形質に対応する遺伝子のみを選んで導入するのではない点に問題がある．これに対し，特定の遺伝子に対象をしぼり，これを導入しようとするのが**遺伝子導入技術**である．

6-4　植物への遺伝子導入

プロトプラストは，遺伝子導入にも利用される．プロトプラストに電気的な刺激を与えると，短時間，細胞膜表面の"すきま"が開き，そこから遺伝子を導入することが可能である．この方法を**エレクトロポレーション法**という．細胞融合と同様に試薬を加える場合もある．

また，特定の遺伝子を植物に導入する方法として，微細な金属粒子に遺伝子を付着させたものを，植物細胞に直接，物理的に"打ち込む"方法がある．これは**パーティクル・ガン法**と呼ばれる．

バクテリアを利用した，生物学的な方法による遺伝子導入はしばしば利用されている．これには *Agrobacterium tumefaciens* という土壌細菌が利用される．本菌は，植物にコブ（腫瘍）を形成させることが知られており，これは本菌が腫瘍誘導（tumor-inducing, Ti）プラスミドを植物細胞に導入することによっておこる．そこで *A. tumefaciens* が持つ Ti プラスミド中の腫瘍形成に関与する部分を取り除き，新たに植物に導入したい必要な形質に対応する遺伝子を組み込んでおけば，本菌を感染させることによって，必要な遺伝子を導入できる．

遺伝子組換え（導入）が植物に応用できることが示されたのは，主として食料として利用される植物であった．米国では 1994 年に，遺伝子組換えによって開発された日持ちがよいトマトが市場に出たのが最初である．それ以後，除草剤耐性，害虫抵抗性，細菌やウイルスに対する抵抗性などの形質を組み込んだ各種の作物が生産され，利用されている．

当初は，生産者にとっての利便性が主として追求されたが，最近では，高栄養植物や低アレルゲン植物など，消費者にとっても有用な形質が導入されたものが生産可能となっている．また，食料植物ばかりでなく，新規な園芸植物の開発や，環境改善に有用な植物など，多様な検討が進められている．

医薬品領域では，ワクチンなど高分子物質を植物に生産させる試みが進められており，中でも発展途上国での利用も考慮した，加熱しないで食べられる植物への応用が注目されている．

6-5　培養組織細胞による有用物質の生産

植物が生産する物質には，薬用のほか着色，甘味，香辛料などの食品添加物，染料，その他に

52　第6章　バイオテクノロジーの薬用植物への応用

使用できる多くの有用物質がある．これらの物質を化学合成によって生産することは困難な場合が多く，植物から抽出精製するにも原料植物の確保が困難なことが少なくない．

そこで，特定の化合物を生産する植物の組織を培養し，成分の分析を行って必要な物質を効率よく生産する細胞を選び出して大量に増殖させる方法に期待がかけられる．また，植物組織を反応系として利用し，物質を変換する能力を利用する方法もある．

培養組織細胞を合成樹脂に付着させたものを固定化細胞という．これをガラス円筒に充填し，一端から必要な成分の前駆物質を含む培養液を送り，条件を整えると他端から目的とする有用物質を含んだ培養液が出てくる．このようにして固定化細胞，あるいは酵素を固定させた固定化酵素によって物質を化学変化させるシステムを**バイオリアクター**という．

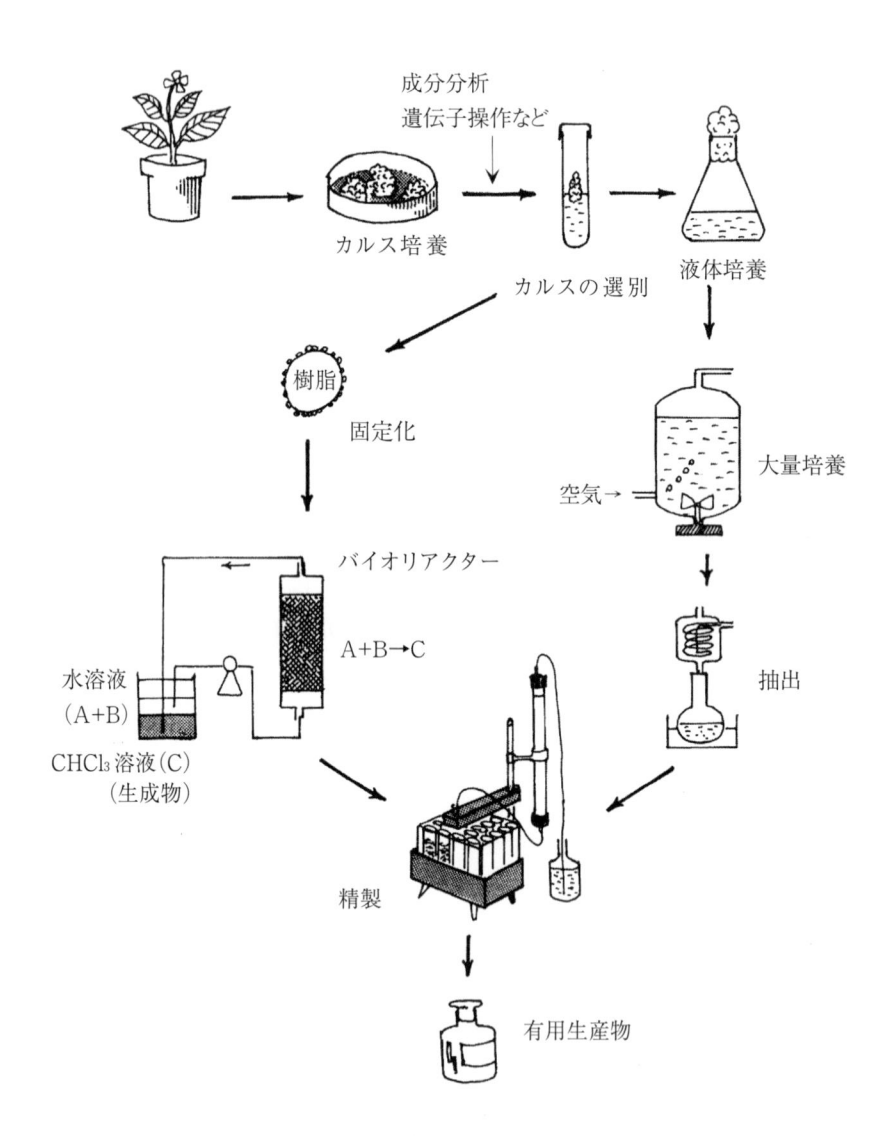

6-6 植物の遺伝子配列の解析とその利用

植物バイオテクノロジーのもうひとつの応用は，遺伝子情報を植物分類と関係づけたり，生薬の基原植物の推定に利用したりすることである．

6-6-1 高等植物の科レベルの系統関係と遺伝子

植物の系統分類にDNAの塩基配列を利用する試みが1990年代以降急速に進展し，科の範囲，および科どうしの類縁関係について，こうした遺伝情報をもとに検討が行われている．その成果としてAngiosperm Phylogeny Group（APG）という研究者グループによる分類体系が公表されており，本教科書の基本となっているMelchiorによる新Engler分類や，Cronquistの分類が植物の形態に基づいたものであるのに対して，APG分類体系ではCronquistの分類体系を実質的に基礎としながらも，葉緑体の遺伝子マーカー *rbcL*，*atpB* などを利用し，遺伝子レベルで系統付けを行おうとしている．

6-6-2 植物・生薬の遺伝子による系統関係の検討の方法

植物や生薬の系統関係の検討に利用される手法としては次のようなものがある．
- **制限酵素断片長多型** restricted fragment length polymorphism（RFLP）**分析法**：植物から抽出したゲノムDNAに制限酵素を作用させて断片を形成させ，これをアガロース電気泳動によって分離すると，断片の長さによって移動距離が異なる．これをメンブレン（膜）に転写，一本鎖とした後，ラジオアイソトープまたは化学修飾で標識したDNAプローブとハイブリダイズ（複製）させ，検出する方法．すなわちDNA断片が特定の塩基配列を含む場合に検出され，塩基配列の差異が断片の長さの多型として示される．
- **ランダム増幅多型DNA** random amplified polymorphic DNA（RAPD）**分析法**：ゲノムDNAについて，10〜12程度の塩基をつないだ合成プライマーを使用し，ポリメラーゼ連鎖反応 polymerase chain reaction（PCR）を行うと，プライマーと同じ塩基配列に挟まれた領域が増幅される．これを電気泳動で分離し，多型を検討する．
- **増幅断片長多型** amplified fragment length polymorphism（AFLP）**分析法**：ゲノムDNAに，高頻度および低頻度で出現する塩基配列をそれぞれ認識する2種類の制限酵素を作用させ，断片化させたのち，その両端の切断部位に対応する断片のカセットDNAを結合させ，このカセットDNAに特異的なプライマーを使用してPCRで増幅する．産物を電気泳動で分離し，その多型を検討する．
- **PCR-RFLP** cleaved amplified polymorphic sequence（CAPS）**分析法**：RFLP法は比較的多量のDNAを必要とするが，PCRと組み合わせることによって，微量多検体の分析が

可能である．PCRでゲノムDNAを増幅したのち，制限酵素で処理し，その産物についてアガロース電気泳動を行って分離し，多型を検討する．既知の遺伝子多型の検出に有用である．

これらの他にも，ゲノムDNAの特定領域の配列を解析するなど，多くの方法が適用されるようになってきており，植物の種，亜種レベル，およびさらにそれより細かい系統・類縁関係の解析や，生薬の基原植物の同定への利用が進められている．

各論

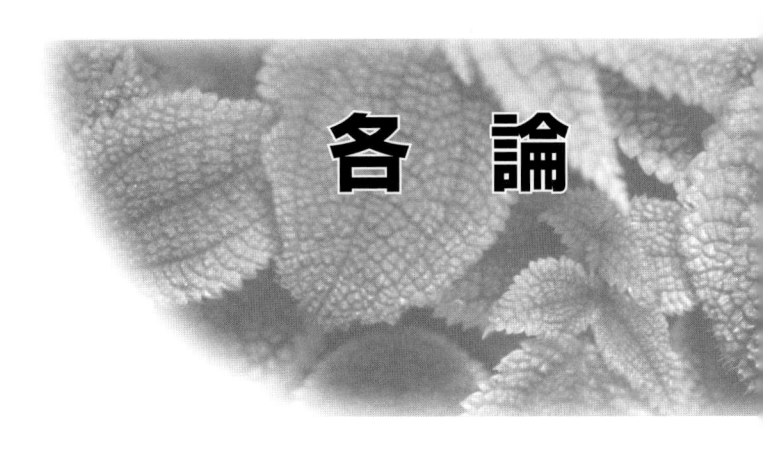

I 細菌植物門 *Bacteriophyta*

細菌は分類学的には**原核生物界** Kingdom Procaryotae に属し，**真菌**その他の植物及び動物が**真核生物** Eukaryotae であるのと異なる．原核生物のほとんどは単細胞であるが，多細胞であっても組織分化がほとんど認められず，核膜，ミトコンドリアを欠き，有糸分裂をしないなどの特徴がある．

> 原核生物：細胞内で染色体が核膜に包まれておらず，ミトコンドリア，小胞体，ゴルジ体などもない生物．
> 真核生物：染色体が核膜に包まれて明らかな核を形成しており，ミトコンドリア，小胞体，ゴルジ体などがある生物．

原核生物界を4つの門 division，すなわち，I. グラム陰性型の細胞壁を持つ原核生物，II. グラム陽性型の細胞壁を持つ原核生物，III. 細胞壁を欠くグラム陰性型の原核生物（マイコプラズマがこれに属する），及び IV. グラム陰性，陽性の共通祖先から分枝した原核生物（メタン生産菌，高度好塩菌がこれに属し，ある程度の極限環境に生息する）の4つに分類することもある．

酢酸菌 *Acetobacter aceti*　グラム陰性桿菌．エタノール⑮を酸化して酢酸⑮にする．食用酢製造に用いられる．また，*A. pasteurianus* には，D-ソルビトール⑮を L-ソルボースへ変換する酸化能があり，その製造に利用される．ソルボースはアスコルビン酸（ビタミン C）⑮の合成原料となる．

アセトン・ブタノール発酵菌 *Clostridium acetobutylicum*　グラム陽性有芽胞桿菌で，D-グルコース（⑮ブドウ糖）または乳酸からブタノールを作るブタノール発酵機能がある．チー

乳酸菌　乳酸発酵を行う一群の菌の総称である．工業的に利用されるものは *Lactobacillus* 属のグラム陽性桿菌で，乳酸発酵酵素の lactase で乳糖を分解して乳酸にする．乳酸製造に用いられる *L. delbrueckii* subsp. *delbrueckii*，ヨーグルト，乳酸飲料製造に利用される *L. delbrueckii* subsp. *bulgaricus* などがある．

根粒バクテリア　*Rhizobium legminosarum*　マメ科植物に共生するグラム陰性桿菌で，空気窒素固定作用がある．

放線菌　Actinomycetes

分類学上最も形態化の進んだ細菌で，細菌とは区別されることもある．主に土壌に生息するグラム陽性細菌である．生育時に菌糸を伸ばし，形態的には胞子を形成するなど糸状菌に似ているが，分子レベルでみると，核膜を持たず，細胞壁がペプチドグリカンで構成されている．また，遺伝子の GC 含量（グアニンとシトシンが全体の中で占める割合）が約 70％ と他の細菌と比べて非常に高いのが特徴である．様々な抗生物質・生理活性物質の生産菌として知られている．そのほとんどが *Streptomyces* 属であるが，遺伝子レベルでの系統分析から，新属との報告もある．新薬開発のシードとして重要なソースで，世界中の様々な環境の土壌が採取され，放線菌の分離，スクリーニングが行われている．

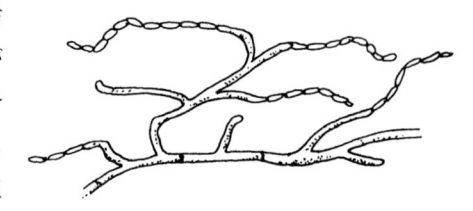

Streptomyces sp.

Streptomyces 属

S. griseus　アミノグリコシド抗生物質ストレプトマイシン streptomycin（SM）（局硫酸塩）の生産菌．1944 年，Waksman が発見．グラム陽性菌，グラム陰性菌など幅広い抗菌スペクトルを有している．結核治療薬として用いられる．

S. kanamyceticus　アミノグリコシド抗生物質カナマイシン kanamycin（KM）（局硫酸塩）の生産菌．1957 年，梅沢浜夫により発見．以後，関連化合物が発見され，そのいくつかは医薬品として利用されている．また，誘導体の arbecacin（ABK）は，MRSA〔メチシリン耐性黄色ブドウ球菌（<u>M</u>ethicillin <u>R</u>esistant <u>S</u>taphylococcus <u>a</u>ureus）〕の治療薬として利用されている．

S. nodosus　1955 年ポリエンマクロライド系抗生物質のアムホテリシン B amphotericin B（AMPH）局が発見された．AMPH の他，ナイスタチン nystatin（NYS，生産菌は *S. noursei*）局 等のポリエンマクロライド系抗生物質は，アスペルギルス症，カンジダ症など，真菌症の治療薬として利用されている．

Kanamycin

Mitomycin C

S. caespitosus 1956年，秦藤樹がマイトマイシン mitomycin A および B を発見，その後見出されたマイトマイシン C mitomycin C（MMC）㊙が抗がん剤として白血病，消化器がん，肺がん，子宮がんなどに使用されている．

S. parvullus 1954年，アクチノマイシン D actinomycin D（ACT）㊙が，他の誘導体と共に単離された．抗腫瘍薬．

S. peucetius var. caesius アントラサイクリン anthracycline 系抗生物質ドキソルビシン doxorubicin［アドリアマイシン adriamycin（ADM）㊙］の生産菌．1969年に発見された．その他，アントラサイクリン系抗生物質にはダウノルビシン dounorubicin（㊙塩酸塩）(S. peucetius より)，アクラルビシン aclarubicin（㊙塩酸塩）(S. galilaeus より) などがあり，いずれも肺癌，急性白血病，胃癌，肝癌などの抗腫瘍薬として用いられている．

S. verticillus 抗腫瘍抗生物質ブレオマイシン bleomycin（BM）（㊙塩酸塩，硫酸塩）生産菌．1962年，梅沢浜夫らにより発見．プレオマイシン preomycin は，bleomycin の誘導体で，bleomycin の効果増強・副作用軽減を目的に創られた．いずれも抗腫瘍薬として用いられている．

S. tsukubaensis 23員環マクロライド，タクロリムス tacrolimus の生産菌．本物質は免疫抑制剤あるいは外用薬としてアトピー性皮膚炎に用いられている．本菌の種名は，本菌が分離された土壌（筑波山近郊）に由来する．

Tacrolimus

Saccharopolyspora 属

S. erythraea エリスロマイシン erythromycin（EM）㊙（グラム陽性菌，グラム陰性菌，マイコプラズマ等に有効）生産菌．1952年に発見されたマクロライド抗生物質．当初，このエリスロマイシン生産菌は *Streptomyces erythraeus* であったが，後の分析により本属に分類されている．

Micromonospora 属

M. purpurea アミノグリコシド抗生物質のゲンタマイシン gentamicin（GM）（㊙硫酸塩，黄色ブドウ球菌，グラム陰性桿菌に有効）の生産菌．

Streptoverticillum 属

S. griseoverticillatus 1968年，ペプチド系抗生物質エンビオマイシン enviomycin（EVM）（㊙硫酸塩）が発見された．ペプチド系抗生物質であるが，KMやGMのアミノグリコシド系と作用機序は同じである．グラム陽性菌，グラム陰性菌，抗酸菌に対して抗菌力を有し，抗結核薬として臨床に用いられる．

Amycolatopsis 属

A. orientalis 　1955 年，グリコペプチド抗生物質バンコマイシン vancomycin（VM）（局塩酸塩）が発見された．Vancomycin は MRSA 感染症治療の代表的な薬剤である．しかしながら，vancomycin 耐性腸球菌（VRE）や，vancomycin 耐性黄色ブドウ球菌（VRSA）といった耐性菌の出現が医療現場での深刻な問題となっている．本菌は当初 *Streptomyces orientalis* に分類されていたが，その後 *Nocardia orientalis*，ついで現在の *A. orientalis* に変更されている．

Actinoplanes 属

A. teicomyceticus 　1978 年，グリコペプチド抗生物質テイコプラニン teicoplanin（TEIC）局が発見された．vancomycin に次いで MRSA 治療薬として用いられている．

有芽胞グラム陽性菌

細菌の生活環境下の変化に伴い，芽胞（胞子 spore）を形成するグラム陽性菌．芽胞を形成することにより，生育に良好な条件が整うまで休眠状態に入る．

Bacillus polymyxa 　1947 年，塩基性水溶性ペプチド系抗生物質 polymyxin B（PM-B）（局硫酸塩）が発見された．緑膿菌を含むグラム陰性桿菌に有効である．

B. polymyxa* var. *colistinus 　1950 年，PM-B 関連抗生物質 colistin（CL）（局硫酸塩）が発見された．緑膿菌を含むグラム陰性桿菌に有効である．

II 渦鞭毛植物門 *Dinophyta*

　渦鞭毛植物門の藻類は単細胞性の生物で，2本の鞭毛を有する．海洋性または淡水性プランクトンとして広く分布しており，海洋性のものには赤潮形成に関与するものもある．これらの一部は魚介類に捕食され，食用魚貝類の毒化を引き起こすことが知られており，食中毒の原因になっている．黄藻植物門 Chrysophyta あるいは炎藻植物門 Pyrrophyta などに分類されることもある．

1　ガムビールディスク科　Gambierdisceae

***Gambierdiscus toxicus* Adachi et Fukuyo**　　熱帯，亜熱帯のサンゴ礁海域の魚類によるシガテラ ciguatera と呼ばれる食中毒を引き起こす．このシガテラには，本種のほか数種の渦鞭毛藻が関与しており，有毒物質を生産する渦鞭毛藻が付着した海藻を藻食性の魚類が摂食し，これらをヒトが食べることにより引き起こされる．有毒物質としてはシガトキシン ciguatoxin，マイトトキシン maitotoxin，スカリトキシン scaritoxin などが知られている．これらの有毒物質はポリエーテル化合物で，巨大分子化合物が多い．Maitotoxin の分子量はペプチド，多糖を除く天然有機化合物中最大である．シガテラの特徴的な症状には，胃腸障害や神経症状のほか，低温の物体に触れて痛みを感じる独特の知覚異常があり，これはドライアイス・センセーションと呼ばれている．

Maitotoxin

2 ゴニオウラクス科　Gonyaulaceae

***Alexandrium catenella* Balech**　　主として二枚貝を毒化させる．神経麻痺，呼吸麻痺といった症状を引き起こすことから麻痺性貝毒と呼ばれる．原因物質としてサキシトキシン saxitoxin やゴニオトキシン gonyautoxin が知られている．本種をはじめとする海洋性プランクトンによる赤潮の発生時に貝類が毒化するが，肉眼的に赤潮発生がなくとも毒化が進行していることがある．

3 ディノフィシス科　Dinophysiaceae

***Dinophysis fortii* Pavillard**　　ムラサキイガイ，ホタテガイ，アサリなどを毒化させる．下痢ないし水様便，嘔吐，腹痛などの症状を起こすことから下痢性貝毒と言われている．有毒成分としてディノフィシストキシン dinophysistoxin が知られている．また，クロイソカイメンから得られたオカダ酸 okadaic acid も渦鞭毛藻が生産する有毒物質であるが，様々な生理活性を持つことから，生命現象を探索する試薬として利用されている．

III 緑藻植物門 *Chlorophyta*

単細胞から多細胞のものまであり，変化が多い．淡水または海水中に生活する．色素体は葉緑素を含み，キサントフィル，カロテンなども含む．同化物質はデンプンである．生殖は遊走子および配偶子による．緑色で核がある．

> 遊走子：鞭毛を持ち水中を動き回る胞子の一種．
> 配偶子：有性生殖において，接合して新しい個体を作る細胞．雄性（精子）と雌性（卵子）があり，生殖子ともいう．

1 クロレラ科　Chlorellaceae

単細胞で，コロニーを作るものもある．葉緑素，カロテン，キサントフィルなどを多量に含む．約20種．

> コロニー：1個の細胞から出発して増殖し多数が集まり，眼で見える大きさの塊になったもの．

クロレラ　*Chlorella vulgaris* Beji.　　湿地，汚水に生活する単細胞球形の緑藻．光合成能力が高く，太陽エネルギーを有効に利用できる植物である．タンパク質を多く含み（乾燥重量の40〜50%），ビタミンA，Cも多い．

> 緑藻のミドリムシは単細胞で葉緑素を持っているから植物であるが，細胞の一部が長い尾のように伸びていて，それを動かして水中を泳ぐことができるから，植物図鑑にも動物図鑑にも載っている．多細胞の緑藻もアオサ，ミルなど，いろいろある．

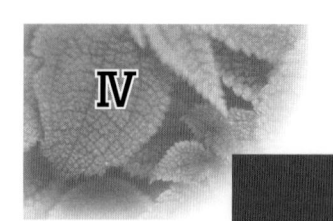

Ⅳ 褐藻植物門 *Phaeophyta*

海産の植物で，緑藻より深いところで生活する．色素体は葉緑素，カロテノイドに属する褐色素の fucoxanthin など，また laminaline, mannitol, fucosan などの糖類を含む．藻体は外見が葉状部，茎状部に分化しているものが多い．繁殖法は遊走子による無性生殖，配偶子による有性生殖，また栄養生殖などがある．240 属，1500 種．

1 コンブ科 Laminariaceae

北半球の温帯北部から亜寒帯にかけての大陸沿岸部に分布するものが多い．

マコンブ *Laminaira japonica* Aresch. 日本北部太平洋岸の海底に生え，長さ 2～6 m. 仮葉を食用の昆布とする．Laminaline, alginic acid などの多糖類を多く含む．アミノ酸のラミニン laminine が降圧成分探索研究中に見出されている．

$$(CH_3)_3N^+-(CH_2)_4-\underset{\underset{NH_2}{|}}{CH}-COOH$$

Laminine

ミツイシコンブ *L. angustata* Kjellman 大西洋北部沿岸産で，仮茎がラミナリア laminaria の名で，水分により膨張するのを利用して婦人科での子宮拡大などに用いられた．また褐藻類は，アルギン酸の製造原料として用いられる．

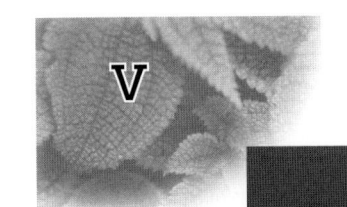

紅藻植物門 *Rhodophyta*

海水生，一部は淡水生．多くは緑褐藻より深い海で生活する．多細胞，色素体は葉緑素，カロテノイドの phycoerythrin などで，紅〜紅紫色である．繁殖法は胞子による有性生殖や無性生殖を行うが，世代交代の明瞭なものが多い．500属，4000種．

1 テングサ科　Gelidiaceae

寒天の原料にされるものが多い．

テングサ *Gelidium amansii* Lamx　海底の岩に生え，長さ10〜30 cm. 生薬 カンテン（寒天）局は，(1) テングサその他の同属植物または諸種紅藻類から得た粘液を凍結脱水して得た多糖類．細菌の培地，膨張性下剤，粘滑剤，包摂剤，配合基剤，食品（寒天由来の食物繊維は特定保健用食品の関与成分の一つ）などとして用いられる．寒天の原料としては (1) のほかに (2) オニクサ *G. japonicum* Okamu., (3) ヒラクサ *G. subostatum* Okamu., (4) オオブサ *G. pacificum* Okamu., (5) キヌクサ *G. linoides* Kutzing, (6) ユイキリ *Acanthopeltis japonica* Okamu., (7) オゴノリ *Gracilaria verrucosa* Papenfuss, (8) エゴノリ *Campylaephora hyponoides* J. Agardh, (9) イギス *Ceramium kondoi* Nakamura, (10) アミクサ *C. boydenii* Gepp, (11) アイソメグサ *Enantiocladia okamurai* Yamada なども用いられる．

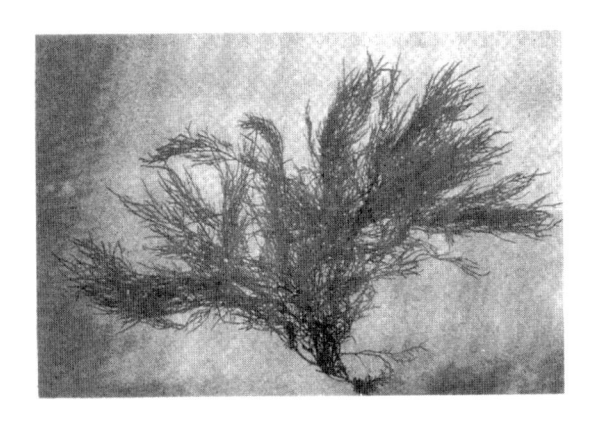

テングサ

2 フジマツモ科　Rhodomelaceae

紅藻類の中では大きい科で 50 属，数百種が知られている．

マクリ　*Digenea simplex* C. Agardh　　暖流海域の海底または珊瑚礁，近海の干潮線付近から約 10 m の間に生える．体は暗紅色，円柱体で分岐を繰り返す．全体が毛のような小枝に覆われている．全草 生薬 マクリ（海人草）㊺といい，回虫駆除薬として用い，有効成分はカイニン酸 kainic acid である．カイニン酸の製造原料として用いられる．

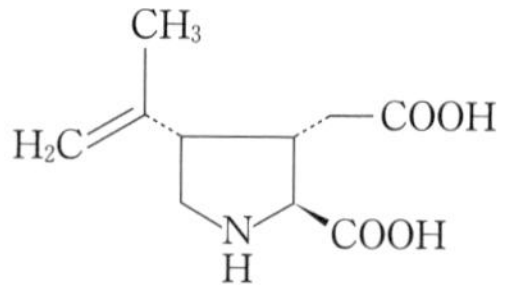

Kainic acid

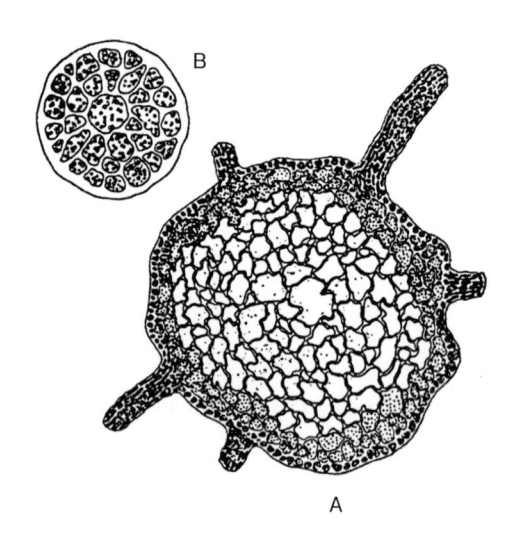

マクリ
A：主軸の横断面×20
B：小枝の横断面〔伊吹〕

VI 真菌植物門 *Eumycetes*

葉緑素，その他の光合成色素を持たず，栄養は腐生または寄生により生育する．細胞は核膜をもち，細胞壁は主にキチン質（多糖類のキチンとタンパク質を含む）からなる．細かい菌糸からなり，ときに集合して菌体を作る．

1 子嚢菌類（亜門）*Ascomycetes*

有性的に造精器と生卵器ができて受精し，菌糸の端に多数の長い円筒形で袋状の器官を形成する．これを子嚢といい，この中に通常8個の子嚢胞子が生じる．しかし，無性的に増殖することもある．菌体は通常多細胞の菌糸からなり，多数枝分かれする．

1-1 バッカクキン科　Hypocreaceae, Clavicipitaceae

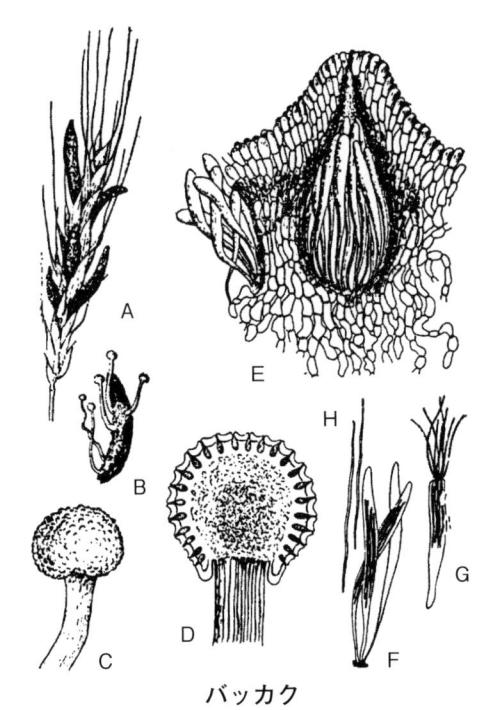

バッカク

A：バッカクが寄生したライムギ　×1, B：菌体を出したバッカク　×5/4, C：菌体　×7, D：同縦断面　×12, E：被子器縦断面, F：子嚢, G：子嚢の1個, H：胞子　〔Giesenhagen〕

イネ科植物に寄生する *Claviceps* 属，昆虫に寄生する *Cordyceps* 属など，4属，約130種ある．

バッカクキン　*Claviceps purpurea* Tulasne　ライ麦その他イネ科植物の子房に寄生する．その菌核を 生薬 麦角（ばっかく）と呼ぶ．Ergotamine, ergometrine などのアルカロイドを含み，エルゴタミン酒石酸塩㊁，エルゴメトリンマレイン酸塩㊁などの製造原料である．これらは子宮出血，陣痛微弱などに注射薬，あるいは偏頭痛に経口薬として用いられる．また，これらのアルカロイドを原料として半合成された lysergic acid diethylamide（LSD_{25}）は幻覚剤である．

Ergotamine　　　　　　　　Ergometrine

フユムシナツクサタケ（冬虫夏草）　*Cordyceps sinensis* Sacc.　地中にある鱗翅目及び鞘翅目昆虫の幼虫の頭部に寄生する高さ4〜10 cm の棍棒形のキノコ．子実体は円柱形に膨らむ頭部と柄部からなる．中国西部に分布し，子実体とその宿主である虫体を乾燥したものを 生薬 冬虫夏草（とうちゅうかそう）といい，強壮，鎮静，鎮咳薬として用いる．

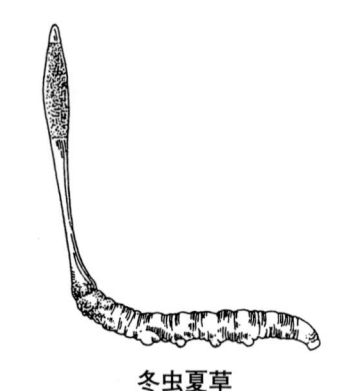

冬虫夏草
（上海科学技術出版社（1985）中薬大辞典）

1-2　コウボキン（酵母菌）科　Saccharomycetaceae

普通，出芽法により無性的に増殖する．アルコール発酵をするものが多く，酒造に応用される．

酵母菌　直径5〜10 μm の球形または楕円形の単細胞からなる．普通，無性的に増殖する．含まれている酵素にはグルコースを分解してエタノールを生産する作用がある．日本酒酵母

Saccharomyces sake Yabe, ビール酵母 *S. cerevisiae* Meyen, ブドウ酒酵母 *S. ellipsoideus* Reess などがある.

2 担子菌類（亜門）*Basidiomycetes*

最も高等な菌類. 隔壁のあるよく発達した菌糸からなる. 造精器や生卵器はできないが, 菌糸の末端の細胞（担子器）の先端に通常 4 個の担子胞子がつく. 大形の子実体（きのこ）を作るものが多く, 担子器は, いわゆる傘の裏のひだのある子実層に多数形成される. また, 植物に寄生して病気の原因となるカビ型の菌もある.

2-1 サルノコシカケ科　Polyporaceae

普通, 腐食木材などに菌糸を伸ばして生育する. 子実体の下面一面に小さい孔が無数にあり, その中に担子胞子を作る. 薬用にされるものが多い.

> キノコ類は薬用種, 有毒種ともに多く存在するが, その中でがんに有効といわれて国内で多数の人々に用いられたものがいくつもある. カワラタケ〔原色図 2〕はその中でも代表的なもので, その培養菌糸から抽出されたたん白多糖類が免疫力増強作用をもつ制がん剤として, 一時国内の医薬品中で使用高が最大のものとなった. しかし海外で使用されたことはなく, 国内でもその後単独使用では無効と判断され, 他の制がん剤との併用だけが医療で認められるようになった. タンク培養された菌糸のたん白多糖類がカワラタケのそれと同一かどうかの判定も難しい. その他サルノコシカケ類のいくつかが, がんに有効といわれたが, その有効性は予試験段階だけのもので, コフキサルノコシカケ〔原色図 3（写真 p.1）〕もその例であり, 臨床での有効性は証明されていない. その他, キシメジ科のアガリクス（カワリハラタケ＝ヒメマツタケ）*Agaricus brazei* Murill, イボタケ科のメシマコブ *Phellinus yucatensis* Imaz. なども多数の人々に使われたが, それらも有効性の証明は確立していない.

マツホド　*Poria cocos* Wolf〔原色図 1（写真 p.1）〕　日本産はアカマツやクロマツを伐採して数年経過した切り株の根に寄生して形成される菌核である. 通例, 外層をほとんど除いた菌核が 生薬 ブクリョウ（茯苓）⑮で, 漢方でめまい, 動悸, 胃内停水を目標に, 鎮静, 利尿薬として用いる. 漢方処方：五苓散, 苓桂朮甘湯, 桂枝茯苓丸など.

チョレイマイタケ　*Polyporus umbellatus* Fr.　日本産のものはハンノキ, ナラ類, 中国産はカラコギカエデ, カシワ及び同属の *Quercus mongolica* Fisch., *Betula platyphylla* Sukatchev などの生きた根に寄生する. その菌核が 生薬 チョレイ（猪苓）⑮で, 漢方で解熱, 消炎, 止渇に用いる. 漢方処方：猪苓湯, 五苓散, 柴苓湯など.

カワラタケ *Coriolus versicolor* Quel〔原色図2（写真 p.1）〕　枯れた木に群生する小型のキノコで一年生，傘は薄く，丈夫な革質で半円形，幅1〜5 cm．数十〜数百個が屋根瓦状に重なり合って群生するのでカワラタケの名がつけられた．菌糸を大量タンク培養して，熱水抽出液から得られる糖たん白がクレスチン（PSK）の名で，抗悪性腫瘍剤として製造されている．

マンネンタケ *Ganoderma lucidum* Karst.〔原色図4（写真 p.1）〕　マンネンタケまたはその近縁種の子実体を乾燥したものが 生薬 霊芝で，強壮，鎮静薬として，不眠，神経衰弱，消化不良などに用いられる．

2-2　キシメジ科　Tricholomataceae

一般にカサと柄からなるいわゆるキノコ形，肉質で腐敗しやすい．食用にされるものが多い．ときには有毒なものもある．

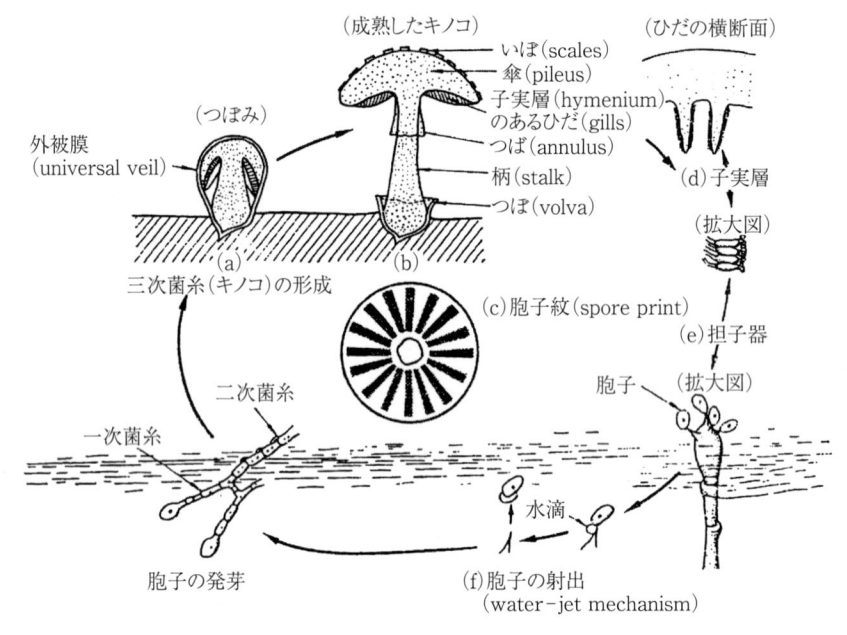

代表的キノコ（テングタケ属）の生活史
（津田，野上編（1971）医薬品開発基礎講座Ⅳ）

ツキヨタケ *Lampteromyces japonicus* Sing.　ブナなどの広葉樹の枯れた幹にたくさん重なり合って生える大型の毒キノコ．暗所で青白い蛍光を発する．国内での毒キノコ中毒は，この菌によるものが多い．有毒成分は lampterol（= illudin S）．

Lampterol

シイタケ *Lentinus edodes* Sing.　日本産の代表的な食用キノコの1つで，コナラ，ミズナラ，クヌギ，クリ，シイ，カシなどのブナ科の広葉樹に生える．これらの木をほだ木として大量栽培されている．中国その他のアジア諸国でも産する．成分には抗腫瘍性多糖レンチナン lentinan があり，再発胃がん患者に対して経口制がん剤と併用使用されている．このキノコを乾燥すると特有の香りを発するようになるが，その成分は乾燥中に生じる lentionine などである．

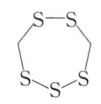

Lentionine

ハエトリシメジ *Tricholoma muscarium* Kawamura　殺ハエ成分トリコロミン酸 tricholomic acid を含むが，人体無害で食用にできる．

Tricholomic acid

2-3　スエヒロタケ科　Schizophyllaceae

スエヒロタケ *Schizophyllum commune* Fr.　柄がなく径1〜3 cm の小形，ゼラチン質で黄〜橙色，傘は扇状〜掌状に裂け，表面に荒い毛が密生する．他の乾性の担子菌類と一緒に生えていることが多い．本菌の培養液より製剤化された多糖類シゾフィラン sizofiran は抗腫瘍剤である．

2-4　テングタケ科　Amanitaceae

森林中の樹木に生えるキノコで，つば及びつぼを持つものが多い．有毒なものが多い．

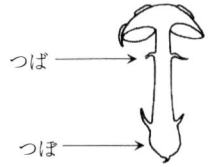

タマゴテングタケ *Amanita phalloides* Secr.　中〜大型の毒キノコで，猛毒の α-, β-, γ- amanitin, phalloidin などの環状ペプチドを含む．致死率が高い．

シロタマゴテングタケ *A. verna* Vitt.；**ドクツルタケ** *A. virosa* Secr.　いずれもタマゴテングタケと共通の毒成分を含む．

ベニテングタケ *A. muscaria* S. F. Gray　シラカンバなどのカバノキ科植物の樹下に生えることの多い毒キノコ．傘の色が深紅〜橙黄色なのが特徴．毒成分のムスカリン muscarine は消化器を侵し中毒を引き起こす．また殺ハエ物質のイボテン酸 ibotenic acid も含む．

イボテングタケ *A. pontherina* Secr.　松林や落葉樹林に生える毒キノコ．有毒物質として muscarine などを含むほか，ibotenic acid も含み，ハエがなめると死ぬため，ハエトリタケとも呼ばれる．

Ibotenic acid

2-5 ハラタケ科　Agaricaceae

カワリハラタケ（アガリクス） *Agaricus blazei* Murill　　ブラジルが主産地．ヒメマツタケとも呼ばれ，栽培もされる．抗腫瘍効果が報告されている．

3　不完全菌類（亜門）*Deuteromycotina*

　生殖器官の形成が見られない菌類をまとめて不完全菌類として分類する．有性の生殖器官の形成や性質が菌の分類の基準であるのに，不完全にしか分類できない菌類という意味．普通のカビの大部分は，この不完全菌に分類される．抗生物質生産，有機酸，アミノ酸発酵をする有用菌もあるが，カビ毒（マイコトキシン mycotoxin）を生産する有害菌も存在する．

3-1　コウジカビ科　Aspergillaceae

　多細胞の菌糸を伸ばし，分生子柄の先に分生胞子を作って増殖する．

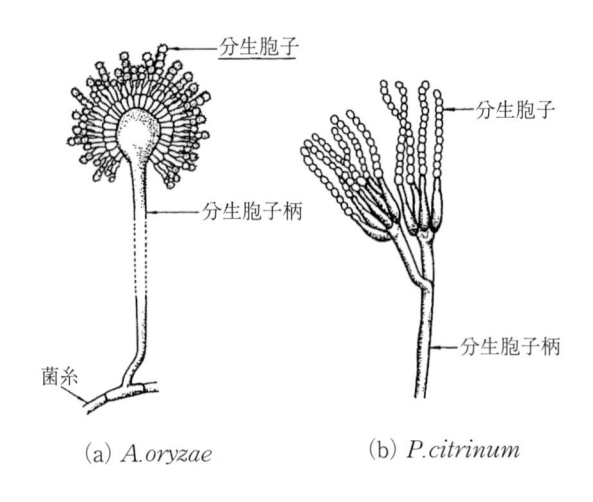

(a) *A. oryzae*　　(b) *P. citrinum*

コウジカビ *Aspergillus oryzae* およびアオカビ *Penicillium citrinum* の形態
（津田，野上編（1971）医薬品開発基礎講座 IV）

Aspergillus 属

コウジカビ *A. oryzae*　　菌糸がジアスターゼを分泌してデンプンを糖化させる．"こうじ"は蒸したでんぷん質の上にこの菌糸を繁殖させたもので，清酒，味噌，醤油などの製造の初期に利用される．

クロカビ *A. niger*　　食品によく生えるカビで，そのコロニーは黒褐色になる．工業的にはブドウ糖からクエン酸を製造するのに利用される．また，種々の配糖体結合を切断する作用のある酵素を分泌し，それらは天然物化学の研究に利用されている．

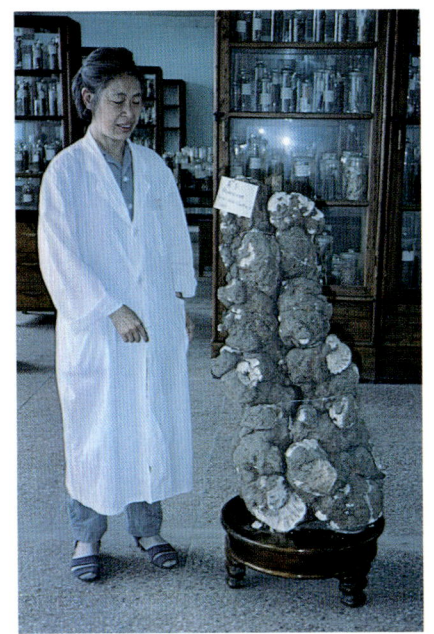

1 茯苓(マツホド) *Poria cocos* (p.67)

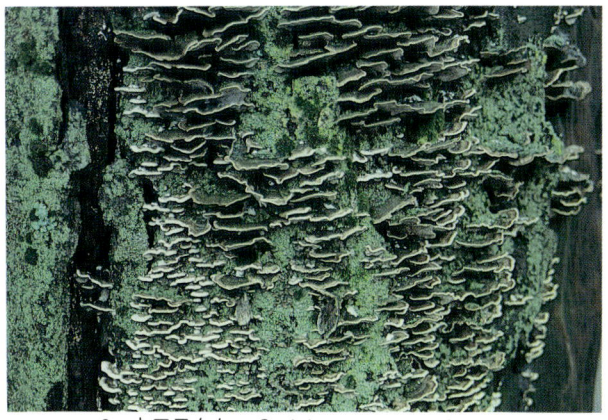

2 カワラタケ *Coriolus versicolor* (p.68)

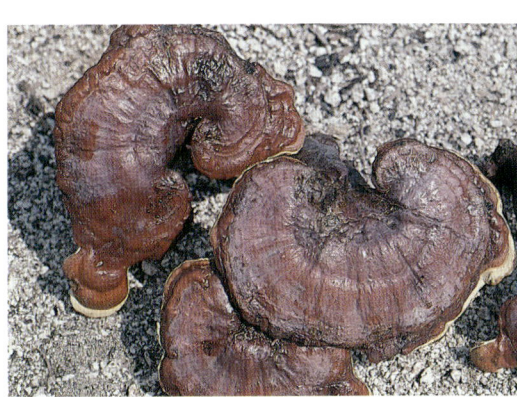

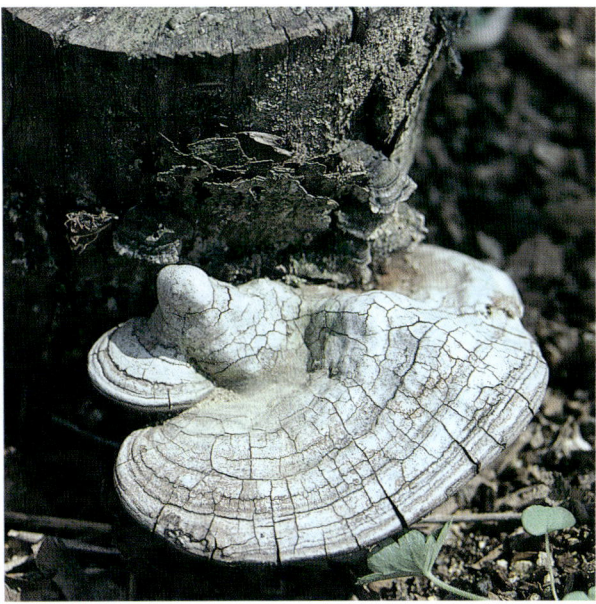

3 コフキサルノコシカケ *Elfvingia applanata* (p.67)

4 マンネンタケ *Ganoderma lucidum* (p.68)

5 オシダ (p.77)
Dryopteris crassirhizoma

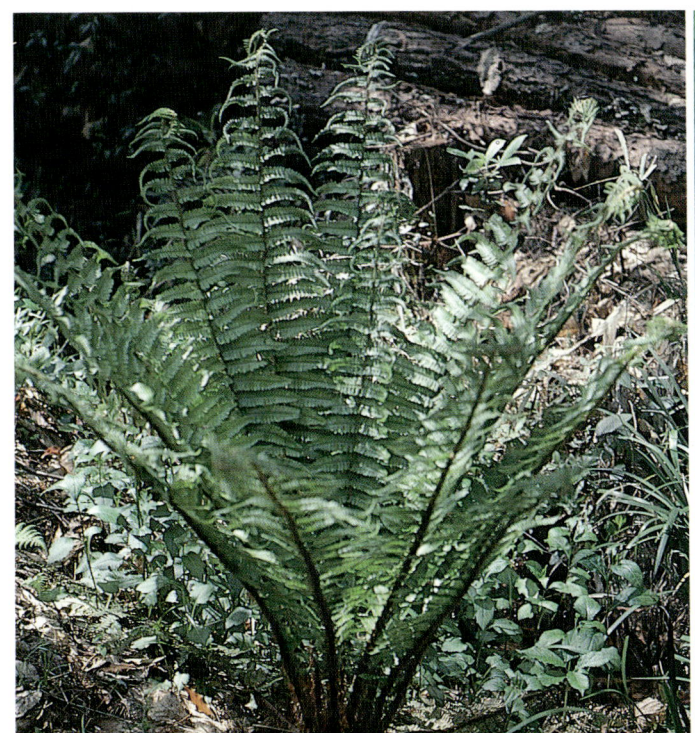

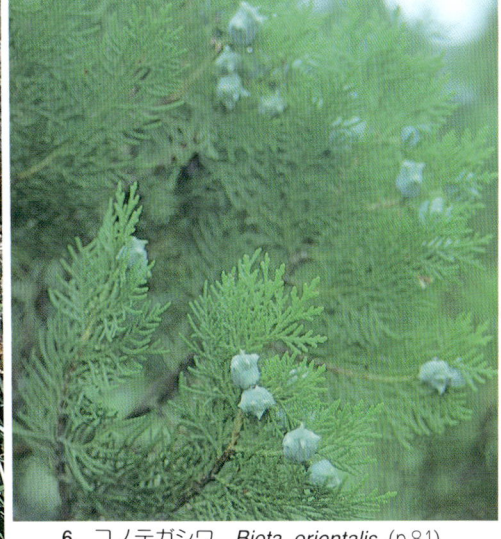

6 コノテガシワ *Biota orientalis* (p.81)

写真 p.1

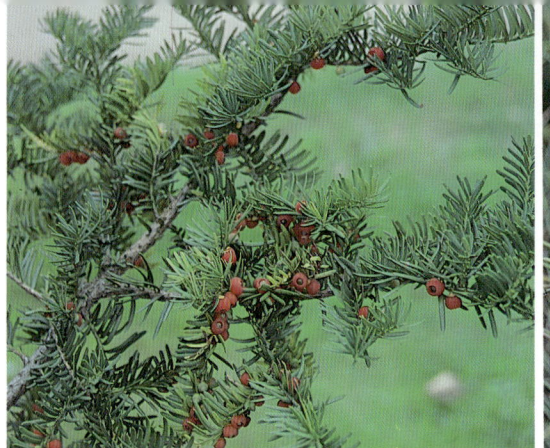

7　イチイ　*Taxus cuspidata*（p.82）

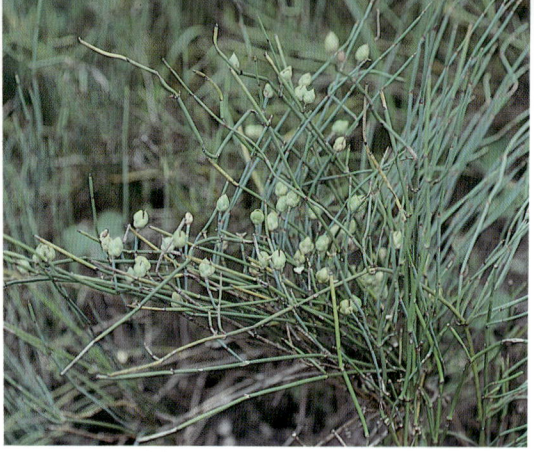

8　マオウ　*Ephedra equisetina*（p.83）

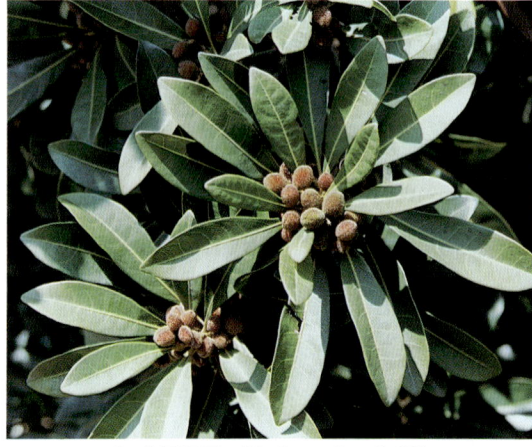

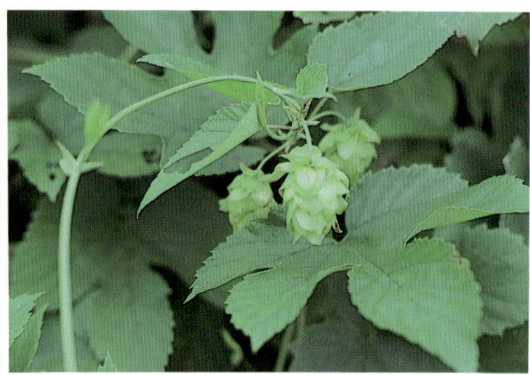

10　ホップ　*Humulus lupulus*（p.92）

9　ヤマモモ　*Myrica rubra*（p.86）

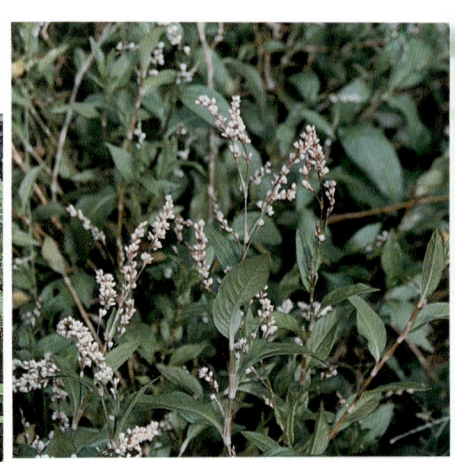

13　アイ　*Polygonum tinctorium*（p.96）

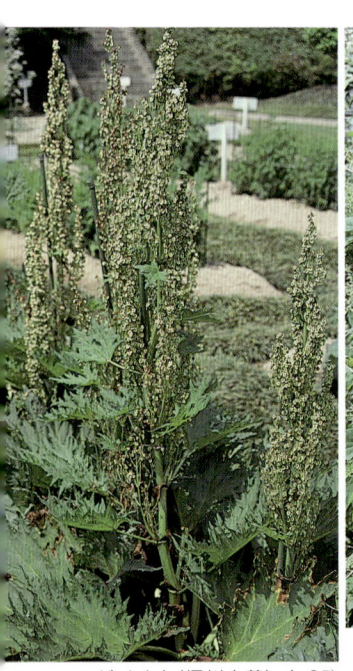

11　ダイオウ（信州大黄）（p.95）

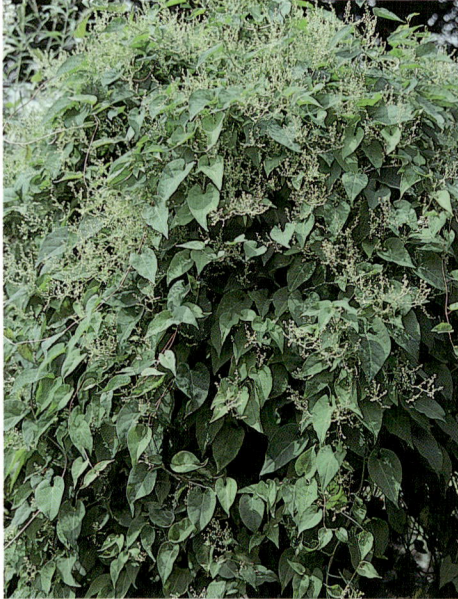

12　ツルドクダミ（p.95）
Polygonum multiflorum

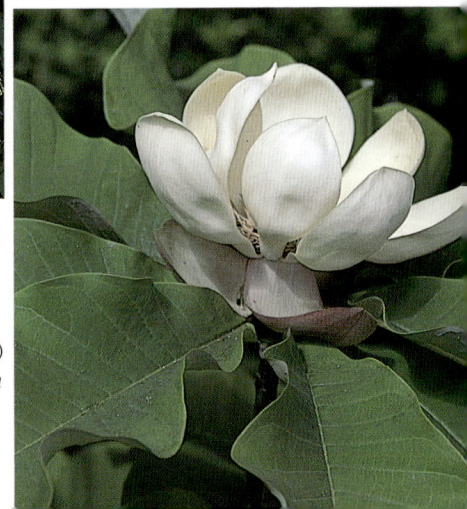

14　ホオノキ（p.99）
Magnolia obovata

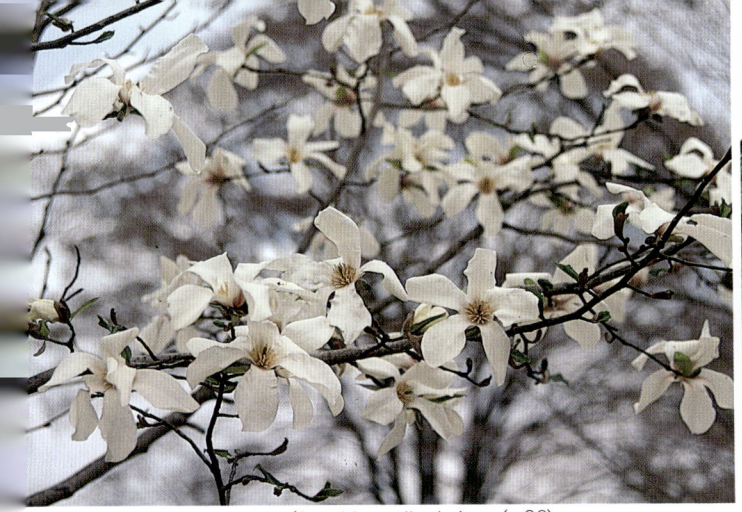

15　コブシ　*Magnolia kobus*（p.99）

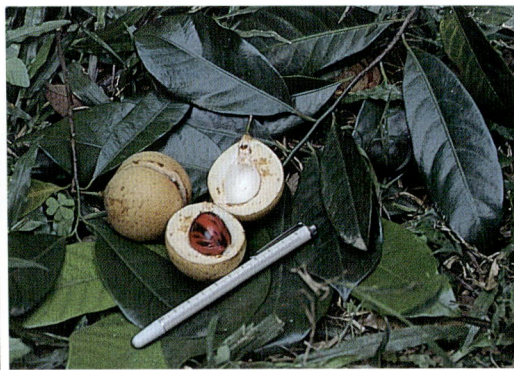

16　ニクズク　*Myristica fragrans*（p.100）

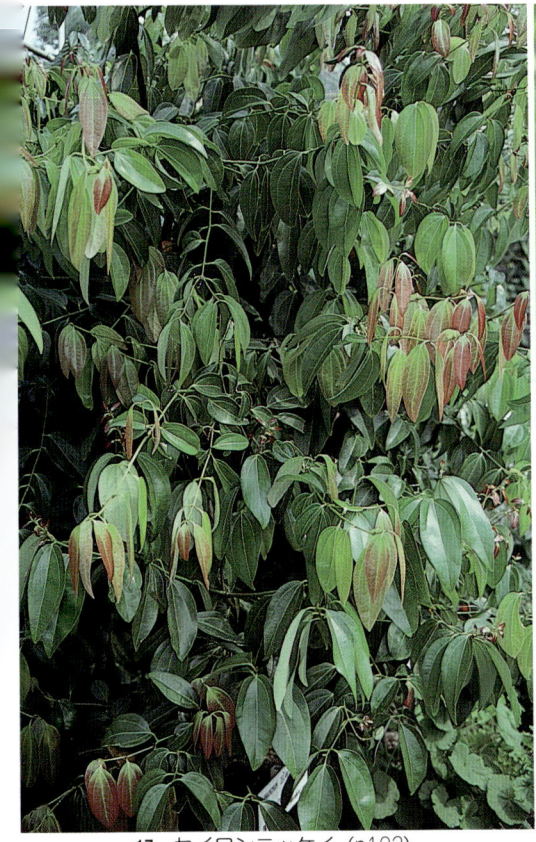

17　セイロンニッケイ（p.102）
Cinnamomum zeylanicum

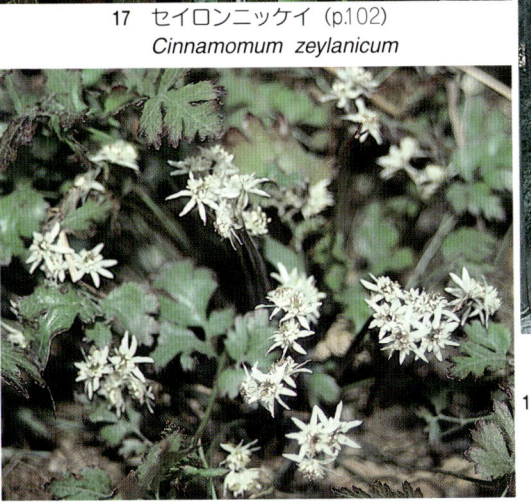

18　ニッケイ　*Cinnamomum sieboldii*（p.102）

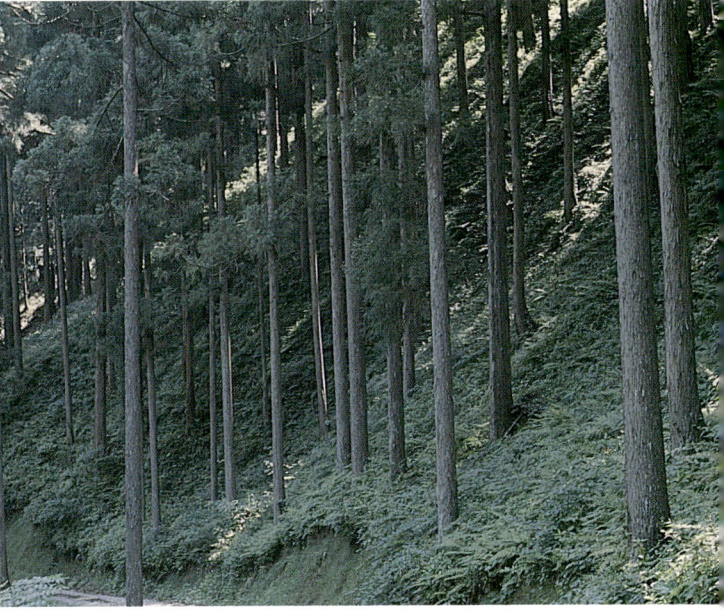

19　オウレン（花）（p.104）
Coptis japonica

20　セリバオウレン栽培地（杉林）（p.104）

写真 p.3

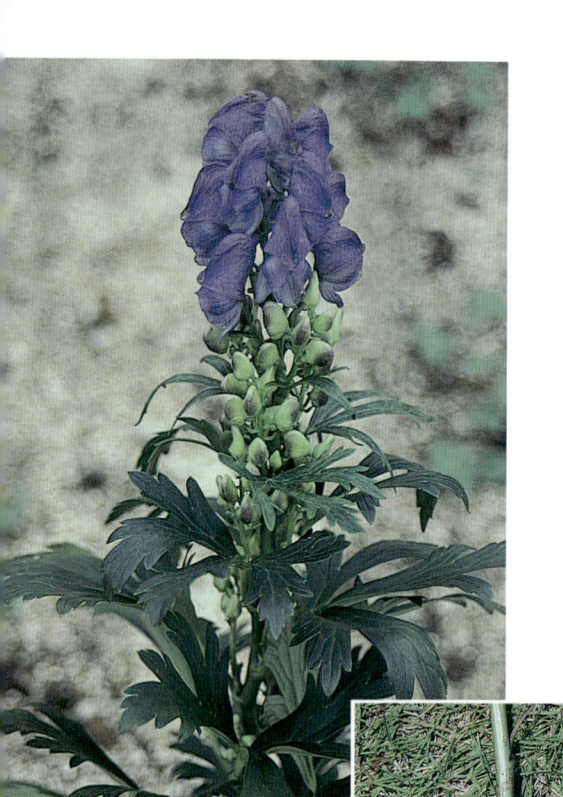

21 カラトリカブト (p.104)
Aconitum carmichaelii

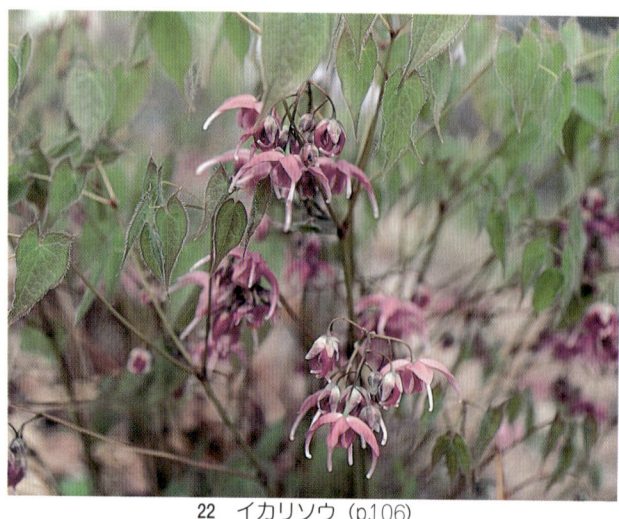

22 イカリソウ (p.106)
Epimedium grandiflorum var. *thunbergianum*

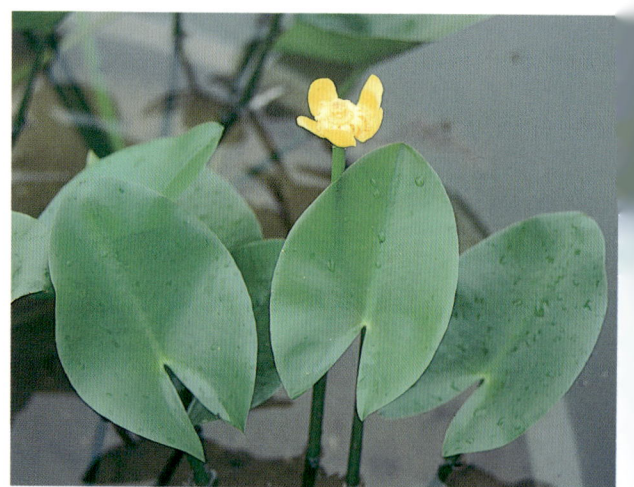

カラトリカブト根

23 コウホネ　*Nuphar japonicum* (p.110)

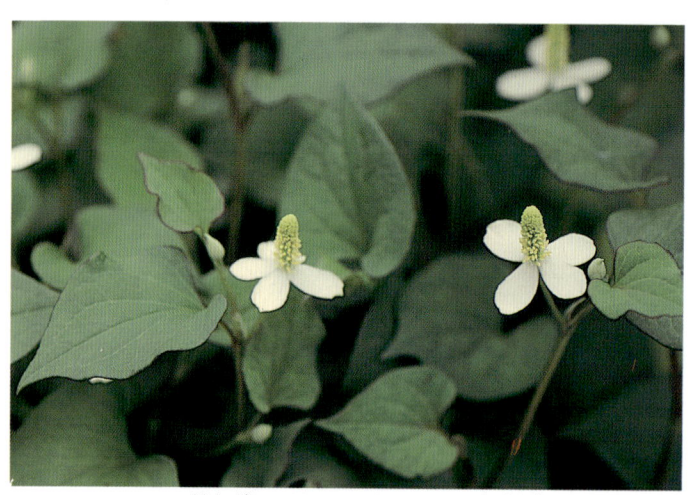

24 ドクダミ　*Houttuynia cordata* (p.111)

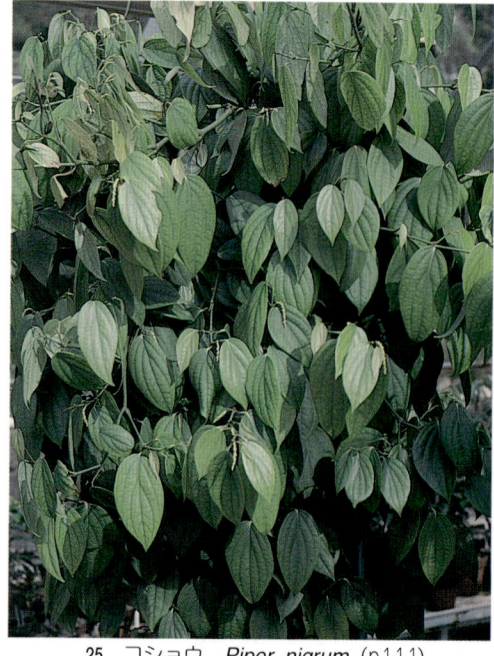

25 コショウ　*Piper nigrum* (p.111)

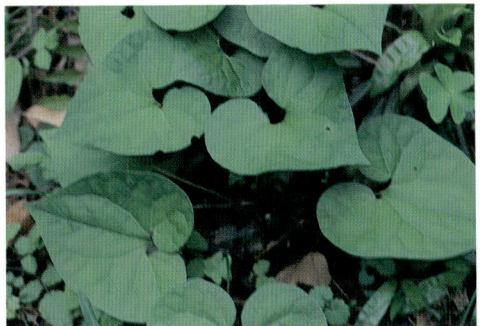

26 ウスバサイシン　*Asiasarum sieboldii*（p.113）

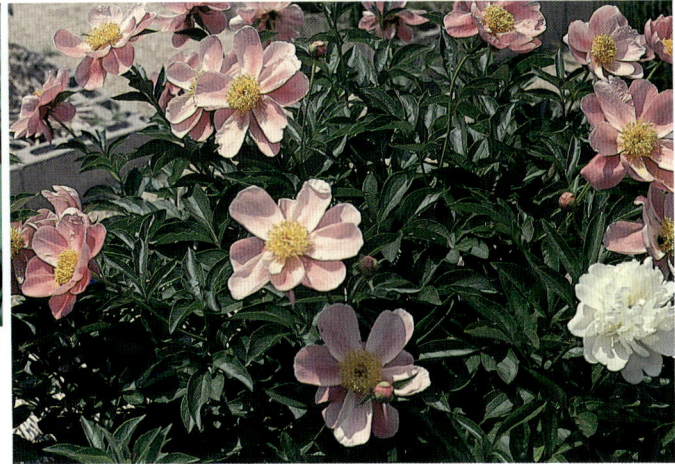

27 シャクヤク　*Paeonia lactiflora*（p.114）

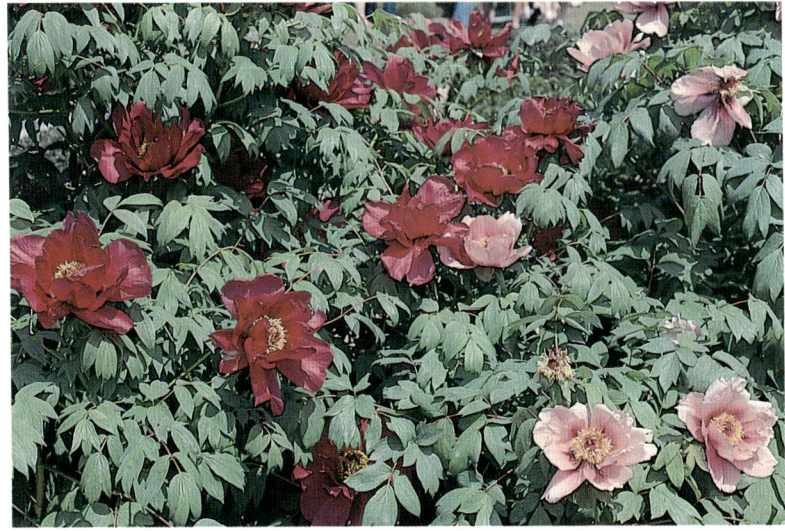

28 ボタン　*Paeonia suffruticosa*（p.114）

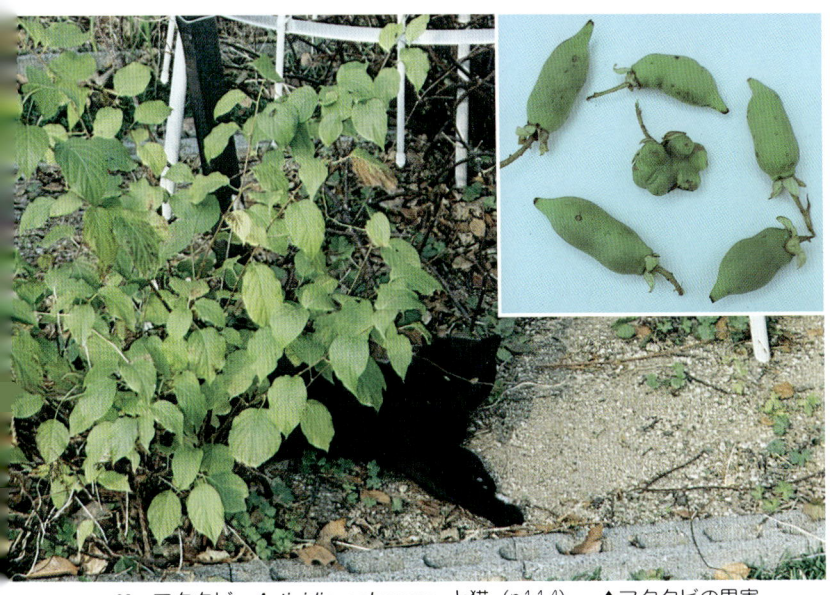

29 マタタビ　*Actinidia polygama* と猫（p.114）　▲マタタビの果実

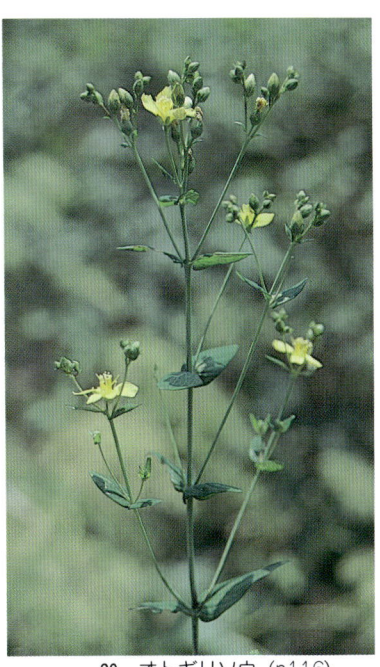

30 オトギリソウ（p.116）
Hypericum erectum

写真 p.5

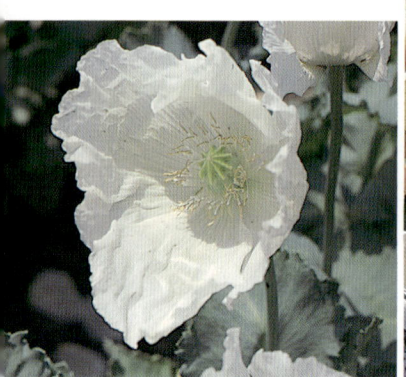

31 ケシ (p.117)
Papaver somniferum

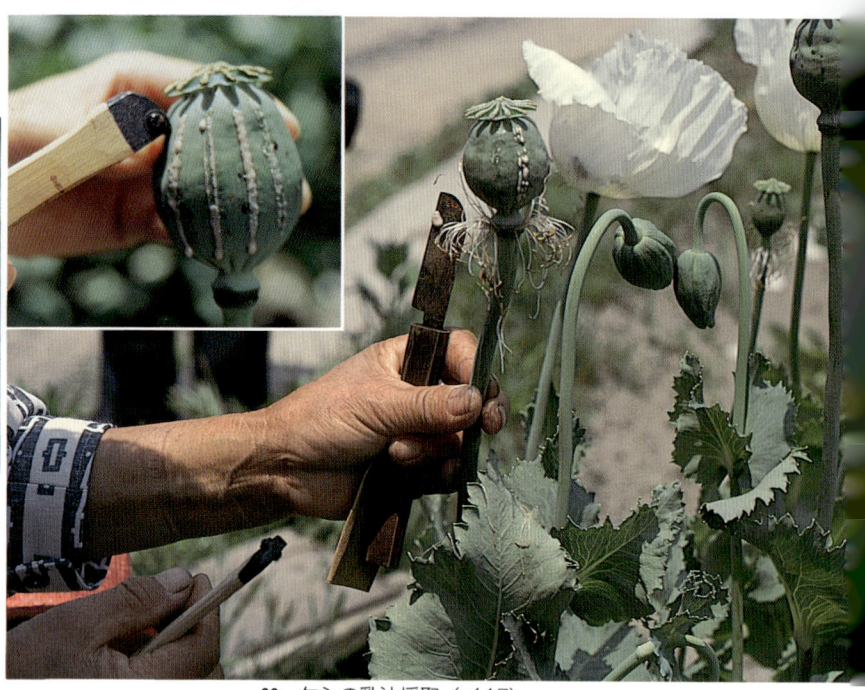

32 ケシの乳汁採取 (p.117)

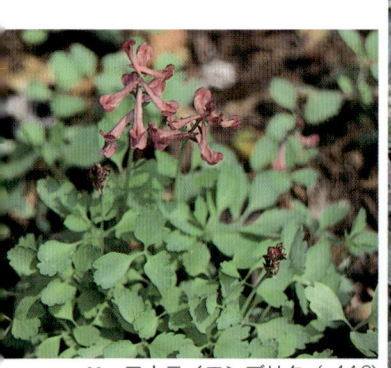

33 コウライエンゴサク (p.118)
Corydalis ternata

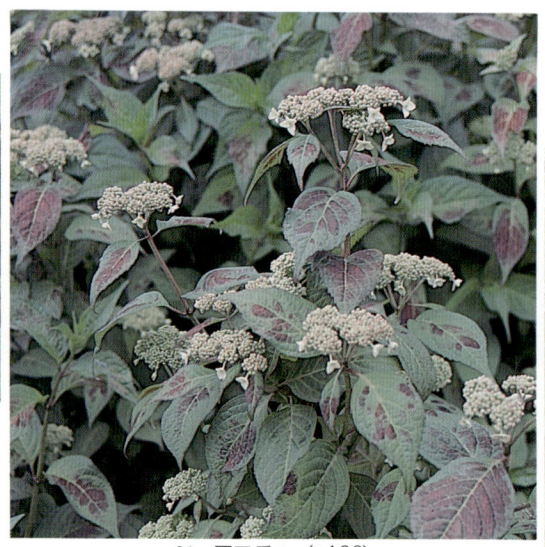

34 アマチャ (p.120)
Hydrangea macrophylla var. *thunbergii*

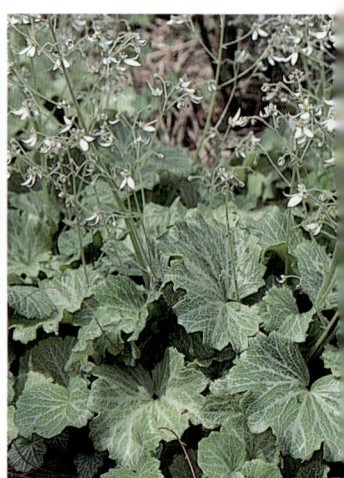

35 ユキノシタ (p.120)
Saxifraga stolonifera

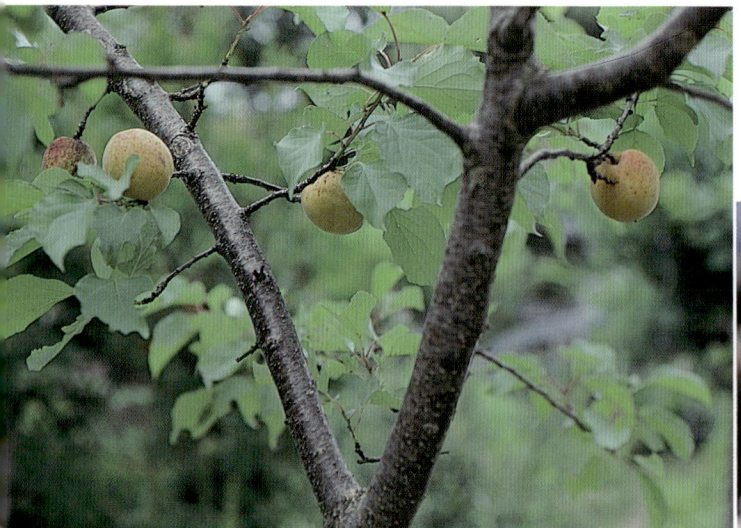

36 アンズ *Prunus armeniaca* var. *ansu* の果実(左)と花(下) (p.121)

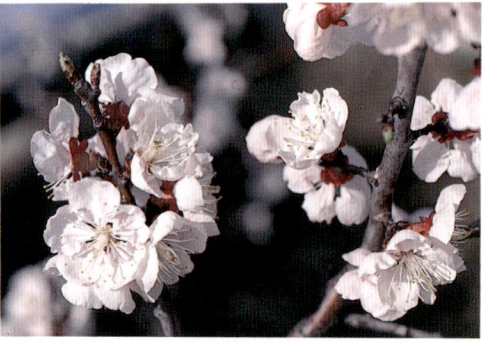

写真 p.6

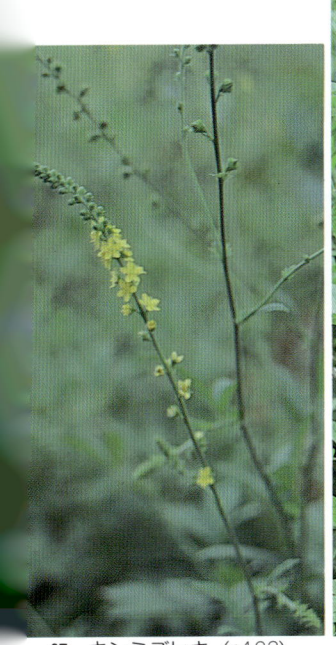

37　キンミズヒキ（p.123）
Agrimonia pilosa var. *japonica*

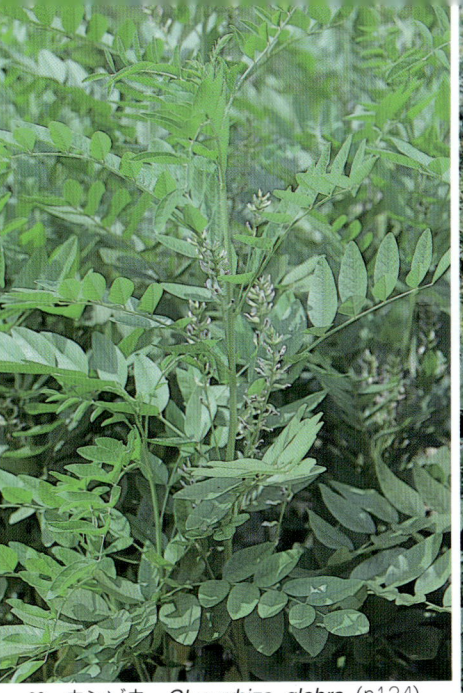

38　カンゾウ　*Glycyrrhiza glabra*（p.124）

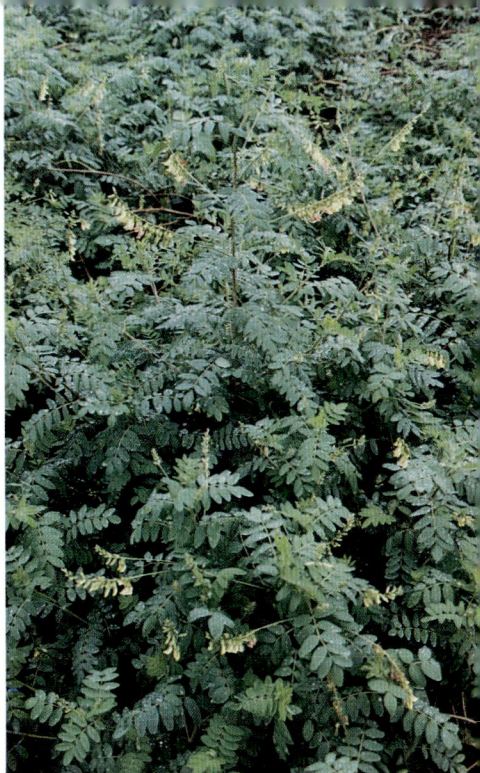

39　キバナオウギ（p.126）
Astragalus membranaceus

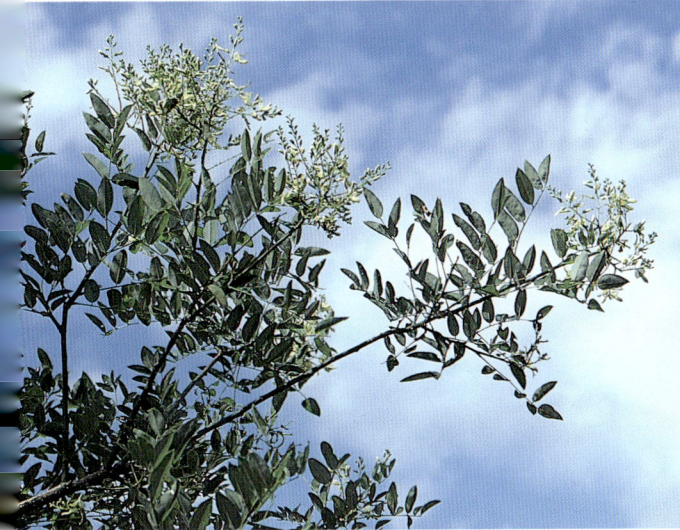

40　エンジュ　*Sophora japonica*（p.126）

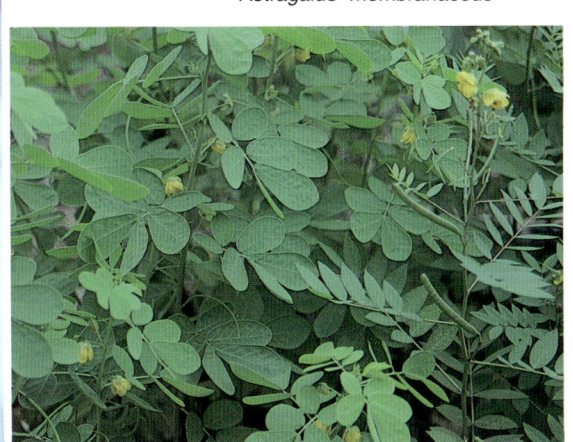

41　エビスグサ　*Cassia obtusifolia* と
ハブソウ　*C. occidentalis*（p.127）

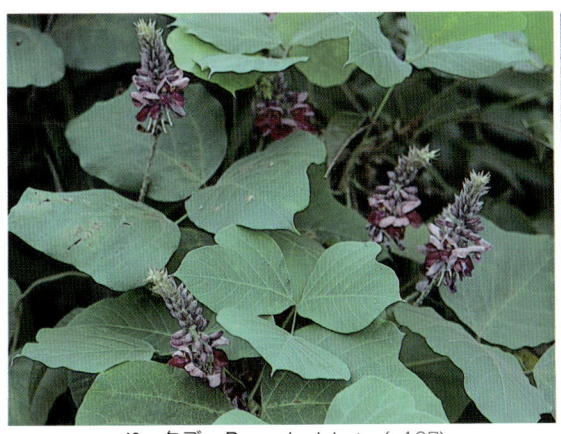

42　クズ　*Pueraria lobata*（p.127）

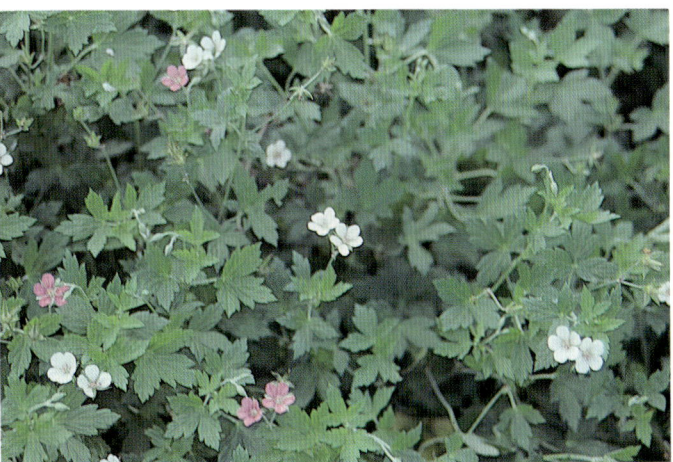

43　ゲンノショウコ　*Geranium thunbergii*（p.129）

写真 p.7

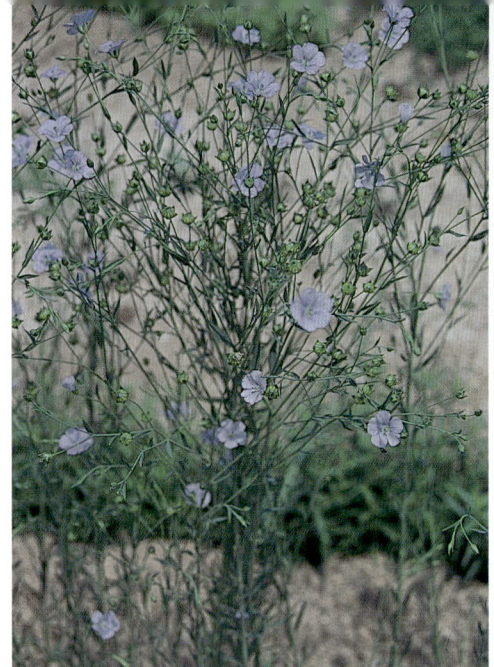

44 アマ　*Linum usitatissimum*（p.131）

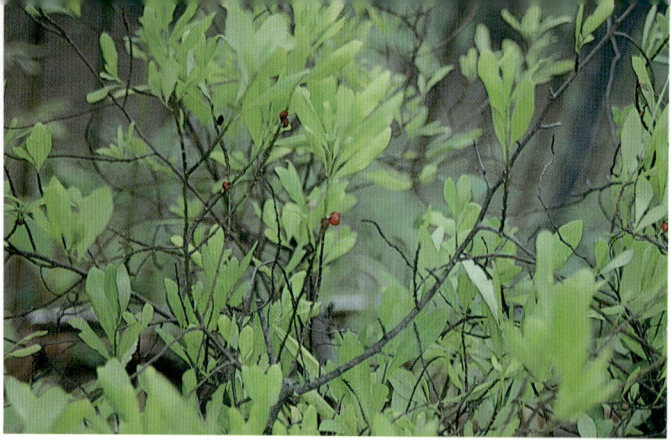

45 コカノキ　*Erythroxylum coca*（p.131）

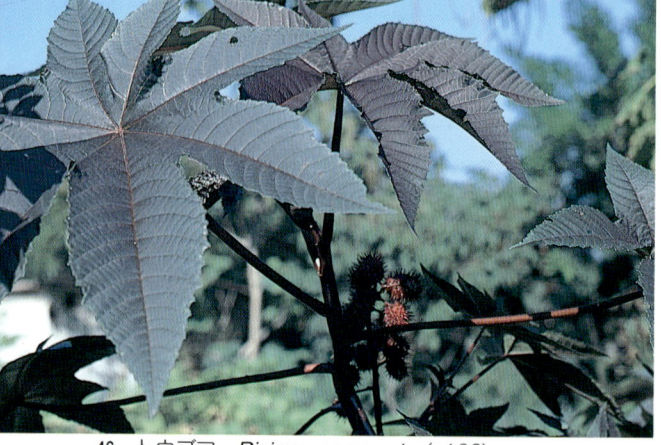

46 トウゴマ　*Ricinus communis*（p.132）

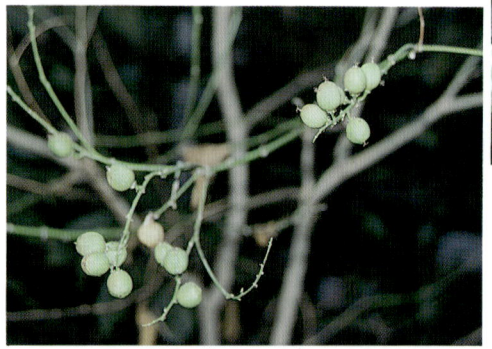

47 ハズ　*Croton tiglium*（p.132）

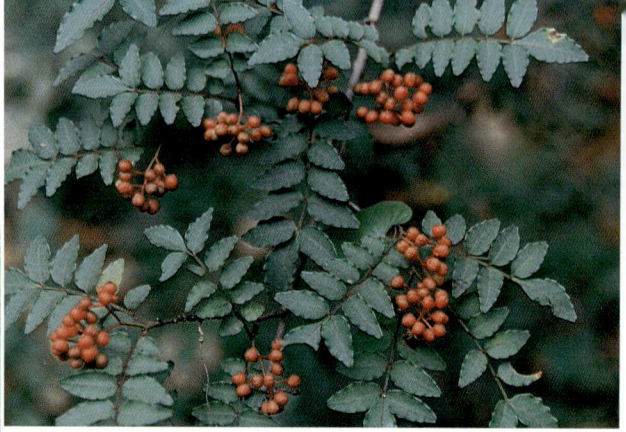

48 サンショウ　*Zanthoxylum piperitum*（p.135）

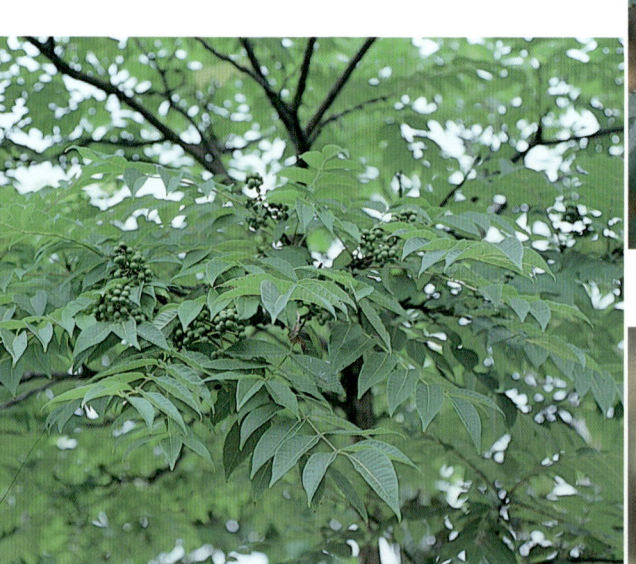

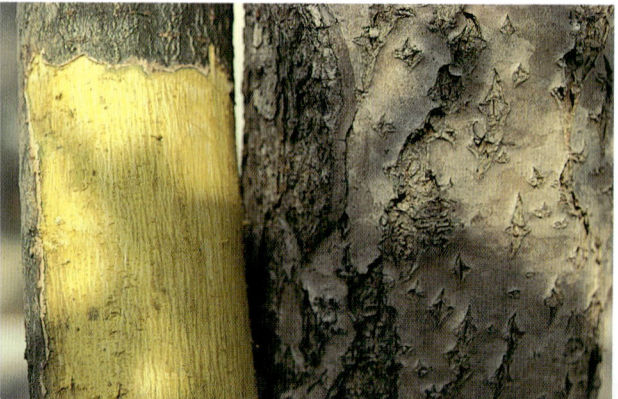

49 キハダ　*Phellodendron amurense* の果実（上）と樹皮（右）（p.135）

A. fumigatus, A. parasiticus　マイコトキシンのアフラトキシン aflatoxin を生産する．このカビに汚染された穀物により，肝障害を特徴とした中毒がひき起こされる．

Aflatoxin B_1

Penicillium 属

アオカビ　*Penicillium* sp.　分生子柄の先端が何度も枝分かれして小柄となり，その先端から分生胞子を連鎖状に出して，全体が房状またはほうき状になる．

> 分生子：真菌に見られる無性の外生胞子．球形，楕円形，その他の形のものがある．これがつく菌糸が分生子柄で，空中に向かって分枝する．

P. notatum　1929 年，Alexander Fleming が本菌の培養液中にグラム陽性菌の生育を阻害する物質を見出し，ペニシリン penicillin（penicillin G, PCG）と命名した．その後，Florey らにより penicillin が臨床的に有効であると報告され（penicillin の再発見），今日の抗生物質利用の先達となった．その後，多種類のペニシリン生産菌が利用されている．

Benzylpenicillin　（⊕カリウム塩）

P. chrysogenum　PCG 生産菌．この菌の培養液にフェニル酢酸を添加すると PCG の生産量が飛躍的に増大する．また，培養液にフェノキシ酢酸を添加すると phenoxymethylpenicillin（penicillin V, PCV）を生産する．

P. griseofulvum　抗真菌抗生物質 griseofulvin⊕を生産する．

P. brevicompactum, P. citrium　コレステロール生合成阻害剤コンパクチン（compactin）生産菌．Compactin のアルカリ処理後 *Streptomyces carbophilus* による微生物変換より得られたものが，高脂血症治療薬のプラバスタチン（plavastatin⊕ナトリウム塩）である．

Compactin → (alkaline hydrolysis, oxydation by *Streptomyces carbophilus*) → Pravastatin

P. islandicum*, *P. citrinum　　共に黄変米の原因菌．マイコトキシンとして前者は luteoskyrin，後者は citrinin を生産する．いずれも肝機能，腎機能障害を引き起こす．

Acremonium 属

A. chrysogenum（旧名 *Cephalosporium acremonium*）　1955 年，本菌の培養液から最初のセファロスポリン系抗生物質セファロスポリン C（cephalosporin C）が発見された．グラム陽性菌から一部のグラム陰性菌に対して抗菌活性を示すものの，抗菌力が弱く実用化されなかった．しかし，極めて低毒性であったことから，その母核の 7-aminocephalosporanic acid（7-ACA）を原料として多数の誘導体が半合成され，抗生物質として利用されている．

Cephalosporin C (α-aminoadipic acid + 7-ACA)

Trichoderma 属

T. polysporum と ***Cylindrocarpon lucidum.***　　免疫抑制剤のシクロスポリン（cyclosporin）㊗生産菌．腎臓・肝臓あるいは骨髄移植時に用いられる．

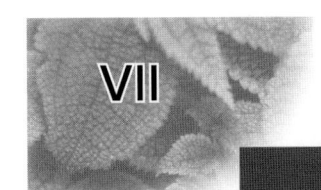

VII 地衣植物門 *Lichenes*

地衣は真菌と藻類の共生体である．大部分は真菌類の菌糸で作られ，それに藻類が共生している．地衣体内では各々規則的に配列している．構成する菌類の種類によって次のように大別される．1）子嚢地衣類（子嚢菌類と藻類），2）担子地衣類（担子菌類と藻類），3）不完全地衣類（不完全菌類と藻類）．

地衣体を構成している藻類はゴニジアと呼ばれ，緑藻類または藍藻類に属する．形態的には固着地衣，葉状地衣などに分けられ，地衣体の構成は，葉状地衣を例にとると，皮層，髄層，ゴニジア層，偽根などからなっている．

1 リトマスゴケ科　Roccellaceae

樹幹，岩上に着生するひも状・樹枝状の地衣．日本には産しない．

リトマスゴケ　*Roccella tinctoria* DC.　アフリカその他の海岸の岩石上に群生する樹枝状の地衣．含まれるジフラクタ酸 diffractic acid はリトマス色素原料のデプシドで，他の地衣類にもこれを含むものがある．この地衣の粉末に炭酸アンモニウム溶液を加えて酸化，発酵させるとリトマス色素となる．

Diffractic acid　　　リトマス色素

> デプシド：エステルの一種．フェノール性水酸基とフェニルカルボン酸がエステル結合したもの．地衣成分や，ガロタンニン類などに見られる構造．

2 ウメノキゴケ科　Parmeliaceae

樹皮上または岩石上に着生する葉状または類樹枝状の地衣．

イスランドゴケ　*Cetearia islandica* Ach.　葉状の地衣で，長さ 15 cm，厚さ 0.5 cm．粘滑性健胃薬として用いられたことがある．

3 サルオガセ科　Usneaceae

樹枝状の地衣．樹皮または岩上に着生し，直立，または垂れ下がる．

サルオガセ　*Usnea longissima* Ach.　同属の地衣と共に全草 [生薬] 松羅（しょうら）は利尿，強壮薬．

VIII シダ植物門 *Pteridophyta*

　維管束を持つが花や種子を作らず，胞子で繁殖する植物群をシダ植物と総称する．胞子体($2n$)と配偶子体 (n) が規則正しく無性代と有性代との世代交代を行う．普通シダ植物体として見ているものは無性代の胞子体である．これは一般に草本生であるが，木本生となるものもある．根，茎，葉に分化し，根はほとんど不定根である．その生活史を通じて，動く細胞は精子だけである．胞子嚢は茎か葉につき，配偶体は胞子から出て成長し，塊状のものか，扁平なもの（いわゆる前葉体）となり，ハート形やリボン状，糸状の構造を持つ．その中に造精器，造卵器を生じ，有性生殖を行う．

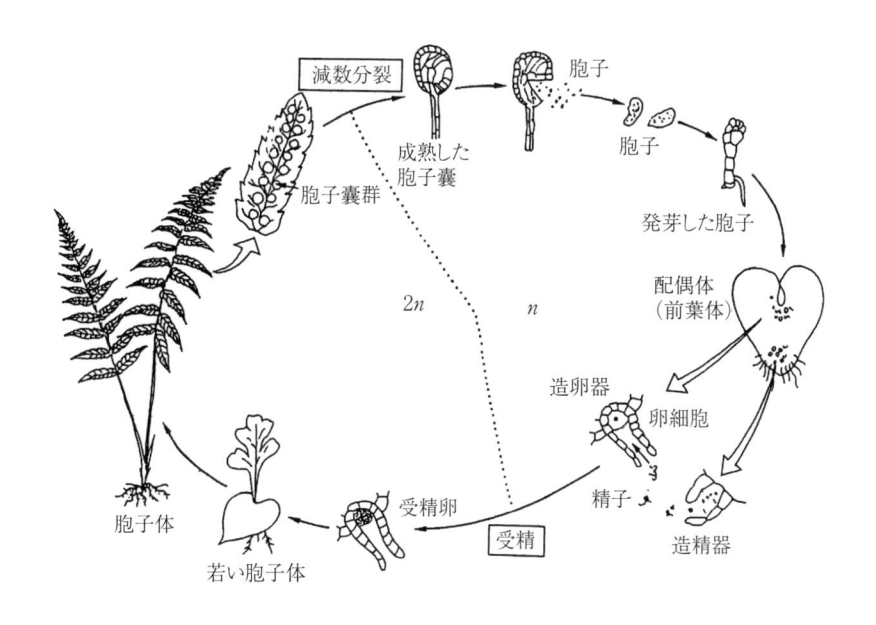

シダの生活環
（岩槻（1995）植物と菌の系統と進化）

1 トクサ綱 *Articulatae*

1-1 トクサ科 Equisetaceae

多年生の草本シダ．茎に節があり，鱗片状の葉，枝，根がこの節に輪生する．

スギナ *Equisetum arvense* L. 原野，路傍に見られる多年草．胞子穂がツクシとして知られる．栄養葉の全草 [生薬] 門荊(もんけい)を民間薬で利尿薬とする．

トクサ *E. hyemale* L. 山間の水辺に自生する多年草．茎は縦に多数の溝があり，中空で深緑色，節に袴状の葉を付ける．夏に茎の頂に胞子穂ができる．全草 [生薬] 木賊(もくぞく)を収れん薬とする．また外面が荒く硬いため，木具を磨くのに用いる．

2 ヒカゲノカズラ綱 *Lycopsida*

2-1 ヒカゲノカズラ科 Lycopodiaceae

胞子体は多年生で茎，葉，根に分化．*Phylloglosum* 属の1種以外は *Lycopodium* 属のみで約400種．

ヒカゲノカズラ *Lycopodium clavatum* L. 山地に自生する常緑多年草．茎は地上をはい，枝分かれする．夏に枝の端に子嚢穂をつける．ここに生じる胞子 [生薬] 石松子(せきしょうし)を丸剤の衣として用いた．また人工授粉時の花粉増量剤とする．

3 シダ綱 *Filices*

3-1 フサシダ科 Schizaeaceae

多年生草本のシダ．葉は二又状または羽状に分裂し，葉縁に胞子嚢を作る．4属160種．

カニクサ *Lygodium japonicum* Swartz 関東以西の山野に自生する蔓性の多年草で，他

によく巻きつく．地上部全体が葉である．葉柄はまず2つに分かれ，さらに3出状に2～3回羽状に分裂，その頂の列片の縁に胞子嚢がつく．胞子嚢及び胞子 生薬 海金砂(かいきんしゃ)を漢方で利尿，鎮痛薬とする．

3-2 ワラビ科　Pteridaceae

子嚢群は普通葉縁の近くに生じる．約60属，1500種．日本に19属，76種．

ワラビ　*Pteridium aquilinum* Kuhn var. *latiusculum* Underw.
根茎が長く，地下をはう．葉は高さ2mにもなる．若芽をアク出しして山菜料理に用いたり，根茎に含まれるでんぷんを採取して食用にする．ワラビはラットなどの動物に発がん性を示すセスキテルペノイド配糖体のプタキロシド ptaquiloside を含む．

Ptaquiloside

発癌物質を含むからといってワラビを食べるのは危険とはいえない．それは，動物実験での発がんは，体重に比例して換算すると普通食用にする量の数百～千倍もの大量の生ワラビを長期間にわたって毎日食べさせた場合にのみ起こったことであり，その上，日常生活でワラビを食べるときはアク抜きをするため，プタキロシドはほとんど消失してしまうからである．

3-3 オシダ科　Aspidiaceae

世界に広く分布する．シダ綱の中では最も大きい科で，約70属，3000種．

オシダ　*Dryopteris crassirhizoma* Nakai〔原色図5（写真 p.1）〕　大型のシダで，葉の長さが1.5mにもなる．根茎及び葉基 生薬 綿馬(めんま)を条虫，十二指腸虫駆除薬とする．むかし漢方でこれを貫衆(かんじゅう)と呼んだ．Filicin, flavaspidic acid などを含む．ヨーロッパ産綿馬根 *D. filix-mas* Schott. も条虫駆除薬として用いられた．なおヤブソテツ *Phanerophlebia fortunei* Copel. の根茎及び葉基を誤って貫衆と呼んだことがある．

3-4 ウラボシ科　Polypodiaceae

着生あるいは地上生．胞子嚢群は葉脈の先端または背面，あるいは小脈の合点につく．

ヒトツバ　*Pyrrosia lingua* Farwell　多年生の常緑草本．根茎は細長く堅く，鱗片に覆われ，横にはう．根茎から単葉の葉がまばらにつく．全草 生薬 石韋(せきい)を利尿薬にする．

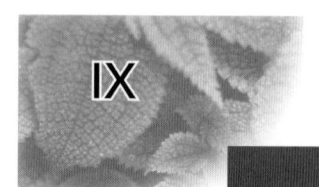

種子植物門 *Spermatophyta*

IX-1 裸子植物亜門 *Gymnospermae*

　この裸子植物亜門と，後に記す被子植物亜門の両方をあわせて種子植物門 Spermatophyta と呼ぶ．

　裸子植物は種子植物の中で，珠心が心皮に包まれていないで，受粉の時，裸出している植物である．種子は心皮起源の果実には包まれていない．高木または低木で，形成層を持って肥大生長するものが多い．ほとんどが導管の代わりに仮導管を持っている．

　種子植物（顕花植物）とは，花を付け，種子を作る維管束植物をいう．植物界30万種のうち15〜20万種が種子植物で，薬用植物の大部分はこれに属する．胞子体は根，茎，葉に分化し，雌性配偶子は胞子体に寄生する．葉の変形したものである小胞子嚢（花粉嚢）や胚珠を持ち，胚珠には珠心とこれを包む珠皮とがある．小胞子嚢を付ける雄ずいや，胚珠を付ける雌ずいが中心となって花となる．この花を形成するがく片，花弁，雄ずい，雌ずいなどは花葉と呼ばれる．

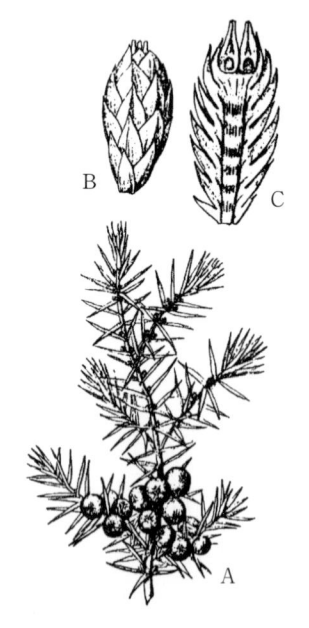

欧州産杜松（→ p.82）
A：雌花と球果（種子は肥厚した鱗片に包まれている）の付いた枝
B：雌花
C：雌花の断面　　　　　　　　〔Gilg〕

1　ソテツ目 *Cycadales*

1-1　ソテツ科　Cycadaceae

茎が塊状または柱状の木本．花は頂生し雌雄異株．熱帯，亜熱帯に分布．

ソテツ　*Cycas revoluta* Thunb.　　九州南部から沖縄，中国南部に分布し，庭園で栽培される．高さ1～4 m，種子は扁平で広卵型，朱紅色．種子と茎に含まれるアゾキシ配糖体の cycasin などは有毒で発がん性もあるが，またマウス腹水がんに対する抑制作用も見出されている．

$$H_3C-N=N-CH_2O-\text{D-Glc}$$
$$\downarrow$$
$$O$$

Cycasin

> 食料不足の時に，奄美大島，沖縄などで茎のでんぷんを食用にしたことがあるが，よく水洗して cycasin などの毒性分を除いてから用いた．

2　イチョウ目 *Ginkgoales*

2-1　イチョウ科　Ginkgoaceae

1目1科1属1種でイチョウのみが現存する．

イチョウ　*Ginkgo biloba* L.　　中国原産，現在は日本が主産地となっている大型の落葉高木．天然記念物に指定されている巨木が多い．雌雄異株．枝は灰褐色．大木には「ちち」と呼ばれる大きい気根が多数垂れ下がることがある．葉は扇形で多少2裂し，長い枝があり，短枝上に束生，あるいは長枝上に互生する．フラボノールの quercetin, kaempferol などとそれらの配糖体の他，ジテルペノイドの ginkgolide 類などが含まれている．種子は秋に熟し，核果のように見える．堅い殻は内種皮で，それに包まれた胚乳（銀杏）は食用，また咳止めに用いる．この殻を包む一見果肉のように見える柔らかい部分は外種皮で，さわるとかぶれて炎症を起こすことがある．

> イチョウは東アジア特産の植物で，ヨーロッパにはなかったが，日本から渡ったイチョウの葉のエキスがドイツで血管障害（内出血，壊疽など）の薬として開発，使用量最大級の医薬品として使用され，ヨーロッパの他の国々でも多く使われるようになった．近年アメリカでも dietary supplement としてよく使われ，さらに地球を一周して日本に逆輸入され同様によく使われるようになったが，日本では医薬品としての使用は許可されていない．
>
> イチョウの学名の *Ginkgo* は，日本で銀杏（ぎんなん）と呼んでいたのが間違ってぎんきょう Ginkjo とヨーロッパに伝わり，さらに誤りを重ねて j を g と書き違えた結果この名になったもの．

3 マツ目 *Coniferales*

3-1 マツ科　Pinaceae

常緑高木のものが多い．葉は針状または線形．雌雄同株．木質の球果を作る．9属，約200種．

アカマツ　*Pinus densiflora* Sieb. et Zucc.　　常緑高木．日本各地に自生し，また栽植される．上部の樹皮は赤褐色．葉は2個が対になり，長い針形で，クロマツと比べて細く柔らかい．

> 学名の語尾と命名者名：ラテン語の学名の語尾は アカマツ *Pinus densiflora*，ケイ *Cinnamomum cassia*，センブリ *Swertia japonica* などに見られるように，その語の性に応じて -us（男），-um（中），-a（女）が付くことが多い．各後尾はさらにその格によって変化し，クロマツの *P. thunbergii* はゲンノショウコの *Geranium thunbergii* とともに，小種名の語尾の i が属格で「～の」を意味し，"Thunberg の" となる．Thunberg は江戸時代に来日したスウェーデンの植物学者・医師．
>
> 各学名の最後には命名者名が付き，世界の何処かで異なる植物に同じ学名が付けられた場合の混乱を防いでいる．アカマツに学名を付けた Siebold と Zuccarini が学名を付けた日本の植物は数多い．なお，細菌などの学名には命名者名を省くことが多い．

クロマツ　*P. thunbergii* Parl.　　常緑高木，日本各地の海岸に自生し，また栽植される．樹皮は黒褐色で，葉の色もアカマツと比べて緑が濃い．

海外に *Pinus* 属植物が多種類あり，これらの材またはバルサムのテレビンチナ（生松脂（せいしょうし））を水蒸気蒸留して得た精油テレビン油㊙は皮膚刺激薬としてリウマチ，神経痛などに外用する．テレビン油の主成分は α-, β-pinene．また精油を除いたあとに残る樹脂ロジン（＝コロホニウ

ム）は絆創膏の粘着付与剤にするほか，つや出し剤，ワニス，製紙などに用いる．葉も保健飲料などとして用いる．オウシュウアカマツ *P. silvestris* L. 等から抽出，水蒸気蒸留等を経て分別された精油（パイン油）は，アロマテラピーで気管支炎，咽頭炎等に用いられる．

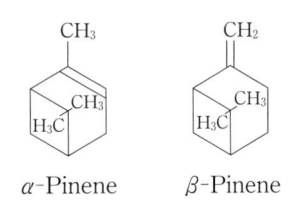

α-Pinene　　β-Pinene

> テレビン油をとる原料となるテレビンチナを採取する *Pinus* 属植物には次のようなものがある．ダイオウショウ *P. palustris* Mill.（北米），カイガンショウ *P. pinaster* Ait.（フランス），ヒマラヤマツ *P. longifolia* Roxb.（インド），オウシュウアカマツ *P. silvestris* L.（ドイツ，ロシア），*P. laricio* Poir.（オーストリア）．また，カイガンショウの樹皮抽出物は多種多様のポリフェノールを含み，それらの抗酸化作用から，ピクノジェノール pycnogenol の名でスイスなどでは医薬品として，またアメリカなどではサプリメントとして用いられている．

3-2　スギ科　Taxodiaceae

高木で雌雄同株．葉は鱗片状または針状．多数の鱗片からなる球果を作る．23属，約165種．

スギ　*Cyptomeria japonica* D. Don　　日本の特産で，全国各地で広く栽植される常緑高木．材の用途は広く，わが国に主要樹木の1つ．早春に空中に飛び散る花粉は，近年花粉症の原因物質の1つ．

> 杉の字は中国では日本でいうコウヨウザン（広葉杉）を指し，スギは中国にはない．また，ヒマラヤスギやレバノンスギ（レバノンシーダ）は別属（*Cedras*）の植物．

3-3　ヒノキ科　Cupressaceae

常緑木本植物でよく枝分かれする．葉は普通鱗片状．雌雄異花．15属，約150種．

コノテガシワ　*Biota orientalis* L.〔原色図6（写真 p.1）〕　中国原産．日本各地で庭木として栽植される常緑高木．葉はヒノキに似て鱗片状であるが，ヒノキと異なって，枝葉は横に伸びないで垂直に立つ．葉は表裏の区別がない．種子 生薬 柏子仁を滋養強壮薬とする．葉 生薬 側白葉は下痢止め，止血薬に，またリウマチ，神経痛などに用いられる（例：白葉湯）．精油，タンニン，フラボノールなどを含む．

ネズ *Juniperus rigida* Sieb. et Zucc. 丘陵や山地に生える雌雄異株の常緑低木．葉は3個ずつ輪生する．球果（日本産杜松実）は発汗利尿薬．

J. communis **L.** の球果は欧州産杜松実で，蒸留酒ジンの香料として用いられる．

4　イチイ目 *Taxales*

4-1　イチイ科　Taxaceae

常緑木本植物．葉は線形または針形．ふつう雌雄異株で，雄花は球状．3属，15種．

カヤ *Torreya nucifera* Sieb. et Zucc. 山地に自生し，庭木としても栽植される常緑高木．種子は楕円体で長さ 2.5 cm，十二指腸虫駆除薬．

> カヤの種子を榧実と呼ぶことがあるが，榧はもとは *T. grandis* Fort.（中国産）の名である．

イチイ *Taxus cuspidata* Sieb. et Zucc.〔原色図7（写真 p.2）〕 深山に自生し，また栽植される雌雄異株の常緑高木．雌花は葉腋に単生し，熟すと仮種皮が肥大して紅色多肉質となり，甘く，食べられる．葉 生薬 一位葉は通経，利尿薬とされ，また糖尿病に効くといわれる．アルカロイドの taxine を含む．北米西部の *T. brevifolia* Hort. ex Gord. が含むジテルペノイドの paclitaxel（taxol）やその半合成誘導体である docetaxel（taxotere）はそれぞれ制がん剤として用いられる．

Paclitaxel (taxol)

5 マオウ目（グネツム目） *Gnetales*

5-1 マオウ科　Ephedraceae

小低木で雌雄異株．アルカロイドを含む．1 属，約 40 種．

マオウ　*Ephedra sinica* Stapf（中国名：麻黄），*E. intermedia* Schrenk et C. A. Meyer（中国名：中麻黄），*E. equisetina* Bunge（中国名：木賊麻黄）〔原色図 8（写真 p.2）〕　中国北部などの乾燥地に自生する多年生草本性の小低木．茎の下部は木質化し，緑色の茎は直立して束生，葉は退化して鱗片状で，節に対生する．地上部の草質茎 生薬 マオウ 麻黄㊁は交感神経興奮薬 l-ephedrine のほか，l-methylephedrine，d-pseudoephedrine などを含む．漢方で鎮咳去痰，気管支拡張，消炎薬として，せき，喘息，鼻炎などに用いられ，漢方処方（葛根湯，小青竜湯，麻杏甘石湯など）に配合される．合成 ephedrine，methylephedrine 等の製剤もよく使われる．

l-Ephedrine

> マオウから l-ephedrine が単離，構造解明されたことは，明治維新後の日本の近代薬学及び有機化学の最初の成果であった．その研究中に得られた還元体 methamphetamine に覚せい作用があることがのちにわかり，現在は厳重な取締りの対象となっている．

IX-2　被子植物亜門 *Angiospermae*

　一年草，多年草から樹木に至る高等植物の大部分を占め，特に草本性植物が多く，薬用植物も多い．

　葉はふつう葉柄を持つ広葉で，網状または平行した葉脈があり，ときに托葉をもつ．花は花軸（花床）の上に，下から苞，花被（がく，花弁），雄ずい，雌ずいの順に付くが，雄ずいまたは雌ずいのみからなる単性花や，花被のない無花被花（無被花）もある．苞は花芽，蕾を保護するもので，成長後，脱落する場合が多い．

　胚珠は心皮で作られた子房に包まれており，これが被子植物の特徴である．胚嚢には珠孔の近くに1個の卵細胞と2個の助細胞があり，その反対の基部に3個の反足細胞，中部に2個の極核がある．雄ずいには通常4個の花粉嚢が集まって葯を形成し，多数の花粉を内蔵している．花粉が雄ずいの柱頭につくと発芽して長い花粉管を形成し，その中に花粉管細胞（花粉管核）と2個の精細胞（精核）を生じる．花粉管の先端は珠孔を通して胚嚢内に花粉管核と精核を放出し，2個の精核のうち1個は卵細胞と接合して胚を生じ，他の1個は2個の極核と接合して胚乳を形成する（重複受精）．花粉管核や反足細胞は子房の発達に伴って消失する．胚は成長して子葉が形成される．珠皮は発達して種皮となって種子が完成，さらに子房が成熟して果実となる．種子には胚乳があるが，一部の植物では胚乳が消失し，栄養は子葉に貯えられている．

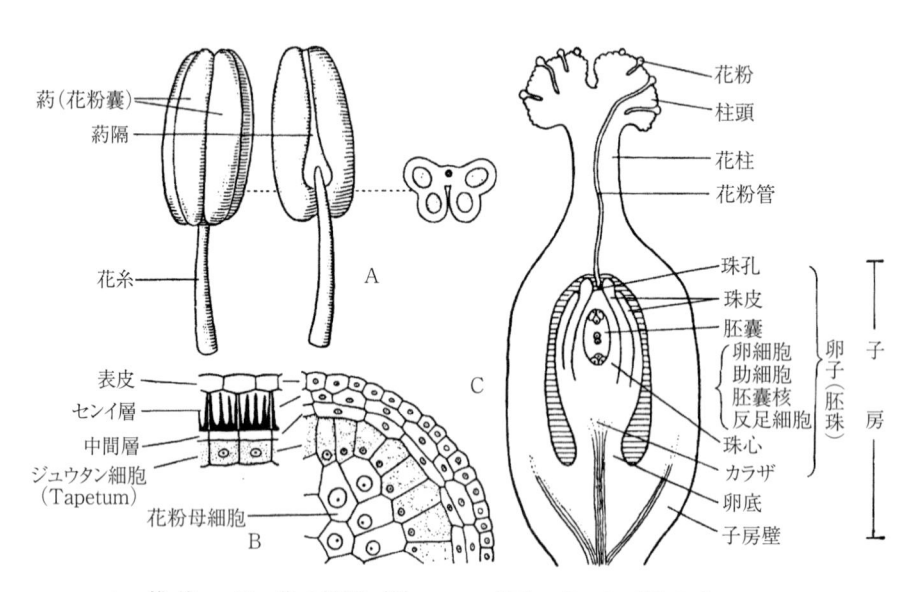

A　雄ずい，B　葯の横断（*Hemerocallis*），C　タデ属 *Polygonum* の雄ずいの縦断
〔Schimper, Strasburger, Troll〕

IX-2-1 双子葉植物綱 *Dicotyledoneae*

胚に2枚の子葉があるのが特徴で，まれに1枚または3枚以上のものもある．花は多くは4または5数性，葉はふつう網状脈がある．茎幹は形成層のある開放性並立維管束からなる真正中心柱，樹木は厚径増育し，温帯で生育するものには年輪がある．

IX-2-1-1 離弁花植物亜綱 Subclass *Choripetalae*（古生花被植物亜綱 *Archichlamydeae*）

花被が互いに離生していて，花被の発達程度が低いものを便宜的に集めた分類法で，花被のないものもある．

1 モクマオウ目 *Casuarinales*

1-1 モクマオウ科 Casuarinaceae

モクマオウ（*Casuarina*）属のみからなる．主としてオーストラリアに分布し，東南アジア，アフリカ東部にもみられる高木または低木．枝は下に垂れるものが多く，細い緑色の小枝はトクサのように関節があり，節には三角形の鱗葉があり，外見は裸子植物に似ている．雌雄同株のものが多い．

トキワギョリュウ *Casuarina equisetifolia* L. （中）木麻黄 （英）horsetail tree, beefwood
熱帯アジアからアフリカ東海岸に分布する高木で，特にオーストラリアに多く，熱帯各地で広く栽培される．日本でも沖縄や小笠原で街路樹，防風林として植えられる．葉や樹皮はタンニンを含有する．

モクマオウ *C. stricta* Ait. 太平洋沿岸諸地域，日本では南方の諸島に分布．枝が垂れ下がる．葉に casuarinin, strictinin その他のエラジタンニン類を含み，根にはヘモグロビンと呼ばれる赤い色素を含む．

Casuarinin　　　　　　　　　　　　　　　Strictinin

2　クルミ目 *Juglandales*

2-1　ヤマモモ科　Myricaceae

高木または低木．葉は常緑または落葉性，花は単性で無花被，雌雄異株または同株．温帯，亜熱帯に分布．タンニン，ジアリールヘプタノイド，精油を含む．

ヤマモモ　*Myrica rubra* Sieb. et Zucc.（中）楊梅〔原色図9（写真 p.2）〕　常緑の小高木で，関東西南部以西から，沖縄，台湾，韓国，中国に分布する．雌雄異株，4月頃，短い花穂を出し，緑色の雌花または黄褐〜赤色の雄花を付ける．暗赤色の果実は美味で食用．樹皮 生薬 楊梅皮(ようばいひ)は収斂，解毒薬として下痢止めに内服し，打撲，火傷などに外用する．また染料にする．タンニン（約15%），フラボノイド配糖体の myricitrin，ジアリールヘプタノイドの myricanol とその配糖体やトリテルペノイドの myricadiol などを含む．

Myricitrin

2-2　クルミ科　Juglandaceae

高木，葉は互生で奇数羽状複葉．雌雄同株で単花被または無花被．雄花は尾状花序に付き，多くは下に垂れる．主に北半球の温帯に分布する．子葉に多量の脂肪油を含み，樹皮はタンニンを含む．

クルミ（オニグルミ）　*Juglans mandshurica* Maxim. subsp. *sieboldiana* Kitamura　（英）Japanese walnut　日本の山野の川辺に自生する落葉高木．葉は奇数羽状複葉で互生，4〜5月に雄花は尾状花序，雌花は穂状に付く．果実は偽果で，中に核を含み，その中に仁がある．オニ

グルミとテウチグルミ J. regia L. var. orientis Kitamura の種仁（胡桃仁）は脂肪油（リノール酸，オレイン酸など）（40〜50 %），たん白質，ビタミン類や加水分解性タンニンを含み，食用のほか，滋養，強壮，鎮咳薬にする．洋菓子に用いるのはカシグルミ J. regia L.（英）walnut で，日本に自生するサワグルミ Pterocarya rhoifolia Sieb. et Zucc., ノグルミ P. strobilacea Sieb. et Zucc. は果実が小さく，食用・薬用にしない．材は建築材，樹皮は染料に用いる．

未熟の偽果の外皮には hydrojuglone が含まれ，空気中で酸化されると juglone を生じる．Juglone には周辺の植物の生育を抑制する（アレロパシー）作用がある．

Hydrojuglone　　Juglone

3 ヤナギ目 Salicales

3-1 ヤナギ科　Salicaceae

落葉性の高木または低木．葉は互生，雌雄異株で多数の無花被花を付ける．多くは北半球の温帯及び亜熱帯に分布するが，熱帯，寒帯にもあり，南半球にも少数分布する．Salicin 及び populin (benzoylsalicin) は本科特有の成分である．

Salicin

カワヤナギ　*Salix gilgiana* Seemen（中）水楊　（英）purple willow　水辺に自生する低木または小高木．日本，朝鮮，中国東北部に分布する．葉は披針形で裏面は帯白緑色，3〜5月，尾状花序を付け，子房に白い毛を密生する．葉，樹皮を鎮痛，解熱，利尿，収れん薬として煎用する他，打ち身などに外用．樹皮，葉に salicin およびタンニンを含む．ヨーロッパ産の *S. alba* L.（(英)white willow）や北米産の *S. nigra* L. も同様に用いる．

セイヨウハコヤナギ（ポプラ）　*Populus nigra* L. var. *italica* Moench（英）Lombardy poplar
ヨーロッパ原産の落葉高木で幹は直立する．世界各地で栽植され，日本でも北海道で街路樹にしている．枝はやや直立し，円錐状の樹冠を形成する．樹皮，葉に populin を含み，鎮痛，解熱薬とする．

4 ブナ目 *Fagales*

4-1 カバノキ科 Betulaceae

落葉高木または低木で雌雄同株．果実は果皮が堅く裂開しない堅果 nut で，胚乳はなく，子葉が油を含んでおり，食用にする種もある．世界の温帯から亜熱帯に広く分布する．

ヤシャブシ *Alnus firma* Sieb. et Zucc. 九州のやや乾燥した山地に自生する落葉低木．葉の側脈は 13～17 対．オオバヤシャブシ *A. sieboldiana* Matsum. は関東地方以西，紀伊半島に分布し，葉の側脈は 12～15 対．ヒメヤシャブシ *A. perdula* Matsum. は北海道，本州に分布し，側脈は 20～26 対．根に根粒を生じ，空中窒素を固定するので，松林の肥料木とされる．樹皮及び果穂はタンニンを含み，漁網，釣具などを染める染料となる．

> ヤシャブシのフシはタンニン原料の五倍子（→ p.139）を指す名であり，それをこのタンニン含量の多い植物に付けたものと考えられる．ヤシャは濃く染める意味との説がある．

シラカンバ *Betula platyphylla* Sukatchev var. *japonica* Hara 北半球の温帯北部に分布し，日本では，北海道及び本州の中部以北の高原に自生する．葉の側脈は 6～8 対．樹皮は白色で美しい．ヨーロッパ産に *B. alba* L. (silver birch) の材を乾燥して得たタールを樺木（かばのき）タール (reetifield oil of birch tar) といい，皮膚病の薬とした．これはクレオソート creosote (guaiacol, creosol などを含む) の原料．その他トリテルペノイドの betulafolientriol, betulafolientraol などを含む．シラカンバも *B. alba* L. と同様に用いることができる．シラカンバの樹皮は神経痛，腫物に，葉は精油を含み利尿薬．

> シラカバと呼ぶが，カバはカンバの略称．樺（かば）の字も使われたが，樺木は中国では別の植物の名である．

ハシバミ *Corylus heterophylla* Fisch. var. *thunbergii* Blume, **オオハシバミ** *C. heterophylla* Fisch. 前者は北海道から九州までのやや寒い山地に，後者は本州中部，朝鮮，中国東北部に自生する落葉低木で，共に堅果の種子（仁）を榛仁（しんじん）と呼び，強壮薬や食用にする．同属のツノハシバミ *C. sieboldiana* Blume（日本，朝鮮，中国東北部に自生）やセイヨウハシバミ *C. avellana* L.（ヨーロッパに自生）なども仁を食用にし，後者は食用に広く栽培される．

4-2　ブナ科　Fagaceae

常緑または落葉性の高木．まれに低木．葉は互生，雌雄同株で雄花は尾状花序に付き，雌花は1～5個が穂状または束状に付く．果実は堅果で殻斗(かくと)によって一部または全部が包まれる．温帯から亜熱帯に広く分布する．

ブナ　*Fagus crenata* Blume　　温帯下部の指標植物で北海道から九州の山地に群生し，純林をつくる落葉高木で高さ30 mに達する．堅果は3稜形で殻斗に包まれる．材を乾留して得られるタールはモクタールと呼ばれ，これから得られるフェノール類の混合物はクレオソート㊂（creosote）の名で止瀉薬原料や歯科用薬として用いられる．Guajacol，creosol等を含む．

> このクレオソートは局方薬品である．まぎらわしい同名品に，全く異なる石炭タール製クレオソート（creosote from coal tar）があり，こちらは建築用木材防腐剤として使われる．近年のベストセラーの書物がモクタール由来のクレオソート入りの薬を石炭タール原料のクレオソートと取り違えて"買ってはいけない薬"の一つとしたことがある．これはその後訂正され，モクタール由来のクレオソートは木(もく)クレオソート（wood creosote）とも呼ばれている．

コルクガシ　*Quercus suber* L.　　地中海沿岸に自生する常緑高木．樹皮はコルク層が発達する．発芽後20年目でコルクを採集し，その後9年目毎に採取する．

カシワ　*Q. dentata* Thunb.，**クヌギ**　*Q. acutissima* Carruth.，**コナラ**　*Q. serrata* Thunb. いずれも日本各地の山地に野生する落葉高木で，それらの樹皮をカシワは槲皮(こくひ)，白槲皮(はくこくひ)，クヌギは土骨皮(どこっぴ)，コナラは赤竜皮(せきりゅうひ)と呼ぶ．ともに多量のタンニンを含み，収れん薬や染料とする．そのほか，外国産のものにヨーロッパナラ（エナラ，イギリスナラ）*Q. robur* L. (English oak, common oak)，*Q. alba* (white oak) がある．前者は南ヨーロッパ，北アフリカ，西アジア，後者はアメリカ東部に産し，樹皮（oak bark及びwhite oak bark）は同様にタンニンを多量に含み，欧米では収れん薬，タンニン原料．

***Quercus infectoria* Oliv.**　　地中海沿岸に自生する落葉高木で，その若芽にインクタマバチ *Cynips gallae-tinctoriae*（タマバチ科）が産卵すると，その刺激によって径1～2.5 cmの球形の虫こぶ（没食子(もっしょくし)）を生じる．産地はイラン，トルコ，シリアなど．没食子は多量のタンニン（50～70 %）を含み，五倍子と同様に，これから得られるタンニン混合物がタンニン酸 tannic acid㊂の名で収れん薬として用いられ，工業的にはインク製造，皮なめし剤に利用される．

ウラジロガシ　*Q. salicina* Blume　　徳島，和歌山県に分布．葉を腎臓，尿管，膀胱結石の排石薬，利尿薬として徳島県で大正時代から用いられ，小枝と葉のエキスの製剤が医療用医薬品として用いられている．

クリ *Castanea crenata* Sieb. et Zucc. 日本各地の山野に自生する落葉高木で，数種の栽培品種があり，野生種をシバグリと呼んで区別する．堅果は長い刺針を密生した殻斗（いが）に包まれ，2〜3個含まれる．

葉の煎汁をウルシかぶれ，薬負け，あせもなどに外用，花は下痢止めに煎用する．葉，いが，樹皮は多量のタンニンを含み，染料とする．果実は食用とする．甘栗の原料はシナグリ *C. mollissima* Blume（*C. bungeana* Blume）〔(中)栗〕で，中国中部北部に産する．中国で種仁（栗子）を健胃，止瀉，止血などに用いるほか，葉，根，果皮，いがなども薬用にする．また，オウシュウグリ *C. sativa* Mill.（chestnut）やアメリカグリ *C. dentata* Rorkh. はヨーロッパやアメリカ東部に産し，葉が強壮，鎮咳の薬とされる．

5 イラクサ目 *Urticales*

5-1 トチュウ科 Eucommiaceae

落葉高木，葉は互生，雌雄異株で無花被．1属1種のトチュウのみからなる．

トチュウ *Eucommia ulmoides* Oliv.（中)杜仲 中国中南部に自生．日本で栽培して葉をサプリメントとして利用．葉，樹皮などにグッタペルカ（guttapercha）（→ p.160）を含むため，枝や葉を折ると細く白い糸を引く．樹皮 生薬 トチュウ 杜仲⑮は強壮，鎮痛薬，薬用酒などの材料．グッタペルカ 2〜6.5％，一過性血圧降下作用のあるイリドイド配糖体の geniposidic acid，リグナン成分 pinoresinol diglucoside，モノテルペン等を含む．杜仲配糖体，ゲニポシド酸は特定保健用食品の関与成分の一つ．

Geniposidic acid　　　　Pinoresinol

> グッタペルカは葉や樹皮に傷つけると粘液としてにじみ出，固まって樹脂状となる．常温では固いが，加温すると軟らかくなり，可塑性と弾性をもつようになる．主成分はトランス型ポリイソプレノイドで，代表的なグッタペルカはグッタペルカノキ〔→ p.160（カキ目，アカテツ科）〕のものであったが，近年は杜仲のグッタルペルカが日本では身近になった．
>
> トチュウの樹皮は局方医薬品である．しかし，葉はその配糖体を関与成分とする杜仲茶が特定保健用食品として扱われるが医薬品ではない．

5-2　クワ科　Moraceae

常緑または落葉の高木または低木，まれに草本，葉は互生，花は単性で雌雄異株または同株．乳管や葉肉内に鐘乳体をもつものが多い．果実は痩果または小核果で，しばしば多数が集まり集合果となる．主に熱帯に分布．

マグワ（カラグワ，桑）*Morus alba* L.　中国，朝鮮原産の落葉高木，葉は互生，3〜5裂し，卵円形または卵状長楕円形，縁に鈍鋸歯，先は鋭頭，基部は心形．雌雄同株または異株．雄花序は円柱形で下垂し，雌花序は長楕円形，成熟して紫黒色の集合果となり，食用．根皮 生薬 ソウハクヒ 桑白皮㊞は鎮咳去痰薬，消炎の薬として処方（杏蘇散，五虎湯，清肺湯など）に配合される．Morusin, kuwanon A〜H などの多種類のフラボノイドを含む．また配合剤（鎮咳去痰薬）の原料とすることがある．中国原産のロソウ（魯桑）*M. alba* L. var. *multicaulis* Loudon (= *M. multicaulis* perr) とともに国内には栽培品種が多く，養蚕に使われてきた．日本の野生種としてはヤマグワ *M. bombycis* Koidz. がある．

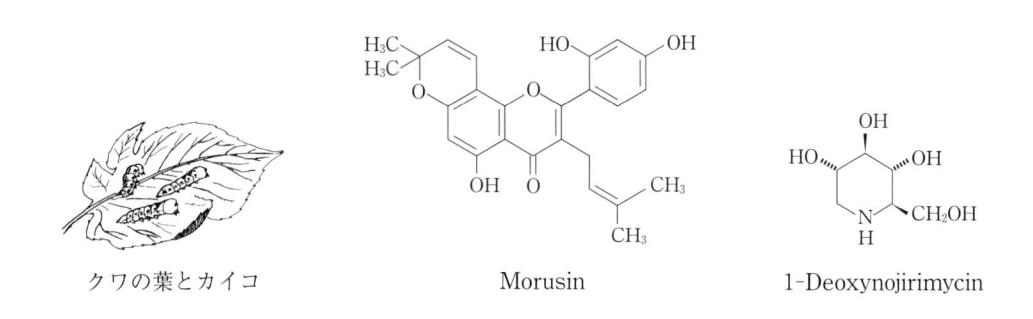

クワの葉とカイコ　　Morusin　　1-Deoxynojirimycin

近年，桑の葉に含まれるデオキシノジリマイシン deoxynojirimycin が糖吸収を阻害して食後高血糖を改善する等の効果が注目されている．これは α-glucosidase 阻害活性があり，またクワの耐虫性を担う成分でもある．その他フラボノール類は動脈硬化を防ぐと見られている．

第二次大戦以前に日本の主要輸出品であった絹製品を造るカイコの飼育に桑の葉が必要不可欠な理由としては，カイコを誘引する成分（citral, linalool, linalyl acetate, terpinyl acetate その他），噛み付かせる成分（β-sitosterol, morin など），食べ続けさせる成分（セルロース，糖類，クロロゲン酸など）を含み，かつそれらの作用を妨げる成分を含んでいないことがあげられる．

イチジク　*Ficus carica* L.（英）fig tree　　落葉性低木．果樹として温帯各地で広く栽培される．葉は互生し，3〜5中裂する．雌雄異株．花軸がくぼみ肉質となり，その内部に淡紅白色の花が付き，これらは外からは見えずに秋に果実が熟すので，「無花果」と呼ばれる．全株に乳液を含み，乳液をいぼ，痔に外用する．果実は緩下剤，葉は回虫駆除，ウジ殺しに用いる．

インドボダイジュ *F. religiosa* L.　インド原産でインド，スリランカ，ミャンマーなどに産し，幹皮を糖尿病，根皮を胆嚢炎などに用いる．インド，ミャンマーの仏教徒は神聖な樹木としてあがめられている．

> 日本の寺に植えられている菩提樹(ぼだいじゅ)はインドボダイジュではなく，中国原産の *Tilia miqueliana* Maxim.（シナノキ科）である．ヨーロッパのボダイジュは日本のものと同属の植物で〔原色図 60（写真 p.10），p.144〕，その花がかぜの家庭療法薬などとして用いられている．

ホップ *Humulus lupulus* L.（英）hop〔原色図 10（写真 p.2）〕　ヨーロッパ原産のつる性の多年草．ビールに苦味と芳香をつけ，また有害菌を抑制し，濁りを防ぐために用いられる．中欧，ドイツ，フランス，アメリカ，日本（北海道，岩手，長野各県）などで栽培される．葉は卵形で3中裂，雌雄異株，雌花は長楕円形のまり状で苞が松かさ様に重なって球果となる．成熟前の雌花穂 生薬 ホップは humulone, lupulone などの苦味質，精油，タンニン（3～4％）などを含み，ビールの醸造に多量用いられるほか，ヨーロッパで苦味健胃，鎮静薬．また，内苞の基部に付着した黄色の顆粒（ホップ腺）も健胃，鎮静に用いられる．

Humulone

コウゾ *Broussonetia kazinoki* Sieb.　落葉低木で雌雄異株．繊維が長くて強いので和紙の原料として，中国地方，四国，九州で栽培する．栽培品はヒメコウゾとカジノキ *B. papyrifera* Vent. との雑種といわれる．カジノキの種子を中国で楮実(ちょじつ)(子(し))と呼び，強壮薬とする．

5-3　アサ科　Cannabidaceae

アサ *Cannabis sativa* L.（英）hemp, marihuana, hashsh　中央アジア原産の1年草，繊維を得るために温帯各地（日本では栃木県）で栽培される．葉は3～9裂した掌状複葉で互生し，雌雄異株，果実は七味唐辛子に配合される．インドアサ（インド大麻）と形態はほとんど同じで，優生種であるインドアサとの交配によって一般にインドアサになってしまっている．果実 生薬 マシニン 麻子仁，火麻仁⑬は発芽しないように熱処理されたものが流通しており，中国産．粘滑性緩下薬として漢方薬（炙甘草湯(かんぞうとう)，潤腸湯(じゅんちょうとう)，麻子仁丸(ましにんがん)など）に配合．トリグリセリド（リノール酸70％），リグナンアミドなどを含む．大麻（未熟果穂を付けた枝先や葉）は tetrahydrocannabinol（幻覚麻酔成分）などのカンナビノイド（2～5％）を含むため，かつては鎮痛，鎮静，睡眠薬として用いられたが，現在では医薬品としての用途はない．

Tetrahydrocannabinol (THC)

栽培，取り扱いは大麻取締法によって厳重に取り締られている．

> 法律で取り締られている植物とその法律：アサ（大麻取締法），ケシ（あへん法），コカ（麻薬及び向精神薬取締法）．
>
> なお，ケシから得られるアヘンやその含有アルカロイド（モルヒネ morphine など），またコカから得られる コカイン cocaine も，あへん法，麻薬及び向精神薬取締法の対象であり，エフェドリン ephedrine（麻黄から得られる）は覚せい剤取締法の対象となっている．

5-4 イラクサ科　Urticaceae

1年草または多年草，まれに熱帯では大木．しばしば葉や茎に刺毛がある．葉は対生または互生．花は雌雄異株または同株．果実は堅果または石果で種子には胚乳がある．熱帯に多く分布するが北温帯にもある．

イラクサ　*Urtica thunbergiana* Sieb. et Zucc.　本州（福島県以南），四国，九州の山地に自生する多年草．葉は対生，全株に刺毛があり，触れると痛く，赤くはれる．雌雄同株で，9～10月，雌花は上方，雄花は下方の葉腋から穂状に生じ，淡緑白色の花を多数付ける．全草を蕁麻と呼び，神経痛，リウマチに浴料として用いる．ヨーロッパ産の *U. dioica* L.（(英)nettle）は強精，強壮，利尿薬，糖尿病薬などとする．

カラムシ（マオ）　*Boehmeria nipononivea* Koidz.　熱帯アジア原産で日本に帰化し，原野に自生する多年草．繊維植物として栽培されたが，根を利尿，通経薬として用いた．

6　ビャクダン目 *Santalales*

6-1　ビャクダン科　Santalaceae

半寄生の高木，低木または草本．葉は互生または対生，単葉でときに鱗片状になることもある．花は小さくて緑色，両性または単性で雌雄同株または異株．果実は堅果または核果．多くは熱帯に分布するが，まれに温帯にもある．

ビャクダン　*Santalum album* L.（(英)sandalwood　インド，モルッカ諸島，ジャワなどに自生または栽培される半寄生常緑の小高木．幼時はイネ科などの植物の根に寄生する．花は集散花序で，液果ができる．辺材は白色で香はないが，心材は淡黄色で光沢があり，精油（白檀油）1.6～6.0％を含み，強い芳香がある．心材 生薬 白檀を白檀油の製造原料とする．白檀油は石け

んや香料の保留剤に用いられるが，発がんプロモーション抑制作用や抗真菌作用も知られている．主成分は α- および β-santalol．また，心材は薫香料のほか，仏像，扇などの工芸品の原料として重要．

α-Santalol

β-Santalol

6-2 ヤドリギ科 Loranthaceae

樹木の枝や幹に寄生する常緑の低木．葉は対生し，単葉，まれに退化して鱗片状となる．花は両性または単性で，穂状，総状，集散状または束状に付く．果実は粘質の液果で1個の種子をもち，鳥に付着して他の樹上に運ばれて発芽する．熱帯に多い．

ヤドリギ *Viscum album* L. var. *coloratum* Ohwi　エノキ，ブナ，ミズナラ，クリ，クワなどの落葉樹の枝に寄生する常緑の低木，葉は対生で，倒披針形．枝は節があり2～3叉状に多数分枝し，円柱形．葉，枝ともに緑色．雌雄異株．2～3月頃，枝先に淡黄色の小花を開く．果実は粘着性の液果．日本，朝鮮，中国に分布．枝葉 生薬 桑寄生(そうきせい)を強壮，鎮痛薬として，神経痛，関節リウマチ，高血圧，婦人病薬などに用いる．粘質物には β-amyrin などのトリテルペノイドのパルミチン酸エステルを含む．セイヨウヤドリギ *V. album* L. は主に東欧に産し，葉，枝，漿果を，高血圧，頻脈，耳鳴り，小児の神経過敏症に用いる．

7 タデ目 *Polygonales*

7-1 タデ科 Polygonaceae

草本，まれに木本．葉柄の基部が大きくなり，托葉と合着して葉鞘となり茎を包む．花は小形で複総状花序になる．果実は堅果で扁平または2～3稜を持つ．広く世界各地に分布する．成分としてオキシアントラキノン誘導体およびその配糖体を含む．

ダイオウ *Rheum palmatum* L. ((中)掌葉大黄), ***R. tanguticum*** Maxim. ((中)唐古特大黄), ***R. officinale*** Baill. ((中)薬用大黄), ***R. coreanum*** Nakai (チョウセンダイオウという) 又はそれらの種間雑種．前3種は中国，後1種は朝鮮に分布する大形の多年草．根茎は肥厚し，大きな根出葉をもち，葉は分裂する．初夏の頃，花茎を出し円錐花序を頂生し，種類によっ

て紅紫，淡緑，濃赤色の花を付ける．根茎 生薬 ダイオウ 大黄⑮〔(英)rhubarb〕を瀉下，健胃薬として漢方薬（麻子仁丸，大黄甘草湯，三黄瀉心湯，大柴胡湯など）に配合する．成分として，アントラキノン類の chrysophanol, emodin, rhein などとそれらの配糖体，瀉下有効成分であるジアントロン配糖体の sennoside A〜F，タンニンとその関連化合物などを含む．*R. palmatum* と *R. coreanum* との雑種の信州大黄（日本産）〔原色図11（写真 p.2）〕も前記4種の大黄と同様に日本薬局方「大黄」として用いられる．

このほか，カラダイオウ *R. undulatum* L., マルバダイオウ *R. rhapoticum* L. を基原とするものも和大黄，トルコ大黄，芋大黄などの名で同様の目的に用いられるが，品質は劣る．これらは，スチルベン配糖体の rhaponticin を含むことが早くから知られていたが，この成分は上記の上質品にも見出されている．

Chrysophanol : R=H
Emodin : R=OH

Sennoside A

Rhaponticin

ツルドクダミ *Polygonum multiflorum* Thunb.〔原色図12（写真 p.2）〕　中国原産で，台湾，日本の各地にも野生し，栽培もされるつる性の多年草．根茎が地中を横にはい，ときどき太い塊状となる．葉は心形で，8〜10月に葉腋から白〜淡紅色の円錐花序を付ける．塊根 生薬 カシュウ 何首烏⑮はアントラキノン類の emodin, physcion とそれらの配糖体，スチルベン配糖体などを含み，強壮，緩下剤として用いられる．漢方薬（当帰飲子，追風丸）に配合．

シャクチリソバ *Fagopyrum cymosa* Meisn.　インド北部，中国原産の多年草で，各地で栽培される．三角形の葉を互生し，秋に白色の小花を上部の葉腋に付ける．根茎と根 生薬 赤地利を下痢，帯下，腫物などに用いる．葉など地上部にフラボノイドの rutin を多量含み，rutin の製造原料にできる．ソバ *F. esculentum* Moench は胚乳を粉砕したもの（ソバ粉）を食用とするほか，打撲，腫物などに外用する．また，地上部は rutin の製造原料．

ミチヤナギ（ニワヤナギ）*Polygonum aviculare* L.　多年草．北半球の温帯〜亜熱帯産．全草（萹蓄）は黄疸，皮膚病薬，利尿薬．Avicularin, isoquercitrin など（フラボノイド）を含む．

イタドリ *P. cuspidatum* Sieb. et Zucc.　多年草．日本，朝鮮，中国，台湾に自生．根茎（虎杖根）は緩下，利尿，通経，鎮咳薬．幼茎は食用．chrysophanol, emodin など（アントラキノン），ナフトキノン，スチルベン類を含む．

アイ（タデアイ）　*P. tinctorium* Lour.〔原色図13（写真 p.2）〕　1年草．インドシナ原産，徳島県（栽培）．果実（藍実）は解熱，解毒，葉（藍葉）は腫物（外用）の薬．葉，茎に indican を含む．

ギシギシ　*Rumex japonicus* Houtt.　多年草．日本，朝鮮，中国，サハリンに自生．根（羊蹄根）は緩下薬，皮膚病（外用）薬．Chrysophanol, emodin など（アントラキノン）を含む．

8　ナデシコ目 *Centrospermae*

8-1　ヤマゴボウ科　Phytolaccaceae

草本，熱帯ではまれに木本．熱帯に多いが亜熱帯にも分布する．

ヤマゴボウ　*Phytolacca esculenta* Van Houtt.　中国原産，高さ1〜2 m の大形多年草．日本でもまれに栽培されるが，山地に野生化している．夏〜秋，総状花序に白い小花を多数付ける．液果は扁球形で紫黒色に熟す．マルミノヤマゴボウ *P. japonica* Makino は花が淡紅色，液果は球形．これらの根 生薬 商陸は利尿薬．Phytolaccasaponin B〜G と多量の硝酸カリウムを含む．北アメリカ原産のヨウシュヤマゴボウ *P. americana* L.〔英〕ink bush, pokeweed〕も野生化している．本種は果穂がヤマゴボウと違って垂れ下がる．紅紫色の果汁を食品やブドウ酒の染色に使ったが，吐気や下痢を起こすので現在は用いない．赤い色素はベタレイン類の betanin である．

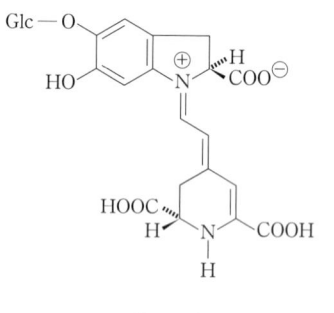

Betanin

8-2　ツルナ科　Aizoaceae

草本または小低木．葉は対生，互生または輪生で，しばしば肉質．熱帯に広く分布し，特に南アフリカに多い．

ツルナ　*Tetragonia tetragonoides* O. Kuntze（英）New Zealand spinach　日本，東南アジア，オーストラリア，南アメリカに分布し，海浜に自生する多肉質無毛の多年草．葉は互生．6〜9月頃，黄色の花を腋生する．花弁はなく，がくの内面が黄色くなる．山菜として栽培されることもある．花期の全草 生薬 蕃杏は胃痛に有効とされる．

8-3　スベリヒユ科　Portulaceae

多年草，まれに低木．葉はふつう肉質で互生または対生．南アフリカ，オーストラリア，アフリカ南部に分布し，少数が北半球にある．

スベリヒユ *Portulaca oleracea* L.（英）purslane　　肉質の1年草で，熱帯から温帯に広く分布する．全株無毛，分枝して地面をはい，6～9月，黄色の花を開く．全草 生薬 馬歯莧(ばしけん)は解毒，利尿薬．また，若い葉や茎を食用とする．

8-4　ナデシコ科　Caryophyllaceae

草本，まれに半低木．葉は対生．花弁がないものもある．北半球の温帯に分布．根にサポニンを含むものが多い．

サボンソウ *Saponaria officinalis* L.　　ヨーロッパ原産の多年草で，ヨーロッパから西アジアに分布し，日本でも観賞用に栽培される．夏に集散花序を頂生または腋生し，白色または淡紅色の5弁花を付ける．根 生薬 サポナリア根〔（英）soap root〕をヨーロッパで去痰薬とする．根に saponaroside, saponaside A, D などからなるサポニン（約5％），葉にフラボノイドの saponarin (isovitexin-7-glucoside) などを含む．

カワラナデシコ *Dianthus superbus* L. var. *longicalycinus* Williamus　　多年草．日本，朝鮮，中国に自生．種子は利尿，通経薬．

ハコベ *Stellaria media* Vill.　　2年草．世界各地に自生．全草（繁縷(はんろう)）は浄血，利尿，催乳薬．フラボノイドを含む．

ドウカンソウ *Vaccaria vulgaris* Host　　1年草．ヨーロッパ，日本，中国産．種子（王不留行(おうふるぎょう)）は催乳，止血，鎮痛薬．サポニンを含む．

8-5　アカザ科　Chenopodiaceae

1年草または多年草，まれに低木．葉は互生，花は花弁のない単花被である．世界各地の乾燥地帯や海岸に分布する．

アメリカアリタソウ *Chenopodium ambrosioides* L. var. *anthelminticum* Gray

北アメリカ原産の多年草．葉は互生．夏に穂状花序を生じ，多数の緑色の小花を付ける．全草に精油（ヘノポジ油）0.5～0.8％を含み，その主成分は ascaridole. ヘノポジ油は十二指腸虫，条虫などの腸管寄生虫の駆除薬とするが，副作用が強い．

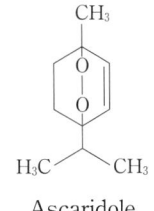

Ascaridole

アカザ *C. album* L. var. *centrorubrum* Makino（英）pigweed　　インド，中国原産の帰化植物で，日本各地に自生する1年草．シロザ *C. album* L. の変種で，芽の心，若葉の基部や茎が紅紫色になる．葉を健胃，強壮薬，また葉をもんで虫傷に外用する．また，アカザやシロザの若葉は食用にする．

ホウレンソウ *Spinacia oleracea* L. （英）spinach　中央アジア原産の1年草または2年草で，野菜として各地で栽培される．葉は互生，雌雄異株で夏に黄緑色の小花を開く．ビタミンA，B_1，B_2，C，灰分，リン酸，鉄などの多い食品．シュウ酸含量も多い．

> シュウ酸はカルシウムイオンと難溶性の塩を形成し，血中のカルシウムを奪うと問題にされたことがある．しかしホウレンソウをゆでるとシュウ酸の大部分はゆで汁中に溶け出してしまう．またイタドリ（→ p.95）がシュウ酸を含むとして問題にされたことがあったが，若いイタドリにはシュウ酸の含量が少ない．生長すると増えるが，これもゆでると著しく減少する．

8-6　ヒユ科　Amaranthaceae

草本まれに低木で，花は単花被で小さく，集散花序でさらに穂状または総状になる．熱帯から温帯にかけて分布するが，特に熱帯に多い．

ヒナタイノコズチ *Achyranthes fauriei* Lév. et Vaniot　日本から東南アジアまで広く分布する多年草．葉は対生，茎は四角形で，節の部分はややふくらみ紫紅色を帯びる．8～9月に穂状花序に緑白色の小花を付ける．ヒナタイノコズチ又は中国に自生する *A. bidentata* Blume の肥厚した根 生薬 ゴシツ　牛膝㊏はトリテルペノイドの oleanolic acid の配糖体及び昆虫変態ホルモンである inokosterone, ecdysone, ecdysterone などのステロイドを含み，利尿，通経，強壮薬とする．漢方薬（牛膝散，牛車腎気丸，折衝飲など）に配合する．

Inokosterone

ノゲイトウ *Celosia argentea* L.　インド原産，1年草の帰化植物．葉は互生，夏に花穂を頂生し，白～淡紅色の小花を付ける．種子 生薬 青葙子は強壮，消炎解熱薬．

9 モクレン目 *Magnoliales*

9-1 モクレン科　Magnoliaceae

　落葉または常緑の木本で，アジアの亜熱帯から温帯に分布，葉は互生，花は両性または雌雄異株．精油及びアルカロイドを含む．

　ホオノキ（局方ではホウノキ）　*Magnolia obovata* Thunb.〔原色図14（写真 p.2）〕　日本各地の山地に自生する落葉高木で，高さ 20 m 以上に達する．葉は互生し長楕円形で長さ 20～40 cm，5～6月に枝の先に径 15 cm 位の大きな白色の花を開き，芳香を放つ．果実は多数の袋果からなる．ホオノキ又は中国産の *M. officinalis* Rehd. et Wils.（カラホオノキ，中国名：厚朴），*M. officinalis* Rehd. et Wils. var. *biloba* Rehd. et Wils. の樹皮 生薬 コウボク 厚朴⑯，コウボク末⑯を胸腹部の膨満，疼痛，下痢などに漢方薬（五積散，半夏厚朴湯，平胃散など）に配合して用いる．また芳香健胃，腹痛用の配合剤に用いる．日本産を和厚朴，中国産を唐厚朴とも呼ぶ．アルカロイドの magnocurarine，精油（主成分は α-, β-, γ-eudesmol などのセスキテルペン），ネオリグナンの magnolol, honokiol などを含む．

　ホオノキの材は下駄，鉛筆，漆器，彫刻材などに広く用いられる．また葉（朴葉）は昔から食物を包むのに利用された．

Magnocurarine　　　　　Magnolol

　タムシバ　*M. salicifolia* Maxim.　日本の山野に自生する落葉高木．葉は互生．白い6弁花が枝先に咲き，そのときに花柄のもとに葉がないことが，**コブシ** *M. kobus* DC.（日本，朝鮮南部に自生）〔原色図15（写真 p.3）〕と異なる．これら及び中国産の *M. biondii* Pampan., *M. sprengeri* Pampan. 及びハクモクレン *M. denudata* Desr. の蕾 生薬 シンイ 辛夷⑯ は精油に cineole など，またアルカロイドの salicifoline などを含む．頭痛，鼻炎（蓄膿症），歯痛を目標として漢方薬（葛根湯加川芎辛夷，辛夷清肺湯）に配合する．

9-2 バンレイシ科　Annonaceae

　常緑または半落葉性の高木または低木で，熱帯，亜熱帯に分布する．精油を含むものが多いが，アルカロイドを含むものもある．

イランイランノキ *Canagium odoratum* Baill.（英）ilang-ilang, ylang-ylang　フィリピン原産で，マレーシア，ジャワなどで栽培される常緑高木．葉は互生し，葉腋から長い柄のある花が垂れ下がる．花弁は6枚で線形，初めは緑色，次第に黄緑色となり，それに伴って強い芳香を放つようになる．花から得た精油〔イランイラン油（英）ilang-ilang oil, ylang-ylang oil〕は高級香料に配合される．精油の主成分は geraniol, linalool とそれらの酢酸，安息香酸エステルならびに安息香酸メチルおよびベンジルエステルなど．

その他にこの科には，バンレイシ *Annona squamosa* L.〔（英）custard apple, sugar apple, sweetsop（中）蕃荔枝〕，トゲバンレイシ *A. muricata* L.〔（英）soursop（中）大蕃荔枝〕などの熱帯果樹や，ポーポー *Asimina triloba* Dunal（英）papaw, pawpaw がある．後者は北米原産の温帯果樹で日本でも栽植される．

9-3　ニクズク科　Myristicaceae

常緑の木本，葉は互生し，雌雄異株，熱帯アジアに多く分布するが，南アメリカ，アフリカにも見られる．精油を含むものが多く，また種子油の多くは myristicin を主成分として含み，myristic acid などの比較的低級の脂肪酸のグリセリド（myristin など）からなっている．

ニクズク *Myristica fragrans* Houtt.（英）nutmeg　（中）肉豆蔲〔原色図16（写真 p.3）〕モルッカ諸島原産の常緑高木で，原産地のほか，ジャワ，スマトラで栽培される．葉は互生し，雌雄異株．夏に葉腋から淡黄色の小花を付ける．果実は卵球形肉質で，中に紅色の仮種皮に包まれた1個の種子を含む．種子及び仮種皮 生薬 肉豆蔲（ナツメグ）〔（英）nutmeg〕を芳香健胃薬，矯味矯臭薬とする．精油 2～9 %（主成分の *α*-pinene のほか，camphene, myristicin など），ネオリグナン類，脂肪油（主成分 myristin）を含む．薬用以外にはソースなど食品の香味料として広く用いられ，また仮種皮はメース（mace）と呼ばれ高級香辛料．

Myristicin

9-4　マツブサ科　Schisandraceae

落葉または常緑のつる性木本で，主として熱帯アジアと東アジアに分布し，少数が北アメリカ東部にある．葉は互生し，雌雄異株，まれに同株．

チョウセンゴミシ *Schisandra chinensis* Baill.　日本の中部以北，朝鮮，中国北部，サハリン，シベリアに分布する落葉性のつる性低木．つるは右巻きで，葉は互生．雌雄異株または同株．6～7月に黄白色の花を付ける．液果は房状に付き紅熟する．果実 生薬 ゴミシ　五味子🄙を滋養強壮，鎮咳薬とし，漢方薬（杏蘇散，小青竜湯，人参養栄湯など）に配合する．精油（主成分は citral），リ

Schizandrin

グナンの schizandrin, gomisin A などを含む.

サネカズラ（ビナンカズラ）*Kadsura japonica* Dunal　関東以西，沖縄，中国，台湾に分布する常緑性のつる性低木．雌雄異株．葉は互生，6〜7月に淡黄白色の花を付ける．液果は球状の房となり紅熟する．果実 生薬 南五味子を五味子の代用とするが効果は劣るといわれる．

9-5　シキミ科　Illiciaceae

　常緑の高木または低木．東南アジア，東アジア，北アメリカに分布，南半球にも見られる．無毛，葉は互生，花は両性または単性．果実は木質または革質の袋果が並んで集合果となる．精油を含み，芳香がある．

ダイウイキョウ　*Illicium verum* Hook. fil.（英）star anise　（中）八角茴香　中国南部，台湾，ベトナム北部に自生，または栽培される常緑高木．葉は互生，花は緑がかった淡黄色．果実は6〜10個の赤褐色の袋果が星状に集合し，中に光沢のある褐色の種子を1個ずつ含む．果実 生薬 大茴香（中国名，八角茴香）を芳香性健胃，駆風薬とするほか，ソースなど料理用の香料とする．精油5％（主成分は anethole）を含み，これから得られた精油（大茴香油）はウイキョウ（セリ科）の精油と同様の成分を含むため，これもウイキョウ油の名で，矯味，矯臭，香料，健胃，駆風薬とするほか，anethole の製造原料とする．

Anethole

> ダイウイキョウから得られるシキミ酸は，抗インフルエンザ薬のタミフルの原料になっている．

シキミ　*I. religiosum* Sieb. et Zucc.　関東以西，沖縄，済州島，台湾，中国に分布．また寺院や墓地などに栽培される常緑小高木．葉は互生，全体に切るとよい香りを放つ．春に淡黄色の花を付ける．袋果はダイウイキョウに似るが，袋果の先が尖って曲がっている．果実（莽草実）（Japanese star anise）は精油約1％（主成分は safrole, eugenol など）と痙攣毒の anisatin を含む．樹皮や葉を抹香，線香などに用いる．

Anisatin

9-6　ロウバイ科　Calycanthaceae

　落葉または常緑の低木で，葉は対生，植物体に油室がある．中国，北アメリカ及びオーストラリアに分布する．成分として，精油及びアルカロイド（種子に calycanthine）を含むものが多い．

ロウバイ　*Chimonanthus praecox* Link（英）winter sweet　（中）蠟梅　中国の中部〜東北部に分布する落葉低木で，日本でも庭園で植えられる．葉は対生，12〜2月に葉より先に黄色の花（内部の花弁は暗紫色）を開き，強い芳香を放つ．ロウバイの蕾 生薬 蠟梅花を中国で解熱，鎮咳，鎮静薬として用いる．蕾には精油（cineole, borneol, linalool など）を含み，また種子に

はアルカロイドの calycanthine を含む．

9-7　クスノキ科　Lauraceae

　落葉のものもあるが，多くは常緑の高木または低木で，まれにつる性の寄生草本．葉は互生，花は両性または雌雄異株．熱帯や亜熱帯に分布し，一部は温帯にもある．精油及びアルカロイドを含むものが多い．

　ケイ（シナニッケイ，トンキンニッケイ）　*Cinnamomum cassia* Blume　（英）cassia　（中）肉桂　　中国南部やインドシナ半島に自生し，また栽培される常緑高木．葉は互生し，3本の大きな脈がある．5～7月に円錐花序を頂生または腋生し，黄緑色の小花を付ける．樹皮，または樹皮から周皮を多少除いたもの 生薬 ケイヒ 桂皮⑮〔（英）cinnamon bark〕は芳香性健胃薬のほか，鎮痛，解熱などを目的に多くの漢方処方（桂枝湯，葛根湯，安中散など）に配合される．精油1～3％（主成分は cinnamaldehyde），cinnzeylanine などのジテルペノイド，タンニンなどを含む．またケイまたはセイロンニッケイの精油（桂皮油⑮）を菓子の香料などに用いる．

　同属植物で桂皮と同様に用いられるものには，インドネシア，インドなどで栽培されるセイロンニッケイ *C. zeylanicum* Nees（セイロン桂皮）〔原色図17（写真 p.3）〕，ベトナム産の *C. obtussifolium* Nees（安南桂皮），インドネシア産の *C. burmanii* Blume（ジャワ桂皮），日本産のニッケイ *C. sieboldii* Meissn.〔原色図18（写真 p.3）〕がある．これらのうちでセイロン桂皮は香，味とも最も良い．ニッケイは根皮（日本桂皮，肉桂）を菓子用香料に用いた．

Cinnamaldehyde

> 日本産ニッケイは品質が優れているが，その原料として根皮しか利用できないので，丸ごと採ると根絶やしになってしまう．既にほとんど掘り尽くされて入手困難となっている．

　クスノキ　*C. camphora* Sieb.　（英）camphor tree　（中）樟　　常緑高木で，日本の関東以西，済州島，台湾，中国中南部，インドネシアに自生し，また栽培される．葉は互生，3条の葉脈がある．5～6月に散形花序を腋生し，淡黄色の小花を付ける．材 生薬 樟木（しょうぼく）は精油約1％（主成分は *d*-カンフル *d*-camphor（樟脳）⑮）を含む．葉も精油約1％を含む．葉及び材から精油（樟油）をとり，camphor（神経痛，打撲傷などに外用）の製造原料とする．また，材は建築，家具などに利用する．

d-Camphor

　ホウショウ　*C. camphora* Sieb. var. *glaucescens* Hayata　　クスノキの成分変種で，中国南部，台湾に分布し，日本では鹿児島県南部で栽培される．外見からはクスノキとほとんど区別できないが，材や枝葉から得た精油（芳樟油）は camphor の含量が低く，クスノキに含まれていない（−）-linalool を多量含み，linalool の製造原料とする．

　テンダイウヤク　*Lindera strychnifolia* F. Vill.　（中）烏薬　　中国南部原産の常緑低木．日本

でも関東以西の暖地に野生化する．葉は互生し，3本の明瞭な脈がある．雌雄異株で，4月頃に散形花序を腋生し，淡黄色の小花を付ける．根 生薬 烏薬（中国の天台産のものを良品としたことから天台烏薬とも呼ぶ）を芳香性健胃薬とする．セスキテルペノイドの linderane, linderene などを含む．

ゲッケイジュ *Laurus nobilis* L.　常緑小高木．地中海沿岸，小アジア産．葉 生薬 月桂葉（ローレル，ベイリーフ）は香味料，神経痛薬（外用）．Cineole, eugenol, geraniol（精油）を含む．果実（月桂実）は芳香性健胃，発汗，神経痛（外用）薬．Cineole, pinene（精油），脂肪油を含む．

クロモジ *Lindera umbellata* Thunb.　落葉低木．日本，中国産．根皮，樹皮 生薬 釣樟根皮は胃腸，脚気，浮腫，止血（外用），皮膚病，関節痛（浴湯料）の薬．Launobine, laurolitsine（アルカロイド）を含む．枝葉の精油（黒文字油）は石けん香料，香水．(−)-α-Phellandrene, linalool, geraniol など（精油）を含む．

タブノキ *Persea thunbergii* Kosterm.　常緑高木．日本，韓国，中国，台湾，フィリピン産．樹皮，枝皮（タブ皮）は線香の結合剤．Pentosan など（粘液質）を含む．

9-8　ヤマグルマ科　Trochodendraceae

日本及び近辺特産の科で，1属，1種のみ．

ヤマグルマ *Trochodendron araloides* Sieb. et Zucc.　常緑高木で，日本の山形県以南から伊豆諸島，台湾，中国南部，朝鮮南部に分布する．葉は互生．春に総状花序を頂生し，黄緑色の小花を付けるが，花被はない．材には導管がなく仮導管のみ．5〜6月に樹皮をはぎ，2, 3ヶ月間水に浸して腐らせた後，臼でつき砕き，よく水洗すると粘性のゴム質が残る．これを赤黐（アカモチ）と呼んでトリモチ同様にハエや鳥をとるのに用いた．また包帯薬の原料とした．トリモチの主成分は oleanolic acid, β-amyrin, lupeol, betulin などのトリテルペノイドと palmitic, linoleic, linolenic, cerotic acid などの脂肪酸とのエステルである．

10 キンポウゲ目 *Ranunculales* (*Ranales*)

10-1 キンポウゲ科　Ranunculaceae

草本．まれに低木またはつる性木本．温帯，亜寒帯に多い．葉は互生または対生．萼片，花弁とも3～多数で，被子植物の中でモクレン科とともに最も原始的な科と考えられている．成分としてアルカロイドを含むものが多く，また皮膚に水疱を生じる protoanemonin を含むものも多い．

オウレン　*Coptis japonica* Makino〔原色図19（写真 p.3）〕日本の山地の木陰に自生しまたは栽培される多年草．地下茎は横に伸び，葉は3出複葉で地下茎から束となって生える．3月頃に花茎を出し白色花を開く．果実は袋果で輪生する．日本産のオウレンは小葉の切れ込みによって3種の変種に分類される：キクバオウレン — var. *japonica* Satake（1回3出複葉，日本海側に分布），セリバオウレン — var. *dissecta* Nakai（2～3回3出複葉，日本海側と太平洋側の両方に分布）〔原色図20（写真 p.3）〕，コセリバオウレン — var. *major* Satake（4～7回3出複葉，太平洋側に分布）．キクバオウレンを単にオウレンと呼ぶこともある．オウレンまたは中国産の *C. chinensis* Franch.，*C. deltoidea* C. Y. Cheng et Hsiao または *C. teeta* Wall. の根を除いた根茎 生薬 オウレン 黄連⑯は味が極めて苦く苦味健胃薬とし，また漢方薬（温清飲，黄連解毒湯，三黄瀉心湯など）に配合して用いる．アルカロイドの berberine（4～7 %），coptisine，jateorrhizine，palmatine などを含む．

中国では *C. omeiensis* C. Y. Cheng，*C. teetoides* C. Y. Cheng の根茎も，インドでは *C. teeta* Wall. の根茎が同様に用いられる．また，北半球の高山帯，亜高山帯に広く分布し，日本でも中部以北の山地で見られるミツバオウレン *C. trifolia* Salisb. は日本では薬用としないが，アメリカでは全草が苦味健胃作用のある民間薬とされている．

オクトリカブト　*Aconitum japonicum* Thunb.　本州中部以北及び北海道に自生する多年草．葉は互生し，葉身は掌状に5中裂する．8～9月に総状花序を出し，淡紫色でカブト状の花を付ける．地下には倒円錐形の塊根（母根とその側に1～数個の子根）がある．オクトリカブト及びハナトリカブト（カラトリカブト）*A. carmichaelii* Deb.〔原色図21（写真 p.4）〕の塊根 生薬 ブシ 附子（烏頭）⑯を漢方で鎮痛，興奮，強心，新陳代謝機能亢進の目的で，漢方処方（甘草附子湯，真武湯，桂枝加朮附湯な

ど）に配合する．成分としては猛毒アルカロイドの aconitine, mesaconitine などを含む．

中国にはカラトリカブト（英）Chinese aconite,（中）烏頭 などがあるが，現在，中国や日本で薬用や観賞用（切花用）に栽培されるのはカラトリカブトである．日本には 20 数種のトリカブト類が自生しており，北海道にはエゾトリカブト *A. yezoensis* Nakai, 近畿地方北部から中部地方にはヤマトリカブト *A. japonicum* Thunb. var. *montanum* Nakai（*A. deflexum* Nakai），中部の高山帯にはハクサントリカブト *A. hakusanense* Nakai, 関東以西の日本海沿岸や四国にはサンヨウブシ *A. sanyoense* Nakai（ふつう無毒とされる）などが見られる．これらの大部分も同様な成分を含むが，自生地（産地）によってアルカロイドの種類や含量の異なることが多い．またヨーロッパ産の *A. napellus* L. の根をアコニット根（英）aconite root と呼び，そのチンキ剤を鎮静，鎮痛薬として，神経痛，リウマチなどに用いる．

> 附子は毒性が強いので，今日薬用には減毒処理（修治(しゅうじ)）した加工附子（炮附子(ほうぶし)）が用いられる．国内ではオートクレーブで加熱して減毒されている．なお，附子（子根）と烏頭（母根）とは区別される場合がある．

サキシマボタンヅル *Clematis chinensis* Osbeck 中国産のつる性木本で地上部は乾燥させると黒変する．葉は対生し 1 回羽状複葉，小葉は 5 枚，革質．円錐花序を頂生または腋生し，白色または緑白色の花弁状の萼片をもつ花を付ける．サキシマボタンヅル，東北威霊仙 *C. manshurica* Rupr. 及び山蓼 *C. hexapetala* Pall. の根及び根茎 生薬 イレイセン 威霊仙局は oleanolic acid や hederagenin 配糖体からなるサポニン類，リグナン類及び anemonin, protoanemonin を含む．漢方でしびれや痛みを対象として処方（蛇床子湯(じゃしょうしとう)，疎経活血湯(そけいかっけつとう)，二朮湯(にじゅつとう)）に配合する．

センニンソウ *Clematis terniflora* DC. つる性で，日本，朝鮮，中国に分布する．葉は対生で奇数羽状複葉．7〜9 月に円錐花序を頂生または腋生し，白色の花を付ける．花弁はなく，萼が花弁状となる．根は威霊仙の代用にされる．また，民間で葉を手に貼って体の痛みをとるのに用いる．しかし，皮膚に汁液がついたり，葉を貼ると，その部分に水疱ができる．これは葉に含まれる protoanemonin の作用といわれる．

Protoanemonin

Anemonin

サラシナショウマ *Cimicifuga simplex* Wormsk.（中）単穂升麻 山地の木陰や草原に自生する多年草で，日本，中国，朝鮮，シベリア東部に分布する．葉は互生し，長柄があり，2〜3 回 3 出複葉．8〜10 月に長い総状花序を頂生し，白色の小花を密生する．サラシナショウマ，中国産の興安升麻 *C. dahurica* Maxim., 升麻 *C. foetida* L. 及びオオミツバショウマ（大三葉升麻）*C. heracleifolia* Komar. の根茎 生薬 ショウマ 升麻局は漢方で，発汗，解熱，解毒，消炎薬とし，また痔疾などに処方（乙字湯(おつじとう)，升麻葛根湯(しょうまかっこんとう)，補中益気湯(ほちゅうえっきとう)など）に配合して用いる．中国産の 3 種の根茎はそれぞれ北升麻，西升麻，関升麻と呼ばれる．日本に野生する同属植物のうち，オオバショウマ *C. acerina* C. Tanaka は国内では薬用にしないが，中国では解毒薬などにする．

現在日本の市場品はほとんど北升麻である．成分としては cimigenol xyloside などの種々のシクロラノスタン系トリテルペン配糖体のほか，クロモンや桂皮酸の誘導体などを含む．

また，アメリカ東部に野生する *C. racemosa* Nutt. の根と根茎（アメリカ升麻，black snake root）はリウマチ，神経痛，耳炎などの鎮痛薬．

フクジュソウ *Adonis ramosa* Franch.（*A. amurensis* Regel et Radde） 多年草．日本，中国，朝鮮，東シベリアに分布．根及び根茎 生薬 福寿草根は強心利尿薬．強心配糖体の cymarin などを含む．

ヒドラスチス *Hydrastis canadensis* L. 多年草．北アメリカ，カナダの西部に分布．根茎 生薬 ヒドラスチス根は苦味健胃薬，子宮・泌尿器の炎症，鼻炎の消炎薬．アルカロイドの hydrastine, berberine, canadine などを含む．

オキナグサ *Pulsatilla cernua* Spreng. 多年草．日本，中国，朝鮮に分布．根 生薬 白頭翁は止血，止瀉，消炎薬．数種のサポニン（hederagenin をサポゲニンとする）を含む．

アキカラマツ *Thalictrum minus* L. var. *hypoleucum* Miq. 多年草．日本，中国，朝鮮に分布．全草 生薬 高遠草は苦味健胃薬．アルカロイドの magnoflorine, takatonine, thalicberine などを含む．

10-2　メギ科　Berberidaceae

多年草または小低木で，主に北半球の温帯に分布し，一部は南米にも見られる．葉は単葉または3出，ときには羽状複葉．アルカロドを含むものが多い．

イカリソウ *Epimedium grandiflorum* Morr. var. *thunbergianum* Nakai〔原色図22（写真 p.4）〕（英）barrenwort　本州の中南部，北部では太平洋側，及び四国の山地に自生する多年草．葉は2回3出複葉が多い．4〜5月に総状花序を付け，紅紫〜白色の錨に似た花を開く．日本産のイカリソウ，トキワイカリソウ *E. sempervirens* Nakai（日本海沿岸，本州中部以西），キバナイカリソウ *E. koreanum* Nakai（本州北部，北海道）及び中国産の *E. pubtescens* Maxim., *E. brevicornum* Maxim., *E. wushanense* T. S. Ying, 及びホザキイカリソウ *E. sagittatum* Maxim. の地上部 生薬 淫羊藿㊇を強精，強壮薬とする．成分としては，葉，茎に icariin などのフラボノール配糖体，根にアルカロイドの magnoflorine などを含む．

Icariin

ポドフィルム *Podophyllum peltatum* L.（英）may apple, maydrake　北アメリカ東部やカナダに自生し，また栽培される多年草で，根茎は長く横走する．5〜6月に白い6弁花を付ける，

Podophyllotoxin

根茎 生薬 ポドフィルム根から得た樹脂（ポドフィルム脂）を下剤に用いる．樹脂に podophyllotoxin, α-及びβ-peltatin などのリグナンを含む．podophyllotoxin から誘導開発された抗悪性腫瘍薬エトポシド etoposide 局がある．

メギ *Berberis thunbergii* DC.　落葉低木．本州（関東以西），四国，九州に分布．木部 生薬 小蘗（しょうばく）は苦味健胃薬．葉や木部は洗眼薬．アルカロイドの berberine, berbamine, oxyacanthine などを含む．

タツタソウ（イトマキグサ）*Jeffersonia dubia* Benth. et Hook.　多年草．中国東北部，朝鮮北部に分布．根，根茎 生薬 鮮黄連（せんおうれん）は苦味健胃薬．アルカロイドの berberine を含む．

ナンテン *Nandina domestica* Thunb.　常緑低木．本州（東海道以西），四国，九州，中国，インドに分布．果実 生薬 南天実（なんてんじつ）は鎮咳薬．アルカロイドの domestine, protopine などを含む．

10-3 アケビ科　Lardizabalaceae

多くは常緑または落葉つる性の木本で，葉は互生し，掌状複葉．花は雑居性または単性．東アジアと南アメリカに分布する．成分としてサポニンを含むものが多く，アルカロイド，精油を含むものはない．

アケビ *Akebia quinata* Decne.　本州，四国，九州及び中国，朝鮮に自生する落葉のつる性の木本．葉は互生し，掌状複葉，小葉は5枚で全縁．4～5月に総状花序を出し，淡紫色の雄花を花序の先に，雌花を下部に付ける．液果の果肉は秋に成熟し，縦に開裂する．甘く食用とする．アケビ又はミツバアケビ *A. trifoliata* Koidz. の横切したつる性の茎 生薬 モクツウ 木通 局 を利尿，鎮痛，通経薬として漢方処方の消風散（しょうふうさん），通導散（つうどうさん），加味解毒湯（かみげどくとう）などに配合する．サポニンの akeboside$_{b\sim f, h\sim k}$ などを含む．日本に自生するゴヨウアケビ *A. pentaphylla* Makino はアケビとミツバアケビとの雑種と推定される．

ムベ（トキワアケビ）*Stauntonia hexaphylla* Decne.　関東以西，四国，九州，沖縄，朝鮮南部に分布する常緑つる性の木本で，全株無毛．葉は互生で掌状複葉，小葉は5～7枚（若い葉ではときに3枚）．4～5月に総状花序を出し，乳白～淡黄緑色の雄花と雌花を付ける．液果はアケビのように開裂しない．果肉は甘く食用となる．茎，根 生薬 野木瓜（やもっか）を強心利尿薬とする．葉，茎，種子，根にサポニンを含む．

10-4 ツヅラフジ科　Menispermaceae

多くはつる性の木本または草本．葉は互生し，葉柄がときに楯状に付く．雌雄異株で，円錐または集散花序に付く．熱帯に多く分布する．アルカロイドを含むものが多く，ベンジルイソキノリン型及びその2分子からなるビスコクラウリン系，それらの四級塩基やベルベリン系のアルカロイドが広く含まれる．

コロンボ *Jateorrhiza columba* Miers　アフリカ東岸及びマダガスカル島の森林地帯に自生する大型の多年生つる性木本で, 地下に多数の塊根を付ける. 葉は互生し, 掌状に深裂する. 春に総状花序を腋生し, 淡緑色の小さい6弁花を付ける. 横切した根 生薬 コロンボ〔(英) columba, colombo〕局を苦味健胃, 止瀉薬とする. アルカロイドの palmatine, jateorrhizin, columbamine, ジテルペン系苦味質の columbin などを含む.

Palmatine　　　　Columbin

オオツヅラフジ（ツヅラフジ）*Sinomenium acutum* Rehd. et Wils.　関東以西, 沖縄, 台湾, 中国に分布する落葉つる性低木. 茎は他物に巻きついて長く伸び, 葉は互生. 7月頃に円錐花序を頂生または腋生し, 淡緑色の小花を付ける. 茎及び根茎 生薬 ボウイ 防已局（日本では漢防已ともいう）はアルカロイドの sinomenine, disinomenine などを含む. 利尿, 鎮痛薬として関節浮腫, 腹水, 関節痛, リウマチなどに漢方薬（疎経活血湯, 防已黄耆湯, 防已茯苓湯）に配合して用いる. また神経痛, むくみなどに用いる.

Sinomenine

タマザキツヅラフジ *Stephania cepharantha* Hayata　中国南部, 台湾に自生または栽培される落葉つる性の低木. 日本でも栽培される. 全株無毛. 茎は他物に巻きついて長く伸びる. 葉は丸味を帯びた三角形で互生し, 葉柄は楯状に付く. 6～7月, 頭状花序を腋生し, 淡緑色の小花を開く. 塊根 生薬 白薬子はアルカロイドの cepharanthine, isotetrandrine, trilobine などを含み, 解毒, 鎮痛, 去痰, 止血などに用いる. また cepharanthine はかつて結核の治療に用いられたが, 現在では百日咳, 糖尿病, 胃潰瘍, 円形脱毛症などのほか, 白血球減少症に用いられる.

Cepharanthine

ハスノハカズラ *S. japonica* Miers　日本の東海地方以西からインドに至る東南アジアに分布する. この根と茎 生薬 千金藤を中国では鎮痛, 消炎, 利尿薬などにし, 台湾では下痢, 腹

痛などに用いるという．日本では肺結核や全身の衰弱などに用いたが，現在ではほとんど用いられない．Stephanine, epistephanine, hasubanonine などのアルカロイドを含む．また，中国南部に分布するシマハスノハカズラ S. tetrandra S. Moore の根 生薬 粉防已を中国で「防已」の名で，鎮痛，利尿薬とする．

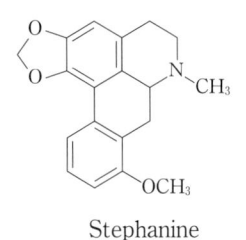

Stephanine

クラーレノキ *Chondodendron tomentosum* Ruiz et Pavón〔(現地語)パリエラ，パレイラ pareira〕　南米ペルー，ブラジルなどに分布するつる性低木．葉は心臓形で長柄があり，互生．円錐花序を腋生し，小花を付ける．樹皮，木部，根などの水性エキス 生薬 クラーレ〔(英) curare〕を原住民が矢毒に用いた．成分としては tubocurarine, curine, chondodendrine などのアルカロイドを含む．樹皮は筋弛緩薬として外科手術に用いるツボクラリン塩化物局の製造原料とする．クラーレの原料には，同属の *C. platyphylla* Miers のほか，マチン科 (Loganiaceae) の *Strychnos* 属の植物も利用され (→ p.164)，地域によって原料植物が異なる．

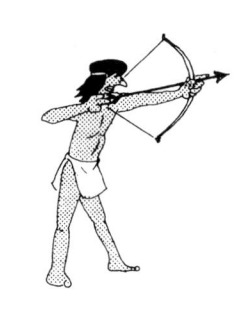

クラーレ，矢毒

(＋)-Tubocurarine

コックルス *Anamirta cocculus* Wight et Arn. (*A. paniculata* Colebr.)　つる性低木．インド，東南アジアに分布．果実 生薬 コックルス実を捕魚(魚毒)や，催眠薬中毒の解毒剤として用いたこともあり，変形セスキテルペンの picrotoxin (picrotoxinin と picrotin の分子化合物) を含む．

コウシュウウヤク *Cocculus laurifolius* DC.　常緑低木．九州南部，沖縄，台湾，中国南部に分布．根 生薬 衡州烏薬は鎮痛，利尿，駆虫薬．アルカロイドの coclaurine などを含む．

アオツヅラフジ *C. trilobus* DC.　落葉つる性の木本．日本，朝鮮，中国，台湾，フィリピン，インドに分布．中国では根，日本では茎と根 生薬 木防已を鎮痛，利尿薬として神経痛，リウマチ，関節炎の浮腫などに用いる．アルカロイドの trilobine, isotrilobine などを含む．

コウモリカズラ *Menispermum dauricum* DC.　落葉つる性低木．日本，朝鮮，中国北部〜東北部，東シベリアに分布．根茎 生薬 山豆根(北豆根)を扁桃腺炎，咽頭炎，リウマチ，下痢，腸炎などに用いる．アルカロイドの dauricine, dauricinoline などを含む．なお，山豆根の基原植物は数種類ある．

10-5 スイレン科　Nymphaeaceae

水草で地下茎は水底の土中をはう．葉は長い柄をもち，楯状に付き掌状脈がある．花は長い花柄に一つ付き水上に咲く．アルカロイドを含むものが多い．

コウホネ　*Nuphar japonicum* DC.〔原色図23（写真 p.4）〕　日本，朝鮮の池や沼地に自生する水生の多年草．肥厚した根茎が横に走る．水上に出た葉は長卵形で基部はやじり形．6〜9月に花茎を水面上に出して黄色の花を一つ付ける．花弁のように見えるのは5枚の萼片で，後に緑色となる．縦割りした根茎 生薬 センコツ 川骨局 を鎮静，止血，浄血，強壮などを目的に漢方処方（治打撲一方）に配合して用いる．家庭用婦人薬の実母散にも配合される．アルカロイドの nupharidine，nupharamine などのほか，タンニンを含有する．日本には数種の同属植物があるが，川骨として同じ目的に使用されるものには，ネムロコウホネ *N. pumilum* DC.（北海道，中国東北部，ロシア，ヨーロッパ北〜中部）がある．

Nupharidine

ハス　*Nelumbo nucifera* Gaertn.　ヨーロッパ東南部，インド，中国，オーストラリアに分布する水生の多年草で，東洋各地で食用，観賞用に広く栽培される．円形の大きな葉を楯形に付け，表面に微細な毛を密生し水をはじく．7〜8月に水上に花茎を伸ばし，白〜淡紅色の大形の花を開き，芳香を放つ．果実 生薬 蓮実（中国名，石蓮子），種子 生薬 レンニク 蓮肉局（蓮子）をともに強壮健胃，鎮静，鎮嘔などに用いる（漢方処方例：清心蓮子飲，啓脾湯，蓮実丸）．また，花托（蓮房），雄ずい（蓮鬚）のほか，蕾，葉などいろいろな部分を薬用とする．根茎（蓮根）も食用のほか滋養強壮薬とする．葉に nuciferine，*N*-nornuciferine などのアルカロイドが含まれ，花軸や胚にもアルカロイドが見出されている．

ジュンサイ　*Brasenia schreberi* J. F. Gmel.　水生の多年草．温〜熱帯に分布．茎葉 生薬 蒓は解毒，解熱，胃潰瘍，利尿の薬．粘液（多糖類）を含む．若芽は食用．

オニバス　*Euryale ferox* Salisb.　水生の1年草．日本（本州〜九州），中国，台湾，インドに分布．種子 生薬 芡実は強壮，鎮痛薬，食用．でんぷんを含む．

11　コショウ目 *Piperales*

11-1 ドクダミ科　Saururaceae

多年草．葉は互生，穂状花序に多数の無花被花を付ける．北米と東アジアに分布．油細胞をもち，精油を含む．

ドクダミ *Houttuynia cordata* Thunb. (中)蕺菜〔原色図 24（写真 p.4）〕 日本各地のやや湿った土地に自生する多年草．横走する白い地下茎で繁殖する．葉は心臓形で全縁．5〜6月，穂状花序を出し，多数の無花被花を付けるが，花穂の基部に4枚の総苞が十字状に付いて，白色花弁のように見え，全体があたかも1個の花のような姿である．全草が特異な臭気を放つが，乾燥するとほとんど無臭となる．精油（decanoylacetaldehyde $C_9H_{19}COCH_2CHO$, laurylaldehyde など），その他，フラボノイドの quercitrin などを含む．開花期の地上部 生薬 ジュウヤク 十薬（重薬）㊚を民間で緩下，利尿に煎用，また，生の葉をあぶって化膿，腫物，外傷などに外用する．

Quercitrin

> 十薬は日本の代表的な民族薬の一つ．この名は10種類の薬に匹敵する効き目がある意味とされるが，重薬とも書き，また十は蕺の字を書き換えたものともいわれる．ドクダミの名は毒痛みを治す意味との説がある．

ハンゲショウ *Saururus chinensis* Baill. (中)三白草　湿地や水辺に自生する多年草．日本，朝鮮，中国，フィリピンなどに分布する．葉は互生し，花穂の近くの葉は先端を残し白くなる．6〜8月に穂状花序を出し，多数の無花被花を付ける．葉や全草を民間で利尿薬として水腫などに用いるほか，生の葉をすりつぶして化膿などに外用する．

11-2　コショウ科　Piperaceae

草本，低木または藤本で，葉は多くは互生，花は単性または両性で無花被，大部分は熱帯に分布する．精油，辛味成分を含むものが多い．

コショウ *Piper nigrum* L. (中)胡椒　(英)pepper〔原色図25（写真 p.4）〕　インド原産のつる性低木で雌雄異株（栽培種は雌雄同株）．インド，インドネシア，ブラジルなど熱帯各地で栽培される．葉は卵形で互生し，花は無花被で穂状になって垂れ下がる．果実は熟すと紅色，完熟すると黄色となる．生薬 黒胡椒（成熟前の果実），白胡椒（完熟した果実から果皮を除去）を香辛料とし，料理やソースの製造に用いる．薬用には白胡椒を健胃，発汗，駆風薬とする．辛味成分（6〜13 %）は piperine と chavicine で，辛味は後者が著しく強い．その他（−）-α-phellandrene を主成分とする精油（1〜2 %），脂肪油（6〜12 %）などを含む．

Piperine
(*trans, trans*)

Chavicine
(*cis, cis*)

キンマ *P. betle* L. （英)betel　マレーシア原産のつる性の常緑木本．雌雄異株，花は無花被で穂状花序になって垂れ下がる．東南アジア，中国南部など熱帯各地で栽培される．葉 生薬 蒟醬葉(くしょうよう)は精油（0.8～1.8％）を含み，その成分は chavibetol, chavicol, eugenol など．健胃，去痰薬とする．ミクロネシア，マレー半島，インド，パキスタンなどでは，檳榔子(びんろうじ)の切片に阿仙薬，石灰を混ぜ，キンマの新鮮葉で包んで口中で噛む嗜好料（betel）として広く愛好される．

カワカワ *P. methysticum* Forst.　（英)kava kava　大形の常緑多年草，低木状で高さ 2～3 m．花穂を腋生し，多数の無花被花を付ける．ポリネシア諸島に自生または栽培される．根茎 生薬 カワ根．住民は生の根茎を砕いて絞った汁，または乾燥根を水でもみ出した汁をし好性飲料とする．鎮静，麻酔作用があり，これを飲むと酩酊状態となるが，常用すると皮膚病や精神薄弱になり，いわゆるカワ中毒（kawaism）になる．活性成分は樹脂（5～10％）にあり未詳であるが，樹脂から弱い麻酔作用をもつ α-ピロン誘導体（kawain, methysticin など）が分離されている．アメリカで栄養補助食品 dietary supplement として用いられるが，副作用が問題とされている．

Kawain

クベバ（cubeb）　*Piper cubeba* L. fil.　常緑つる性低木．東南アジア，インド，西インド諸島に分布．未熟果穂 生薬 蓽澄茄(ひっちょうか)は芳香性健胃，鎮嘔，利尿，去痰，尿路防腐薬．精油（*d*-sabinene, *d*-carene, 1,4-cineole など），リグナン（cubebine, cubebinolide）を含む．

フウトウカズラ *P. kadzura* Ohwi　常緑つる性木本．日本（関東南部以西，沖縄），台湾，中国南部に分布．関節痛，打撲傷の浴湯料，crotepoxide は抗腫瘍性．

ナガコショウ（インドナガコショウ）（Indian long pepper）*P. longum* L.　常緑つる性木本．インド，東南アジア，中国南部に分布．未熟果穂 生薬 蓽茇(ひはつ)は芳香性健胃，鎮痛，止瀉薬，香辛料．Piperine, piperlongmine などを含む．

ヒバノ（ジャワナガコショウ）*P. retrofractum* Vahl　未熟果穂 生薬 蓽茇(ひはつ)は香辛料．

11-3　センリョウ科　Chloranthaceae

多年草または木本で，花は単性または両性，両性花には花被がない．東アジアの温帯から熱帯及びニューギニア，南アメリカなどに分布．

ヒトリシズカ *Chloranthus japonicus* Sieb.　日本，朝鮮，中国に分布する多年草．葉は4枚で茎の上方に輪生のように付く．根 生薬 及已(きゅうい)の煎汁を皮膚病や悪瘡に外用する．

12 ウマノスズクサ目 *Aristolochiales*

12-1 ウマノスズクサ科 Aristolochiaceae

草本または低木で，つる性のものもある．葉は互生．花は両性または単性で，花被は筒状，鐘状またはラッパ状．果実は蒴果または液状果．熱帯に多い．精油を含むものが多い．

ウスバサイシン *Asiasarum sieboldii* F. Maekawa〔原色図26（写真 p.5）〕 本州と北九州及び中国の東北部と中部に分布する多年草．地下に節のある短い根茎と特有の芳香と辛味のある根をもつ．葉は2枚，心臓形で長い柄がある．4～5月に葉間から暗紫色鐘状の花を1個付ける．ウスバサイシン及びケイリンサイシン *A. heterotropoides* F. Maekawa var. *mandshuricum* F. Maekawa の根及び根茎 生薬 サイシン 細辛⑯を解熱，鎮痛，鎮咳，去痰，利尿薬として漢方薬（小青竜湯，当帰四逆湯，立効散など）に配合する．成分として methyleugenol を主成分とする精油（2～3％）のほか，リグナンの (−)-asarinin [sesamin（→ p.185）の立体異性体]，アルカロイドの higenamine などを含む．

Higenamine

カンアオイ *A. kooyanum* Makino var. *nipponicum* Kitamura 関東と中部地方に自生する多年草．ウスバサイシンに似ているが，葉が厚く常緑で，葉の表面に白斑がある点が異なる．1月頃，暗紫色鐘状の花を付ける．根と根茎 生薬 杜衡（土細辛）を細辛の代用に，鎮痛，鎮咳，去痰，利尿薬とする．これは safrole を主成分とする精油（約1.4％）を含む．中国では *A. forbesii* Maxim. の地下部または全草を杜衡として用いる．

ウマノスズクサ *Aristolochia debilis* Sieb. et Zucc. 本州中部以南，四国，九州，沖縄，中国に分布するつる性の多年草．根は太く地中に長く伸びる．葉は互生．7～8月に紫緑色で筒状ラッパ形の花を付ける．本植物とマルバノウマノスズクサ *A. contorta* Bunge の根および果実をそれぞれ 生薬 青木香（土青木香）および馬兜鈴と呼び，前者は鎮痛，消炎，解毒薬，後者は鎮静，去痰薬として用いる．根には aristolone を主成分とする精油（1％）のほか，aristolochic acid I, II, アルカロイドの magnoflorine などを含む．Aristolochic acid I, II はニトロ基をもつ化合物で（I は腎障害を引き起こすと疑われている），ウマノスズクサ属（*Aristolochia*）に分布する．また，中国に自生するつる性木本の *A. fangchi* Wu および *A. heterophylla* Hemsl. の根はそれぞれ，中国で 生薬 広防已及び漢中防已と呼び，ツヅラフジ科を基原とする粉防已や木防已とともに，「防已」として，利尿，鎮痛薬として用いる．

Aristolochic acid I

13 オトギリソウ目 *Guttiferales*

13-1 ボタン科　Paeoniaceae

多年草または小低木．主としてアジアの温帯から亜寒帯に分布し，ヨーロッパ，西アフリカや北アフリカにも見られる．葉は互生し，大形で，2回3出または羽状複葉．大形の花を開く．ボタン属1属のみ．

シャクヤク *Paeonia lactiflora* Pall.（英）peony　（中）芍薬〔原色図27（写真 p.5）〕　東アジア原産の多年草で，中国東北部，シベリア，朝鮮北部に分布する．日本でも古くから観賞用や薬用に広く栽培される．根は紡すい状に肥厚する．葉は互生し，2回3出複葉．初夏に枝先に紅～白色の大きな花を付ける．根 生薬 シャクヤク 芍薬局を鎮痛，鎮痙，通経薬として漢方処方（四物湯，小建中湯，加味逍遙散など）に多用する．変形モノテルペン配糖体のpaeoniflorin とその関連化合物，ガロタンニンなどが含まれる．日本に自生するヤマシャクヤク *P. japonica* Miyabe et Takeda とベニバナシャクヤク *P. obovata* Maxim. の根も同様の目的で薬用にする．後者は中国にも産し，中国産赤芍の基原植物の一つ．

Paeoniflorin

ボタン　*P. suffruticosa* Andr.（*P. moutan* Sims）（英）tree peony　（中）牡丹〔原色図28（写真 p.5）〕　中国原産の落葉低木で，中国中部に野生するが，古くから日本でも観賞用や薬用に栽培される．葉は互生し，2回3出または2回羽状複葉．5月頃枝先に，白，紅，紫など品種によって様々な色の大形の花を付ける．根皮 生薬 ボタンピ 牡丹皮局を消炎，通経，駆瘀血薬として漢方処方（加味逍遙散，桂枝茯苓丸，八味地黄丸など）に配合する．成分として，paeonol とその配糖体，paeonoside, paeonolide のほか，paeoniflorin, ガロタンニンなどを含む．

Paeonol

13-2 マタタビ科　Actinidiaceae

高木または低木で，ときにつる性になる．主に温帯から熱帯に分布．葉は単葉で互生，萼片は5個が屋根瓦状，花弁も同数が屋根瓦状または回旋状に付く．果実は液果，まれにさく果．3属，320種．

マタタビ　*Actinidia polygama* Planch. et Maxim.〔原色図29（写真 p.5）〕　山地に自生するつる性の落葉低木．葉は卵円形で，花期に枝先の葉の上半部または全体が白色になり，よく目立つ．花は白色，液果は長楕円形で先はくちばし状に尖る．辛味と特有の香りがある．雌雄異株．

果実に小蠅の一種が寄生してできた虫こぶ 生薬 木天蓼（＝天木蔘）は体を温めるのに用いる．酒に浸して天蓼酒とし，虫こぶのない果実も同様に用いる．果実は iridomyrmecin などのイリドイド，actinidine などを含み，ネコ属の動物がこれを食べると異常に興奮する（マタタビ作用）．

サルナシ *Actinidia arguta* Planch. et Miq.　つる性落葉木本．日本，朝鮮半島，中国に分布．樹液を東北地方で脚気，心臓，腎臓，咳，痰などに用いる．

13-3　ツバキ科　Theaceae

高木または低木で，ふつう常緑．北半球の熱帯，亜熱帯に多く，温帯にも少数ある．多くは単葉を互生し，花は葉腋に単生することが多い．果実はふつうさく果で，熟すと裂開するものが多い．35属，約600種が知られている．

チャ *Camellia sinensis* O. Kuntze　中国及び日本原産といわれる．各地で栽培される常緑低木．葉は長楕円形，光沢があり革質．秋に白色5弁花を付け，翌年の秋さく果が3つに割れて3個の種子を出す．葉は caffeine, theophylline, xanthine などのプリン塩基，(−)-epigallocatechin gallate を主とするカテキン類（茶のポリフェノール，タンニンといわれるもの）その他を含む．非発酵茶（緑茶），半発酵茶（ウーロン茶，その他），発酵茶（紅茶）などの原料として用いられる．漢方薬の川芎茶調散に配合される．茶ポリフェノール，茶カテキンは特定保健用食品の関与成分．茶ポリフェノールは俗にカテキンと呼ばれているが，その主成分はカテキンではない．

Caffeine

(−)-Epigallocatechin gallate

> 世界で古くから広く用いられてきた嗜好飲料にはカフェインと何らかのタンニン・ポリフェノールの両方を含むものが多い．チャ（ツバキ科，カテキン誘導体を含む），コーヒー（アカネ科，カフェタンニンを含む），マテ（モチノキ科），ガラナ（ムクロジ科），コラ（アオギリ科）などである．なお，カフェインがこのように分類上，互いにかけ離れた科の植物に含まれていることは化学分類学上，平行進化の例と見られる．

ツバキ（ヤブツバキ） *C. japonica* L.（中）山茶　常緑小高木，東洋特産で，暖地に生育する．葉は楕円〜長楕円形，光沢のある深緑色で革質．春，赤色の5弁花を単生し，秋に球形の果実を結ぶ．園芸品種が多い．種子を圧搾して得た脂肪油（ツバキ油）は良質の不乾性油（主成分はオレイン酸のグリセリド）で，薬用，化粧用などに賞用される．花はタンニンを多く含み，収れん，止血，整腸効果などが知られている．

> ツバキと同属のサザンカとを比べると，ツバキには子房に毛がないことと，花が咲いたあと花弁が雄ずいを伴ったまま落下する（サザンカは花弁がばらばらに散る）点で区別できる．昔の武士はこの花の落ち方が切られた首のそれに似ているとして忌み嫌った．サザンカを山茶花と書くが，この漢字名は中国ではツバキの花を指す．

サザンカ *C. sasanqua* Thunb.（中国名：茶梅） 常緑小高木．四国，九州，沖縄などの暖地に自生，栽植．種子に含まれる脂肪油 生薬 サザンカ油は頭髪油，軟膏の基剤などとして，ツバキと同様に用いる．種子はオレイン酸のグリセリドを含む．

13-4 オトギリソウ科 Guttiferae

高木または低木，草本もある．木本は熱帯に多い．葉や花に油点または油腺があり，オトギリソウ属（*Hypericum*）植物の多くはここに赤色色素 hypericin を含む．49 属，約 900 種．

オトギリソウ *Hypericum erectum* Thunb.〔原色図 30（写真 p.5）〕 多年草．日本，朝鮮半島に分布．葉は長楕円〜披針形で対生．夏，枝先に黄色 5 弁花を次々に咲かせる．Hypericin を含み，葉を透かして見ると油点が黒く点在して見える．全草 生薬 小連翹(しょうれん ぎょう)を止血，収れん，含そう薬とする．民間で葉を創傷，打撲傷に用いる．

セイヨウオトギリソウ（セントジョンズワート） *H. perforatum* Ledeb. ヨーロッパから中央アジアに分布，茎に 2 本の縦の隆起線，葉に多数の油点がある．Hypericin などを含む．抗うつ薬とされ，米国でも dietary supplement として使われるが，他剤との相互作用などによる副作用等が問題とされている．

シャムガンボージ *Garcinia hamburgi* Hook. fil. 常緑高木．タイ，カンボジアなどに分布．樹幹の乳液 生薬 藤黄（英）gamboge を峻下剤，絵具，染料，塗料（黄色）などに用いる．

インドガンボージ *G. morella* Desr. 常緑高木．インドに分布．

14 ケシ目 *Papaverales*

14-1 ケシ科 Papaveraceae

草本，まれに低木ないし高木．全世界に広く分布し，47 属約 700 種が知られている．乳液に富み，イソキノリン型アルカロイドを含むものが多い．

ケシ *Papaver somniferum* L. (中)罌粟(おうぞく) (英)opium poppy 〔原色図 31, 32 〔写真 p.6〕〕

西アジアまたは南ヨーロッパ原産といわれ，インド，イラン，トルコ，中国，日本などで栽培される1年草または2年草．茎は毛がなく直立し，葉は互生で，基部が茎を抱く．花は頂生し，大形で，色は白，赤，紫色などがある．さく果は楕円形または球形．未熟果実に傷を付けて得られる乳液を乾燥したものをアヘン〔阿片，(英)opium〕という．アヘンは20種以上のアルカロイドを含むが，主なものは morphine, codeine, noscapine, papaverine, thebaine, narceine で，これら以外のアルカロイド含量は極めて少ない．これらのアルカロイドは遊離型ではなく，主としてメコン酸との塩として含まれている．アヘンは 生薬 アヘン末局として鎮痛，鎮痙，鎮咳，止瀉薬，及びアヘン・トコン散（＝ドーフル散，トコンの去痰作用を加えた散剤）局とされるほか，モルヒネ塩酸塩水和物局，コデインリン酸塩水和物局，ノスカピン塩酸塩水和物局，パパベリン塩酸塩局などの医薬品の原料とされる．また南ヨーロッパ原産で茎にまばらに剛毛のある近縁種セチゲルムケシ *P. setigerum* DC. も乳液中にケシと同様アヘンアルカロイド類を含み，あへん法ではケシと同様に扱われる．これらのアヘンアルカロイドを含むケシ属植物の栽培や取扱い及びこれらから製造される医薬品などの取扱いはあへん法，麻薬及び向精神薬取締法により厳重に規制されている．オニゲシ *P. orientale* L.，ヒナゲシ *P. rhoeas* L. はともに morphine（モルヒネ）などの麻薬成分を含まず，観賞用，薬用に栽培されている．

Morphine R＝H
Codeine R＝CH₃

Papaverine

Noscapine

ケシと麻薬原料でない同属植物の見分け方：麻薬原料のケシは (1) 全体が白っぽい緑色で無毛，(2) 葉の切れ込みが浅い，(3) 葉柄がなく葉の付け根が茎を抱き込んでいる．観賞用に栽培されている同属植物（ヒナゲシ，オニゲシなど）の中にケシが混じって生えることがあるが，気付いた者は保健所に届けなければならない．

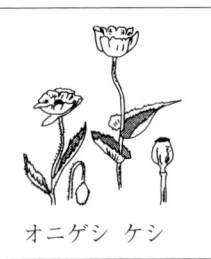

オニゲシ ケシ

エンゴサク *Corydalis turtschaninovii* Bess. f. *Yanhusuo* Y. H. Chou et C. C. Hsu (中)延胡索　中国の河北，山東，江蘇，浙江省など，主として浙江省で栽培産出する多年草．高さ10～20 cmで，地下に塊茎がある．塊茎 生薬 エンゴサク 延胡索局は中国から輸入されている．延胡索は(＋)-corydaline, (±)-tetrahydropalmatine などのアルカロイドを含み，漢方で鎮痛，鎮痙を目的に処方（安中散(あんちゅうさん)，牛膝散(ごしつさん)，折衝飲(せっしょういん)）に配合される．鎮痙薬として胃腸

Corydaline

薬に配合されることもある．オオバエンゴサク（コウライエンゴサク）*C. ternata* Nakai（*C. nakai* Ishidoya）〔原色図 33（写真 p.6）〕は朝鮮半島産．わが国の山野に自生するジロボウエンゴサク *C. decumbens* Pers.，ヤマエンゴサク（ヤブエンゴサク）*C. lineariloba* Sieb. et Zucc. 及びエゾエンゴサク *C. ambigua* Cham. et Schltdl. などの塊茎を以前は延胡索，和延胡索と呼んで同様に用いたが，現在はほとんど産出しない．

クサノオウ *Chelidonium majus* L. var. *asiaticum* Ohwi 日本各地に自生する多年草．全草の黄色の乳液中にアルカロイド chelidonine，chelerythrine などを含む．全草を白屈菜（はっくつさい）と呼んで，鎮痛，鎮痙薬として用いたことがあるが，有毒なため現在はほとんど用いない．民間では湿疹，イボとりなどに外用する．

コマクサ *Dicentra peregrina* Makino 多年草．中部以北，高山地帯に分布．全草は民間で鎮痛薬．アルカロイド（dicentrine など）を含む．

タケニグサ *Macleaya cordata* R. Br. 大型の多年草．日本各地に分布．全草 生薬 博落回（はくらくかい）を皮膚病，たむしに外用，うじ駆除に用いる（内服では有毒）．アルカロイド（protopine，α-allokryptopine など）を含む．

14-2　アブラナ科　Cruciferae

1 年草または多年草，まれに低木．北半球の寒帯から暖帯にかけて分布．約 350 属 3000 種が知られている．葉はしばしば茎を抱き，萼片，花弁は 4 個．シニグリンなど硫黄を含むイソチオシアナート系の辛味配糖体（芥子油配糖体）を含むものが多い．種子にはエルカ酸を酸成分とする脂肪油が広く分布する．

カラシナ *Brassica juncea* Czerniak et Coss.（*Sinapis juncea* L.） 中国原産で中国，日本など北半球各地で栽培される 1 年草または 2 年草．根生葉は大きく長い葉柄をもつ．茎上葉は互生，短い柄がある．春に多数の黄色の十字花をもつ総状花序を頂生する．種子（黄褐色）生薬 芥子（がいし）は，硫黄原子を分子内にもつ配糖体 sinigrin 及び脂肪油などを含み，粉末を微温湯で練ると共存する酵素 myrosinase の作用で sinigrin が加水分解され，強刺激性の allyl isothiocyanate を生じて辛味性になる．皮膚に塗って引赤，湿布剤とし，また，香辛料として非常によく用いられる．ヨーロッパで栽培されるクロガラシ *B. nigra* Koch 及び地中海沿岸〜西アジア栽培のシロガラシ *Sinapis alba* L.（*B. hirta* Moench）の種子をそれぞれ黒芥子（こくがいし）（赤褐色），白芥子（はくがいし）（黄または黄褐色）と呼ぶ．前者は sinigrin を，後者も硫黄含有配糖体 sinalbin を含み，いずれも芥子と同様に用いられる．特に白芥子はカレー粉の原料として用いられる．

$$CH_2=CH-CH_2-C\begin{matrix}N-OSO_3K\\S-\beta\text{-}D\text{-}Glc\end{matrix}$$

Sinigrin

> 市販の芥子の粉末をそのまま料理につけて食べても辛味を感じない．粉末をぬるま湯で練ってのり状にして，しばらくおいてから用いると辛いが，それは本文に述べたような sinigrin の変化のせいである．

アブラナ（ナタネナ）　*B. campestris* L. subsp. *napus* Hook. fil. et Anders. var. *nippo-oleifera* Makino　中国原産で，古くから日本各地で栽培される2年草．春，黄色の十字花を総状花序に付ける．種子は脂肪油に富み，圧搾して得た油 ナタネ油 局 はこれを構成している脂肪酸の主成分がエルカ酸 erucic acid である点が特徴．軟膏，硬膏，リニメント剤など製剤用基剤とするほか，食用油，灯用油，機械油などに広く用いる．カノーラ油はエルカ酸が少なく，オレイン酸が主体の品種の種子油．また，しぼりかす（油搾）は肥料とする．

$$\underset{CH_3(CH_2)_7}{H}\diagdown C=C \diagup \underset{(CH_2)_{11}COOH}{H}$$

Erucic acid

ワサビダイコン（セイヨウワサビ）　*Armoracia rusticana* Gaertn., Mey. et Scherb.　ヨーロッパ産の多年草．根（ホースラディシュ）は香辛料，食欲増進，引赤薬．芥子油配糖体（sinigrin）を含む．

ダイコン　*Raphanus sativus* L.　2年草．日本各地で栽培．成熟種子 生薬 莱菔子を漢方で健胃，去痰に用いる．脂肪油，精油を含む．

ワサビ　*Wasabia japonica* Matsum.　多年草．日本特産，各地の山間で栽培．根茎（山葵）を香辛料，食欲増進，防腐，リウマチ，神経痛に外用．辛味成分（allyl isothiocyanate など），芥子油配糖体（sinigrin）を含む．

15　バラ目 *Rosales*

15-1　マンサク科　Hamamelidaceae

木本，26属約115種が知られ，主にアジアの温帯～暖帯に分布する．アフリカ，オーストラリア，北米，マダガスカルにも数種がある．*Liquidambar* 及び *Hamamelis* の各属にはタンニンを多量含む植物がある．

フウ　*Liquidambar formosana* Hance　落葉高木．台湾，中国南部に自生，日本で植栽．樹脂 生薬 楓香脂（白膠香）を香料，漢方で止痛，止血に用いる．ケイヒ酸，*l*-borneol などのテルペン類を含む．

ソゴウコウノキ *L. orientalis* Mill.　落葉高木．小アジア原産．樹脂を熱湯抽出して得るバルサム 生薬 蘇合香（流動蘇合香）などを香料，疥癬に外用．ケイヒ酸，ケイヒ酸エステル，樹脂，精油などを含む．

ハマメリス（アメリカマンサク） *Hamamelis virginiana* L.　落葉小高木．北米，カナダ，メキシコに分布．葉 生薬 ハマメリス葉を収れん薬として下痢，腸カタルに内用．湿しん，やけどに外用．また化粧水（ハマメリス水）とする．タンニン，精油（微量）を含む．

15-2　ユキノシタ科　Saxifragaceae

多年草または低木，時につる状にもなる．寒帯〜温帯に分布．80属1200種．しばしば多量のタンニンを含み，また，phyllodulcin などのイソクマリン誘導体を含むものがある．

アマチャ *Hydrangea macrophylla* Ser. var. *thunbergii* Makino 〔原色図34（写真 p.6）〕　日本各地で栽培される落葉低木で，7〜8月頃枝先に青〜紅紫色の花を散房状に付ける．葉を発酵させた後，乾燥すると甘くなる．これを 生薬 アマチャ 甘茶⑯として，家庭薬製剤の矯味甘味薬，口腔清涼剤の原料，しょう油の甘味料などに用いる．甘味を与えるのはイソクマリン誘導体のフィロズルシン phyllodulcin であるが，これは生薬中の成分である配糖体 phyllodulcin glucoside が調製加工中に加水分解されて生成する．アマチャの外形はヤマアジサイ *H. macrophylla* Ser. var. *acuminata* Makino とよく似ており，ヤマアジサイの甘味変種ともいわれる．

Phyllodulcin

> アマチャの葉を摘み取ってそのまま噛んでも甘くない．生の葉に含まれるフィロズルシン配糖体はむしろ苦味がある．しかし葉が発酵するとその糖がはずれ，フィロズルシンが遊離して甘くなる．

アカショウマ *Astilbe thunbergii* Miq.　多年草．本州，四国，九州の山地に分布．根茎 生薬 赤升麻は升麻に誤用されることがある．タンニンや没食子酸誘導体でイソクマリン骨格をもつ bergenin を含む．

ジョウザンアジサイ（ジョウザン） *Dichroa febrifuga* Lour.　落葉低木．中国中南部，インド，東南アジアに分布．根 生薬 常山は抗マラリア薬，解熱薬（漢方）．アルカロイドの febrifugine, isofebrifugine を含む．

ユキノシタ *Saxifraga stolonifera* Meerb.〔原色図35（写真 p.6）〕　半常緑多年草．日本（北海道以外），中国の陰湿地に分布．全草 生薬 虎耳草を民間で小児のひきつけ，浮腫，中耳炎，はれもの，痔に，漢方で中耳炎，湿疹，痔に用いる．タンニン，カリウム塩類（硝酸カリウム，塩化カリウムなど）を含む．

15-3　トベラ科　Pittosporaceae

9属，約240種．オーストラリアを中心に分布し，日本にはトベラ属のみ．

トベラ *Pittosporum tobira* Ait.　常緑低木．日本（本州〜沖縄）の海岸，朝鮮，中国，台湾に分布．葉を民間で皮膚病に外用．トリテルペンサポニン（非糖部は R_1-barrigenol など）を含む．

15-4　バラ科　Rosaceae

草本，低木から高木まで，約100属，3000種が世界に広く分布するが，果樹，園芸植物として栽培され，中間種が多いため分類困難な場合も多い．リンゴ，イチゴのように偽果を作るものが多い．サクラ属（*Prunus*）及び近縁植物の種子や葉などには amygdalin, prunasin などの青酸配糖体が広く分布し，バラ属（*Rosa*）の花は精油を含む．その他タンニン，脂肪酸エステル，有機酸類，サポニンなど種々の成分が含まれ，薬用にされる植物が多い．

ビワ *Eryobotrya japonica* Lindl.　中国原産，国内でも果樹として栽培される常緑高木．葉は互生，大型で短柄があり厚く，裏面には淡褐色の毛が密生．初冬に白花を多数付け，夏に果実が熟す．葉 生薬 ビワヨウ　枇杷葉㊁を鎮咳去痰，鎮嘔薬として漢方処方甘露飲，辛夷清肺湯などに配合する．また，あせもの薬とする．Amygdalin, chlorogenic acid, フラボノイド，トリテルペノイドなどを含む．

ホンアンズ（セイヨウアンズ）　*Prunus armeniaca* L.（英）apricot（中）杏；**アンズ** *P. armeniaca* L. var. *ansu* Maxim.（中）山杏〔原色図36（写真 p.6）〕　前者は中国原産で中国東北部，北部一帯に野生しまた栽培される落葉高木でウメに似る．後者も中国原産で中国の北部一帯で野生しまた栽培される．日本でも古くから，特に長野県，山梨県で果樹として栽培される．

アンズはホンアンズにくらべ，葉や果実はやや小さく，果肉も薄い．両種の種子 生薬 キョウニン　杏仁㊁は青酸配糖体 amygdalin, 脂肪油，加水分解酵素 emulsin などを含み，鎮咳去痰などを目的に漢方処方（杏蘇散，麻黄湯，麻杏甘石湯など）に配合される．またキョウニン水㊁（鎮咳去痰薬），キョウニン油の製造原料とされる．日本ではアンズは主に果物として生産され，杏仁は乾し杏，ジャム製造の副産物として得られている．中国では苦味のあるものを杏仁（苦杏仁）として薬用に，甘味のあるものを甜（甘）杏仁と呼んで食用にする．

モモ *P. persica* Batsch（英）peach　（中）桃　中国原産．中国各地でも，また日本でも果樹，観賞樹として広く栽培されている．落葉性の小高木で高さ8mになる．花はふつうは淡紅色．白色，濃紅色などの品種もある．果実は夏に熟す．モモ及び近縁の中国産の *P. persica* Batsch var. *davidiana* Maxim.（= *P. davidiana* Franch.）（中国名：山桃）の種子 生薬 トウ

ニン　桃仁⑯ は杏仁と同様に amygdalin, emulsin, 脂肪油などを含む．しかし杏仁とは薬効が異なるものとして，漢方処方（桂枝茯苓丸，大黄牡丹皮湯，桃核承気湯など）では月経痛，月経不順，打撲痛などに消炎性駆瘀血薬として配合される．桃仁はほとんどが中国からの輸入品であり，現在，日本では生産されない．

> 日本産のモモは一般に果物としての品種改良が進んでいて，果実は大きいが種子の仁は小さく，桃仁としての薬用には不適．なお，日本の民間療法では便秘に桃のつぼみを乾かしたものを煎じて用いたり，あせもに葉を風呂に入れたり，煎じて外用する．

ヘントウ　*P. dulcis* D. A. Webb（*P. amygdalus* Batsch）（英）almond　（中）扁桃，巴旦杏

中央アジア原産で，地中海地方，イタリア，中国などで栽培されている高さ 3～8 m の落葉小高木．種子の成分及び味の違う次の 2 変種がある．—— var. *amara* Focke の種子 生薬 苦扁桃は味が苦く，青酸配糖体 amygdalin, 加水分解酵素 emulsin 及び脂肪油を含む．—— var. *dulcis* Buckheim の種子，甘扁糖は脂肪油は含むが，amygdalin をほとんど含まず，味は甘く，菓子に用いられる．いずれからも扁桃油が得られる．また，苦扁桃から水蒸気蒸留により苦扁桃水が得られ，杏仁水と同様の組成のものとしてヨーロッパでは鎮咳薬とした．

ウメ　*P. mume* Sieb. et Zucc　中国原産，古く渡来し，日本各地で栽培される落葉小高木．核果は球形で梅雨の頃黄熟する．未熟果実（青梅）を煤煙中でくん製にしたもの 生薬 烏梅は収れん作用があり，漢方で止瀉，止血，駆虫薬などとする（処方例：烏梅丸）．日本では熟す直前の青梅を梅酒，梅肉エキスなどの材料とし，やや黄色くなったものを梅干にする．梅肉エキスは下痢，吐き気などに用いる．果実はクエン酸，リンゴ酸，コハク酸などのほかに amygdalin を含む．

> 青梅を食べると中毒するといわれるが，これは含まれている amygdalin が分解して生じる青酸による中毒と見られる．しかし青酸イオンは木からもぎとった新鮮な果実には少なく，早落ちした果実に多く含まれている．元気の衰えた果実が落ちているのを拾って食べると中毒しやすい．

ノイバラ　*Rosa multiflora* Thunb.　日本各地の原野，河岸に自生，中国，朝鮮にも分布する．落葉性のつる性小低木で，高さ約 2 m に達する．茎は盛んに分枝し，枝には多くのとげがある．偽果は球状で，赤熟する．偽果またはその中にある果実 生薬 エイジツ 営実⑯ は multiflorin A（kaempferol 配糖体），B などのフラボノイド配糖体を含み，緩下薬．中国では浮腫，脚気，腎炎，利尿などに用いる．葉面に光沢があるテリハノイバラ *R. wichuraiana* Crépin など近縁種の偽果，果実も営実の名で用いる．

Multiflorin A

> ノイバラには丸くて赤い"実"がなるが，これは偽果である．その皮を剝くと，中に黄色を帯びた"種子"のようなものが5〜10個入っていて，これが本当の果実である．果実は子房が成熟肥大してできたものであるのに対して，偽果は子房以外の部分が肥大してできる．

キンミズヒキ *Agrimonia pilosa* Ledeb. var. *japonica* Nakai (*A. pilosa* Ledeb.) (中国名：竜牙草) 〔原色図37（写真 p.7）〕 多年草．日本各地に分布．全草 生薬 仙鶴草（竜牙草）は止血，止瀉薬．タンニン（argimoniin など）やイソクマリン誘導体（argrimonolide）を含む．

カリン *Chaenomeles sinensis* Koehne 落葉高木．中国原産，日本各地で栽培．果実 生薬 榠櫨（光皮木瓜）は鎮咳薬（煎剤，薬用酒），鎮咳，去痰薬（漢方）．タンニンや酒石酸などの有機酸を含む．

ボケ *C. speciosa* Nakai (*C. lagenaria* Koidz.) 落葉低木．中国原産，日本各地で栽培．果実 生薬 木瓜は利尿，整腸薬（漢方）．サポニンや酒石酸などの有機酸を含む．

サンザシ *Crataegus cuneata* Sieb. et Zucc. 落葉低木．中国原産，日本各地で栽培される．果実 生薬 山査子を中国で消化不良，下痢，瘀血による疼痛などに用いる．Quercetin（フラボノイド）やクエン酸などの酸類を含む．

セイヨウサンザシ *C. monogyna* Jacq., *C. leavigata* DC. (英) Hauthorn herb 落葉低木．ヨーロッパ，西アジア，北アフリカ原産．果実を冠血流促進，緩和な心臓疾患薬として用いる．タンニン（procyanidin oligomer）やフラボノイド（hyperoside, vitexin 等）を含む．

コソ（コソノキ） *Hagenia abyssinica* Gmel. 落葉高木．エチオピア山地に分布．雌花 生薬 コソ花は条虫駆除薬．フロログルシン誘導体（α-, β-kosin など）を含む．

ヤマザクラ *Prunus jamasakura* Sieb. et Zucc. 落葉高木．本州（関東，中部以西），四国，九州の山地に分布．樹皮 生薬 桜皮は鎮咳去痰薬．フラボノイド配糖体（glucogenkwanin）を含む．

ニワウメ *P. japonica* Thunb. 落葉低木．中国原産，日本植栽．種子 生薬 郁李仁は利尿，瀉下薬（漢方）．青酸配糖体（amygdalin）を含む．

セイヨウバクチノキ *P. laurocerasus* L. 常緑高木．ヨーロッパ原産．葉を水蒸気蒸留したラウロセラズス水は鎮咳薬．青酸配糖体（prunasin）を含む．

バクチノキ *P. zippeliana* Miq. 常緑高木．日本（関東地方以西），台湾に分布．葉を水蒸気蒸留したバクチ水は鎮咳薬．青酸配糖体（prunasin）を含む．

シャリンバイ *Rhaphiolepis umbellata* Makino　　常緑低木．本州（山形，宮城両県以西），四国，九州，沖縄，台湾に分布．樹皮は大島紬の褐色染料．タンニンを含む．

セイヨウバラ *Rosa centifolia* L.；**ダマスクローズ** *R. damascena* Mill.；***R. gallica* L.**　　落葉低木．フランス，ブルガリアで栽培．花から得られるローズ油は香水，化粧品原料．精油（モノテルペン：citronellol, geraniol など）を含む．

ハマナス *R. rugosa* Thunb.　　落葉低木．茨城県以北，鳥取県以北の海岸砂地に分布．花から得る日本産ロース油は香水，化粧品原料．精油（モノテルペン：citronellol, geraniol など）を含む．

ワレモコウ *Sanguisorba officinalis* L.　　多年草．日本各地，アジア，ヨーロッパに分布．根及び根茎 生薬 地楡は収れん，止血薬．タンニン，トリテルペンサポニンを含む．

15-5　マメ科　Leguminosae

草本，低木，または高木，時に蔓性となり，しばしば刺を生じる．花は蝶形花，果実は本科独特の豆果．600 属 13000 種が世界中に分布．アルカロイド，フラボノイド，トリテルペノイドサポニン，タンニン，青酸配糖体，アントラキノン誘導体，ゴム質，多糖類，脂肪油，精油などの多種多様の成分が見出されており，薬用や食用にされる植物が多い．

***Glycyrrhiza*（カンゾウ）属植物**　（英）licorice　　世界で最も古くから利用されていた薬用植物の一つで，古代ギリシャや中国でも知られていた．根とストロンを薬用にする．

1) ***G. uralensis* Fisch.**（以前の和名：ウラルカンゾウ）　中国北部及びモンゴル，シベリアなどに野生する多年草．高さ 30〜70 cm，大きな円柱状の根茎から四方に地下茎を出す．日本市場の東北甘草と呼ばれる生薬の基原とされる．

2) ***G. glabra* L.**（以前の和名：スペインカンゾウ）〔原色図 38（写真 p.7）〕　アフガニスタン，シベリア，スペイン，イタリア等に本種及びその変種を産する．中国からも輸入され日本市場の西北甘草と呼ばれる生薬は本種の他 *G. uralensis* を基原とするものがある．東北甘草と共に漢方薬用*に輸入されている．米国では licorice と呼び dietary supplement の一つである．

　G. uralensis 及び *G. glabra* の根は極めて長く粗大で，これらの根及びストロン**が 生薬 カンゾウ 甘草局の基原である．鎮痙鎮痛，鎮咳去痰薬として漢方処方（桂枝湯，芍薬甘草湯，大黄甘草湯，その他多数）に配合される．甘味料，矯味料にも用いられる．甘味成分はトリテルペノイドサポニンのグリチルリチン酸（glycyrrhizic acid）で，その他 liquiritin などのフラボノイド配糖体も含有する．

Glycyrrhizic acid

3) ***G. inflata* Batalin**　中国新疆省に産し日本市場に新疆甘草(しんきょうかんぞう)の名で輸入される生薬の基原の一つとみなされている．Glycyrrhizic acid 抽出に用いられる．

> ＊輸入甘草のうち東北甘草と西北甘草（ともに日本市場名）のみが漢方薬に使われ，局方品．その他の甘草も glycyrrhizic acid を主成分として含んでいる点は共通であるが，フラボノイドその他のポリフェノール成分に違いがある．
> ＊＊ストロン（→p.21）はつるになって地上または地下をはい，節から根や茎を出して繁殖する葡匐茎(ほふくけい)であるが，甘草のは地下をはう．

カラバルマメ　*Physostigma venenosum* Balfour fil.　アフリカ中部西岸ナイジェリアの Calabar（カラバル）河流域に自生または栽培されている蔓性の低木．種子 生薬 カラバル豆はアルカロイドの physostigmine (= eserine) 等を含有する．縮瞳薬，眼内圧低下薬として用いられるサリチル酸フィゾスチグミンの製造原料である．

Physostigmine

> カラバルマメには 神託豆(しんたくまめ) ordeal beans の別名がある．昔カラバル地方でのいわゆる神託裁判で，犯罪容疑者にカラバル豆のエキスを飲ませ，中毒死したら有罪と判断したといわれる．

ラッカセイ（ナンキンマメ）　*Arachis hypogaea* L.（中）落花生　世界各地で栽培される草丈約 60 cm の 1 年草．晩夏，葉腋に鮮黄色の蝶形花を開く．花の下の萼筒が伸び地下にもぐり地中に豆果を実らせる．果皮は厚く，中に楕円〜長楕円球状で赤褐色の種皮を被った種子含む．種子は食用．種子から得る油はラッカセイ油 局 で軟膏，硬膏，リニメント剤の製剤用基材の原料．

ダイズ　*Glycine max* Merr.　世界各地で栽培される草丈約 60 cm の 1 年草．種子は大豆で食用．種子から得る油 生薬 ダイズ油 局 は軟膏，硬膏，リニメント剤などの製剤用基材の原料．また，術前術後の栄養補給などに点滴静注する．ダイズ油はリノール酸（約 50％），オレイン酸，パルミチン酸，リノレイン酸などのグリセリド類で構成される．大豆およびその製品の保健効果が話題となっており，大豆イソフラボンにエストロゲン作用があるとされ dietary supplement として用いられる．大豆オリゴ糖，大豆タンパク質，リン脂質結合大豆ペプチド，大豆イソフラボンなどは特定保健用食品の関与成分．

アラビアゴムノキ　*Acacia senegal* Willd.　アフリカ〜アラビア半島原産．主にアフリカで栽培される常緑小高木．幹および枝の切り口からにじみ出る分泌物が空気に触れて固まったものが 生薬 アラビアゴム 局 である．主要成分は多糖体の arabic acid で，加水分解により L-arabinose, D-galactose, L-rhamnose 及び D-glucuronic acid を生じる．乳化，懸濁化剤及び錠剤や丸剤の結合薬，又は糊料とされる．同属の *A. seyal* Delile も同目的に用いられるが劣品．イ

ンドやミャンマーに生育する A. catechu Willd. は樹幹からはアラビアゴムを採取し，材をペグ阿仙薬の原料とする．

> アラビアゴムノキの数は著しく減少している．炊事用の燃料も不足しているアフリカの飢餓地域では，生えている木を片端から切り倒して燃料にしており，その中にアラビアゴムノキも含まれている．

トラガントノキ *Astragalus gummifer* Labill.　トルコ，イラン，シリアなどアジア西部～ヨーロッパ東南部の高原地帯に自生する低木．幹の切り口からにじみ出る分泌物が固化したものが 生薬 トラガント⑩ である．成分は酸性多糖 tragacanthic acid とペクチン類似の中性多糖 bassorin との混合物を主とする．リニメント剤などの懸濁化剤および錠剤や丸剤の結合薬とする．同属近縁の 10 余種もトラガントの原料植物とされる．

> トラガントはアイスクリームに粘りけを付ける材料としても用いられた．

キバナオウギ　*A. membranaceus* Bunge（中）黄耆〔原色図 39（写真 p.7）〕；***A. mongholicus* Bunge**（中）内蒙黄耆（以前の和名：ナイモウオウギ）　草丈約 1.0 m の多年草．前者は中国東北部，内蒙古，朝鮮半島，モンゴル，シベリアなどに分布し，日本でも栽培される．後者は中国東北部，内蒙古，モンゴル，シベリアに分布する．両者の根 生薬 オウギ 黄耆⑩ は漢方で補養薬として保健強壮薬（黄耆建中湯，補中益気湯，十全大補湯など）に配合される．成分はイソフラボンの formononetin やトリテルペノイドサポニンの astragaloside I～Ⅷなどである．

エンジュ　*Sophora japonica* L.〔原色図 40（写真 p.7）〕
中国原産の落葉高木．日本でも各地に植栽される．花蕾 生薬 槐花を高血圧症，毛細血管出血の予防や治療に用いる．漢方で収斂，止血，鎮痛を目標に鼻や痔出血に用いられる．主成分のフラボノール配糖体 rutin の他，トリテルペノイドサポニン kaikasaponin I～Ⅲを含有する．Rutin は血管透過性抑制作用があるところから，内出血の予防薬とされ，槐花は格好な rutin 製造原料である．

Rutin

クララ　*S. flavescens* Ait.　中国，朝鮮半島，日本（本州，四国，九州），シベリアなどの日の当たる山野に自生する草丈約 1.5 m の多年草．根 生薬 クジン 苦参⑩ は苦味健胃薬，止瀉薬である．漢方では清熱薬として処方に配合（三物黄芩湯，消風散，苦参湯など）し，解熱，皮膚疾患などに用いる．主要な成分はアルカロイドの matrine である．

エビスグサ　*Cassia obtusifolia* L.〔原色図 41（写真 p.7）〕　中央アメリカ原産の草丈 1.5 m に達する 1 年草．日本でも栽培．近縁種 *C. tora* L.（中）決明（以前の和名：ホソミノエビスグサまたはコエビスグサ）は，エビスグサに似るが草丈約 1 m．中国各地で野生または栽培．両種の

種子 [生薬] ケツメイシ 決明子⑮は緩下薬，整腸薬の他，ハブ茶の名で健康茶とする．中国で"明を決く"効があるとして，目の充血などの眼疾患に用いる．両種の種子にはアントラキノン誘導体（emodin, obtusifolin, obtusin 等）およびその配糖体やナフタリン誘導体（rubrofusarin 等）を含有する．*C. tora* の種子はアントロン誘導体の chrysophanol-9-anthron を含有する．

ハブソウ *C. occidentalis* L.（= *C. torosa* Cav.）（中）望江南〔原色図41（写真 p.7）〕 熱帯アメリカ原産の草丈 1.0～1.5 m になる 1 年草で，茎の下部は木質化する．日本各地に栽培される．種子をハブ茶としているが，一般には決明子をハブ茶とする．中国では種子（望江南子）を茶剤とする他，茎葉 [生薬] 望江南を血尿，腹痛，目の充血，虫や蛇の咬傷などに用いる．葉および根にアントラキノン誘導体を含有する．

C. angustifolia **Vahl**（以前の和名：ホソバセンナ）；*C. acutifolia* **Delile**（以前の和名：センナ） 両種とも熱帯性の常緑小低木．葉は羽状複葉で，小葉は長さ 1.5～5 cm，幅 0.5～1.5 cm の披針～狭披針形．小葉 [生薬] センナ⑮は，瀉下剤．主要な有効成分はジアントロン配糖体の sennoside A, B である．前者は主にインド南部の tinnevelly 地方で産出しチンネベリ・センナの名で，後者はアフリカ北東部ナイル河流域で産出し alexandria 港から輸出されアレキサンドリア・センナの名でそれぞれ市場に流通している．

クズ *Pueraria lobata* Ohwi〔原色図42〕 日本各地，朝鮮半島，中国の山野に自生する蔓性の半低木．蔓茎の上部は草質，基部は木質．周皮を除いた根 [生薬] カッコン 葛根⑮は風邪や発汗，解熱，鎮痛などを目標に漢方処方（葛根湯，桂枝加葛根湯，升麻葛根湯など）に配合される．イソフラボン誘導体の daidzin, daidzein, puerarin などを含有し，puerarin は C-配糖体．多量に含有するデンプンは葛デンプンで食品用．中国の民間で花を二日酔いに用いる．

Puerarin

スオウ *Caesalpinia sappan* L. インド～台湾南部の熱帯アジアに分布する常緑の小高木で，幹に小さな刺がある．心材 [生薬] 蘇木または蘇方木を赤色植物染料とする．成分は brasilin およびその酸化体の赤色色素 brasilein である．中国では打撲や捻挫による内出血，産後の出血などに用いる．

Brasilin

フジマメ *Dolichos lablab* L.（中）扁豆． 熱帯アジア，アフリカ原産の蔓性の 1 年草で，各地で栽培．茎は他物に絡み着き，葉は 3 出複葉で互生する．夏，白や紫色の蝶形花を節毎に腋生．果実は扁平で先端がくちばし状に曲がり，白や黒または赤褐色の種子を数個内蔵する．種子 [生薬] ヘンズ 扁豆⑮は健胃薬，解毒薬として，食欲不振，病後の体力低下，疲労倦怠感，慢性下痢，嘔吐，浮腫などに用いられる．タンパク質，デンプン，糖類，リン脂質，青酸配糖体，クマリン類（scopoletin），ステロール（stigmasterol）等を含有する．

***Melilotus officinalis* Lam.**（英）melilotus, sweet clover（メリロート）　ユーラシア大陸, 北米に分布する多年草. 茎に稜があり直立または傾伏し分枝する. 葉は3出複葉で互生. 夏, 腋生する細長い総状花序に黄色の蝶形花を着生. 果実は長さ3〜4 mmの卵形で, 網目模様がある. 全草 生薬 メリロートは鎮痙, 鎮静, 去痰, 抗血栓作用を有し, 高血圧症, 気管支炎, ヒステリー症, 健胃, 強壮に用いられる. 成分はクマル酸類（p-coumaric acid, cinnamic acid）, クマリン類（coumarin, melilotin）, フラボノイド, タンニン, サポニン等である.

アズキ　*Phaseolus angularis* W. Wight　中国原産の1年草, 古来, 果菜として栽培. 茎は直立し先端は蔓性, 葉は3出複葉で互生. 夏, 葉腋から花軸を伸ばして淡黄色蝶形花を着生. 豆果は円柱形で10個前後の種子を内蔵. 種子 生薬 赤小豆を漢方で利尿薬, 消炎薬, 緩下薬とする. 成分はフラボン配糖体（robinin）, フィトステロール, サポニン, 脂肪酸類などである.

トウアズキ　*Abrus precatorius* L.　蔓性. 熱帯・亜熱帯産. 種子 生薬 相思子を洗眼・殺虫に外用. Abrin（毒性タンパク）を含む.

ハネミセンナ　*Cassia alata* L.　熱帯産小高木. 葉, 花は下剤, 皮膚病薬. Chrysophanic acid（オキシアントラキノン）を含む.

ナンバンサイカチ　*C. fistula* L.　高木. 熱帯の街路樹. 果実 生薬 阿勃勒は下剤. オキシアントラキノン類を含む.

カワラケツメイ　*C. nomame* Honda　1年草. 日本, 中国など産. 全草 生薬 山扁豆は整腸, 利尿薬. オキシアントラキノン類, フラボノイド配糖体を含む.

エニシダ　*Cytisus scoparius* Link　落葉低木. 欧州原産. 枝・葉は子宮収縮薬（硫酸スパルテイン）原料. Sparteine（アルカロイド）を含む.

サイカチ　*Gleditsia japonica* Miq.　落葉高木. 本州中部以南産. 果実 生薬 皂莢は去痰薬. サポニンを含む.

ペルーバルサムノキ　*Myroxylon pereirae* Klotzsch　高木. 中・南米産. 幹の分泌物 生薬 ペルーバルサムは香料. Benzyl benzoateを含む.

コロハ　*Trigonella foenum-graecum* L.（英）fenugreek　1年草. イラン, インド原産. 種子 生薬 胡芦巴を粘滑健胃, 下痢止め, カレー粉, ソースに用いる. 粘液質（mannogalactanなど）を含む.

16 フウロソウ目 *Geraniales*

16-1 カタバミ科　Oxalidaceae

草本及び低木，8属，950種が主として熱帯，亜熱帯に分布．日本にはカタバミ属（*Oxalis*）のみが生育する．カタバミ属植物はシュウ酸を含む．

カタバミ（スイモノグサ）*Oxalis corniculata* L.　　多年草．世界各地に自生．全草を民間で疥癬，たむし，やけど，痔疾，虫さされに外用．シュウ酸，クエン酸などを含む．

16-2 フウロソウ科　Geraniaceae

多くは草本，まれに低木．11属，780種が世界に分布．果実は熟すと裂けて裂片を上方に巻き上げ種子を飛ばす．フウロソウ属（*Geranium*）植物はタンニンを，テンジクアオイ属（*Pelargonium*）植物は精油を含む．

ゲンノショウコ　*Geranium thunbergii* Sieb. et Zucc.〔原色図43（写真p.7）〕　　日本全国の山野に自生，または栽培もされる多年草．茎は地面を這うか又は多少直立する．葉は掌状に3～5深裂．夏，白色または淡紅～紅紫色の5弁花を着生．地上部 生薬 ゲンノショウコ㊚は日本の代表的な民間薬の一つである．花期直前の採集品が最良である．主に下痢止め，整腸薬として煎用．また配合剤としても用いられる．主要な有効成分はgeraniinを主成分とするタンニン（ポリフェノール）である．

ゲンノショウコ，センブリ，ドクダミなどは日本人の生活の中で見出された薬用植物の代表的なものである．Geraniinは市販のタンニン酸などとは異なり，これをなめてみてもほとんど渋みを感じないが，タンニンとして有用なタンパク質との結合性，抗酸化効果などの性質は備えている．ゲンノショウコはその濃い煎液の止瀉の効果がよく知られているだけでなく，一見逆に見える便秘症の人の整腸薬としても，お茶のようにして広く用いられている．

キクバフウロ *Erodium stephanianum* Willd. 中国〜シベリア，中央アジアに分布する1年草．茎は帯淡紅色で長さ 1〜1.5 m，地面に伏すか斜上する．茎には丸い稜があり，白色の長い毛が生じている．葉は対生する長さ 4〜5 cm の羽状の全裂葉．花は青紫色で，数個が傘形に並んで頂生または腋生．果実を付けた全草 生薬 老鸛草(ろうかんそう)は風邪を治し，血を活かし，清熱，解毒の効があるとされ，リウマチ，打撲傷などの痛みに用いる．精油（geraniol 等），フラボノイド（quercetin 等）などを含有する．中国では *Geranium* 属の植物をも老鸛草と呼んでいる．

ニオイテンジクアオイ *Pelargonium graveolens* L'Hérit. 南アフリカ原産の多年草で，各地で栽培．草丈 60〜90 cm，葉は広心臓形〜やや膨らんだ円形で互生．全株に芳香がある．全草 生薬 香葉(こうよう)をリウマチ，腹痛に服用し，また陰嚢湿疹，疥癬に外用する．精油 0.22％ を含む．水蒸気蒸留で得られる精油はゼラニウム油で強い芳香があり，調合香料，石鹸香料である．精油には citronellol, geraniol, isomenthone, 10-*epi*-γ-eudesmol 等のモノ及びセスキテルペノイドを含有．産地により精油の成分比は異なる．その他多くの *Pelargonium* 属からもゼラニウム油が得られる．芳香ある本属植物の総称としてニオイテンジクアオイやニオイゼラニウムの名もある．

> 一般にゼラニウムと呼ばれている *Pelargonium* 属植物の，このまぎらわしい名前はかつてそれらが *Geranium* 属として分類されたことがあったためである．この属の植物はヨーロッパで特に広く親しまれており，窓飾りにもよく用いられている．

16-3 ハマビシ科 Zygophyllaceae

草本もあるが主に低木．温帯〜熱帯に分布し，乾燥地に多く見られる．25 属約 250 種が知られている．日本には 1 属 1 種分布する．

ユソウボク *Guaiacum officinale* L. 及び *G. sanctum* L.（英）guaiacum 前者は西インド諸島，パナマ，南米に産し，後者は西インド諸島，メキシコ，米国南部に産する常緑高木．心材は緑黒色で樹脂を含む．心材および樹幹から得られる樹脂 生薬 グアヤク脂は局所刺激薬，緩下薬，抗炎症薬とする．樹脂はグアヤクチンキ（酸化剤，酸化酵素の検出用）の製造原料．樹脂の精油中に含まれる guaiol は酸化により青紫色を呈する．ユソウボク（癒瘡木）は，昔，梅毒治療に用いられたことによる名である．

ハマビシ *Tribulus terrestris* L.（中）蒺藜(しつり) 1，2年草．世界，日本の暖〜熱帯の海岸に自生．果実 生薬 蒺藜子(しつりし)（刺蒺藜(ししつり)）は漢方で降圧，鎮静，眼疾薬（処方例：平肝降圧湯(へいかんこうあつとう)）．フラボノイド，ステロイドサポニンを含む．

16-4 アマ科 Linaceae

草本または低木．世界に広く分布する．温帯〜亜熱帯に特に多い．25 属，500 種が知られている．日本には 1 属 1 種．

アマ（ヌメゴマ）　*Linum usitatissimum* L.〔原色図44（写真 p.8）〕　中央アジア原産の1年草．草丈1m前後になる．油と繊維を採る目的で世界各国に栽培され，日本でも栽培される．黄褐色の成熟種子 生薬 亜麻仁は亜麻仁油の製造原料．中国では強壮，緩下薬．オレイン酸やリノレイン酸のグリセリドを主成分とする脂肪油の他，粘液や少量の青酸配糖体 linamarin などを含有．亜麻仁油は良好な乾性油で，軟膏基剤やカリ石鹸の原料として，また工業用の印刷インク，ペイント，絵の具などに用いる．茎のじん皮繊維は良好な織物繊維で高級織物リネン（リンネル）の原料となる．

> アマの種子はヨーロッパで，慢性便秘で他の薬が効かないものなどに用いられる．

16-5　コカノキ科　Erythroxylaceae

低木または高木．熱帯地域，特に南アメリカ，西インド諸島に主として分布．少数がアフリカ，アジアに分布．4属，約200種が知られている．主に cocaine などのトロパン型アルカロイドを含有する．

コカノキ　*Erythroxylum coca* Lam.〔原色図45（写真 p.8）〕
南米原産の常緑低木．南米のペルー，ボリビア，コロンビア，アジアのインドネシア（ジャワ），台湾などで栽培される．葉 生薬 コカ葉はトロパン型アルカロイドの（−）-cocaine が主成分．その他，tropacocaine など数種を含有する．市場には，主にボリビアコカ葉，ペルーコカ葉およびジャワコカ葉と呼ばれる3種が流通している．コカ葉は局所麻酔薬のコカイン塩酸塩⑯の製造原料である．コカインの習慣性などの副作用を考慮し，これをモデルに合成局所麻酔薬が開発され用いられている．

Cocaine

> 南米の先住民は労働の疲れを忘れさせる興奮剤としてコカの葉をかむなど，嗜好料としている．コカ葉及びコカインなどは麻薬及び向精神薬取締法によって厳重に取り締まられている麻薬である．

16-6　トウダイグサ科　Euphorbiaceae

草本または木本．葉は互生，まれに対生．雌雄異株または同株で，花弁の無いものが多く，花弁も萼も無いものもある．乳管を持つものが多く，弾性ゴム，トリテルペノイド，有毒の苦味質やタンパク質を含有するものもある．熱帯地域に多いが温帯にも分布し，約290属7500種が知られている大きな科である．

アカメガシワ　*Mallotus japonicus* Muell. Arg.　本州〜沖縄，朝鮮半島，中国，台湾などの山野に自生する雌雄異株の落葉高木．新芽は紅赤色で，葉は互生し，赤色の長い葉柄を有する．

樹皮 [生薬] アカメガシワ㊜を胃潰瘍，十二指腸潰瘍に煎服またはエキス剤を服用．葉も同目的に用いる．樹皮には bergenin, galloylbergenin 等，葉には geraniin, mallotusinic acid 等のタンニンと関連ポリフェノール類を含有する．

トウゴマ *Ricinus communis* L.（英）castor-oil plant〔原色図46（写真p.8）〕　インド，アフリカ原産で熱帯〜温帯で栽培される．雌雄同株で花弁なく，温帯では1年草，熱帯では小低木となる．種子の表面には大理石様の紋様があり，頂端に突起がある．種子 [生薬] 蓖麻子〔（英）castor bean, castor seed〕は脂肪油を多量（50〜60%）に含む他，有毒タンパク質 ricin，アルカロイドの ricinine を含有する．種子から得られる脂肪油 [生薬] ヒマシ油（蓖麻子油）㊜を下剤とする他，印肉油，減摩油に用いる．主要作用成分はリシノレイン（リシノール酸 ricinoleic acid のグリセリド）．

$$\text{Ricinoleic acid} \quad H_3C-(CH_2)_5-\underset{H}{\overset{OH}{C}}-CH_2-CH=CH-(CH_2)_7-COOH$$

> ヒマシ油の瀉下効果は，腸管内で加水分解されて遊離してくる ricinoleic acid の腸管壁に対する作用によるといわれている．

ハズ *Croton tiglium* L.（英）croton（中）巴豆．〔原色図47（写真p.8）〕　中国南部，東南アジアの熱帯各地に自生する雌雄同株の小高木．葉は互生し，総状花序に淡黄色の5弁花を付ける．種子 [生薬] 巴豆〔（英）croton seed〕は脂肪油を多量（30〜45%）に含む他，ジテルペノイド phorbol のエステル体類，有毒たん白質 crotin などを含有する．巴豆及び種子から得られる脂肪油（巴豆油）は峻下剤．主要作用成分は phorbol のエステル TPA（12-*O*-tetradecanoylphorbol-13-acetate）で，発がんプロモーター化合物である．

TPA　R^1 : $CO(CH_2)_{12}-CH_3$
　　　R^2 : CH_3
HHPA　R^1 : $CO(CH_2)_{14}-CH_3$
　　　　R^2 : CH_2OH

> 発がんプロモーター＝発がん促進因子．発がん2段階説では初発段階（イニシエーション）と促進段階（プロモーション）の各段階で作用する物質を発がんイニシエーター及び発がんプロモーターと呼ぶ．TPA は発がんプロモーターとしての作用が見出された最初の化合物で，初めは共発がん物質と呼ばれた．動物にこれのみを与えても発がんしないが，イニシエーション後に与えると発がんする．
> なお，園芸でクロトンと呼ばれる植物があるが，これはヘンヨウボク *Codiaem* 属の植物で，同科ではあるが *Croton* 属とは無関係で無毒．

シナアブラギリ *Aleurites fordii* Hemsl.（中）油桐　　落葉小高木．中国（日本にも）産．種子 [生薬] は桐油（塗料，油紙，和傘など）の原料．α-eleostearic acid のグリセリド，phorbol 系ジテルペノイドのエステル HHPA（= 12-*O*-hexadecanoyl-16-hydroxyphorbol-13-acetate）を含む．

パラゴムノキ *Hevea brasiliensis* Muell. Arg. (英)para rubber tree. ブラジル原産. 主にマレー半島, インドで栽培される高木. 樹皮に切り傷を付け, 分泌する乳液（ラテックス）を採取し天然ゴムの原料とする. 乳液は, 弾性ゴム〔(英)caoutchouc〕を約3.5％含む. 弾性ゴムは, isopreneのシス型長鎖重合体である. トチュウ *Eucommia ulmoides* Oliv. (→ p.90) や, バラタノキ *Manilkara bidentata* Chev. (→ p.161) に含まれるグッタペルカ（gutta-percha）は, isopreneのトランス型長鎖重合体である.

cis type Caoutchouc

trans type Gutta-percha

カントンアブラギリ *A. montana* Wils. 落葉小高木. 中国, インドシナ産. 生薬, 用途, 成分は同上.

サボテンダイゲキ *Euphorbia antiquorum* L. 多肉サボテン状低木. タイ, ミャンマー, 中国産. 茎葉からの乳液（有毒）をはれものに外用. トリテルペノイドを含む有毒成分未詳.

ホルトソウ *E. lathyris* L. 1年草. 南ヨーロッパ, 南西アジア産. 種子 生薬 続随子, (千金子)は峻下, 利尿薬. ジテルペノイド（有毒）, クマリンを含む.

タカトウダイ *E. pekinensis* Rupr. (中)大戟 多年草. 日本（本州〜九州）, 中国に自生. 根 生薬 大戟（京大戟）は瀉下, 利尿薬（漢方）. 有毒成分未詳.

クスノハガシワ *Mallotus philippinensis* Muell. Arg. 小高木. 沖縄, 中国, 台湾, 熱帯アジア, オーストラリア産. 果皮の腺毛, 束毛 生薬 カマラ〔(英)kamala〕は条虫駆除薬, 紅色染料. Rottlerin（黄色色素）を含む.

キャッサバ（タピオカノキ）*Manihot esculenta* Crantz (英)bitter cassava 落葉低木. ブラジル原産, 熱帯各地栽培. 外皮部を除いた塊茎 生薬 タピオカ, キャッサバデンプンは賦形剤, 食用.

ヒトツバハギ *Securinega suffruticosa* Rehd. var. *japonica* Hurusawa 落葉低木. 本州中南部以南〜沖縄に自生. 葉, 若枝は神経痛, 小児麻痺後遺症の筋肉麻痺治療薬（硝酸セクリニン）原料. Securinin（アルカロイド）を含む.

16-7 ユズリハ科　Daphniphyllaceae

1属で約30種が知られている．以前はトウダイグサ科に包括されていたが，単性花を持つこと以外に共通性が認められない．

ユズリハ　*Daphniphyllum macropodum* Miq.　　常緑高木．日本，朝鮮半島，中国産．樹皮，葉は民間で駆虫，利尿薬．Daphniphylline など（アルカロイド，有毒）を含む．

17　ミカン目 *Rutales*

17-1　ミカン科　Rutaceae

常緑の低木，高木，時に草本で主に熱帯及び北半球の温帯に分布．150属，約1600種が知られている．多くは単純葉で腺点を有するもの多い．精油を含み，苦味性変形トリテルペノイドの limonoid 類を含むものが多い．アルカロイドはミカン属（*Citrus*）以外に広く分布し，モクレン科，メギ科と共通のアルカロイドも存在する．ミカン属の果皮には hesperidin, naringin などのフラバノン配糖体も含まれている．薬，香料，食品として利用されるものが多い．

ダイダイ　*Citrus aurantium* L. var. *daidai* Makino　　インド原産．古く中国を経由して日本に渡来し，温暖な地域で栽培される常緑小高木．枝には刺があり，果実は径8〜10 cm の球状液果．ダイダイ及び母種の *C. aurantium* L.〔(英)bitter orange, sour orange (中)酸橙〕の成熟した果皮を乾燥したもの 生薬 トウヒ 橙皮 局 は芳香性苦味健胃薬とし，苦味チンキ 局，トウヒチンキ 局 の原料でもある．モノテルペノイドの *d*-limonene を主とする精油，フラバノン配糖体 hesperidin, naringin, 変形トリテルペノイド（苦味質）limonin 等を含有する．母種は欧米に多産し，市場品の大半を占め，葉や花の精油は香料原料とする．また，ダイダイ及びナツミカン（次項）の未熟果実 生薬 キジツ 枳実 局 は消化不良，胃下垂などの症状に配合処方（四逆散，排膿散，茯苓飲など）される（→ナツミカン）．

ナツミカン　*C. natsudaidai* Hayata　　日本の温暖な地域で栽培される常緑小高木．果実は黄色の大きな偏球状の液果で，皮は厚い．春〜夏に生食する．果汁の酸味が強い．未熟果実は 生薬 キジツ 枳実 局 の基原の一つである．また，新鮮果皮はオレンジ油 局（製剤用賦香料）製造原料の一つである．果皮には *d*-limonene を主とする精油，フロクマリン類の umbelliferone, aurapten, フラバノン配糖体 naringin などを含有する．

ウンシュウミカン　*C. unshiu* Markovich　　中国から日本に渡来した常緑低木で，長年，果樹として育種され優良品種が生まれている．関東以西の温暖な地域で広く栽培される．樹高約

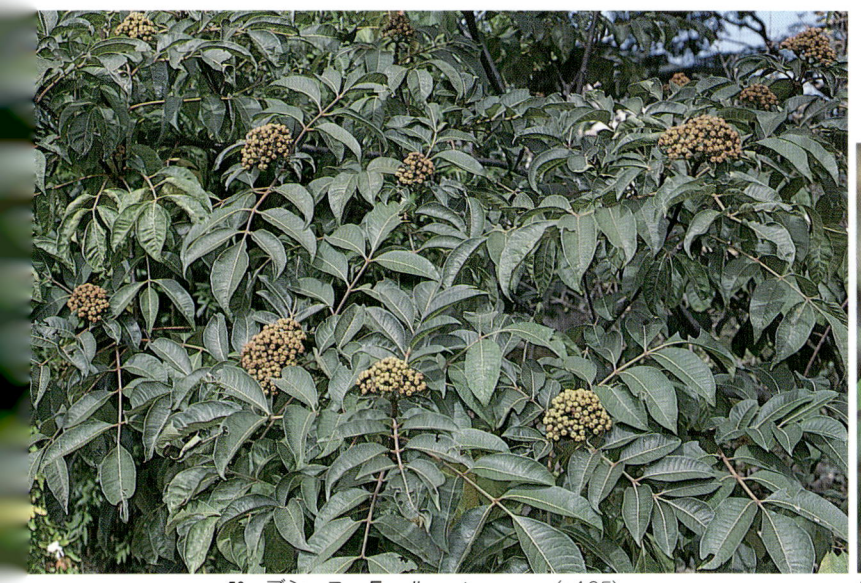

50 ゴシュユ　*Evodia rutaecarpa*（p.135）

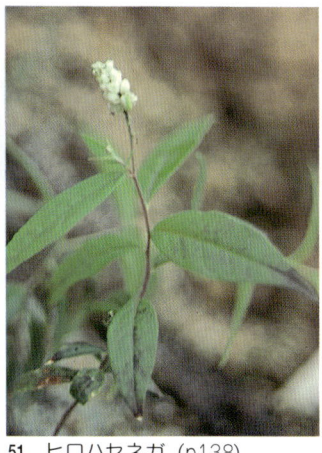

51 ヒロハセネガ（p.138）
Polygala senega var. *latifolia*

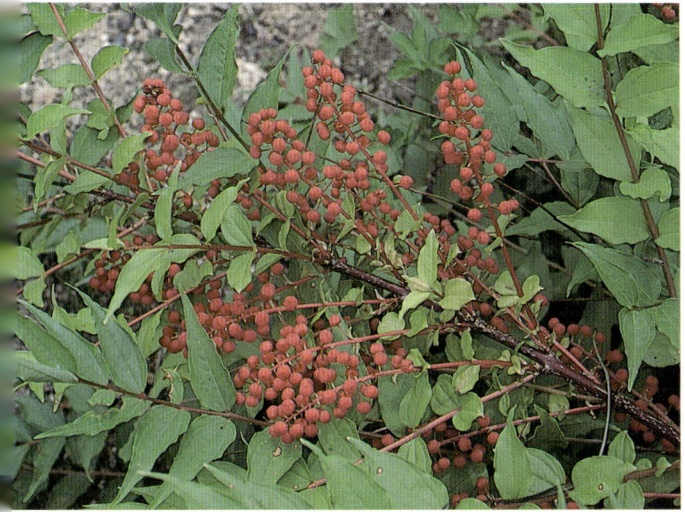

52 ドクウツギ　*Coriaria japonica*（p.139）

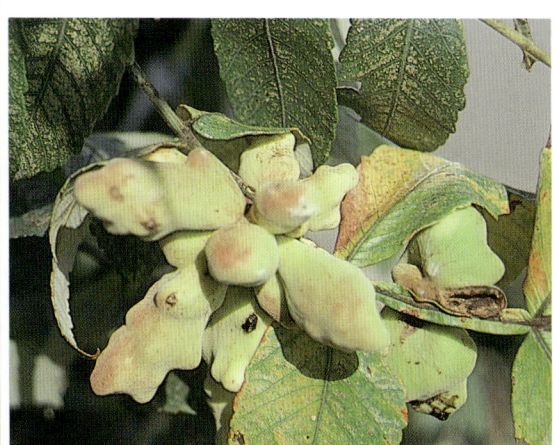

53 五倍子，ヌルデ　*Rhus javanica*（p.139）の虫こぶ

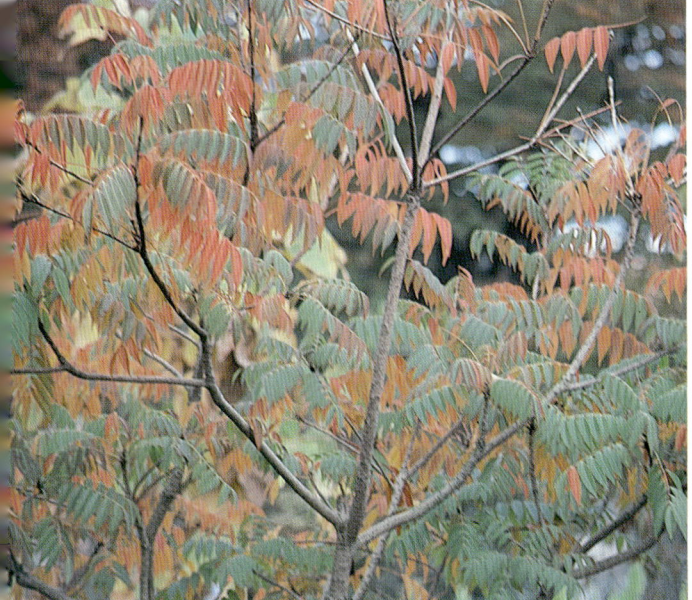

54 ハゼノキ　*Rhus succedanea*（p.140）

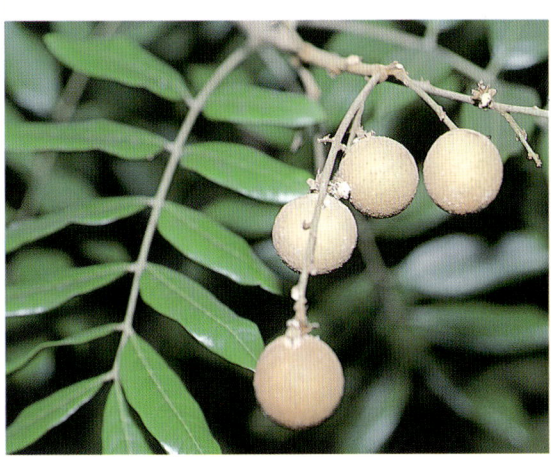

55 リュウガン　*Euphoria longana*（p.140）

写真 p.9

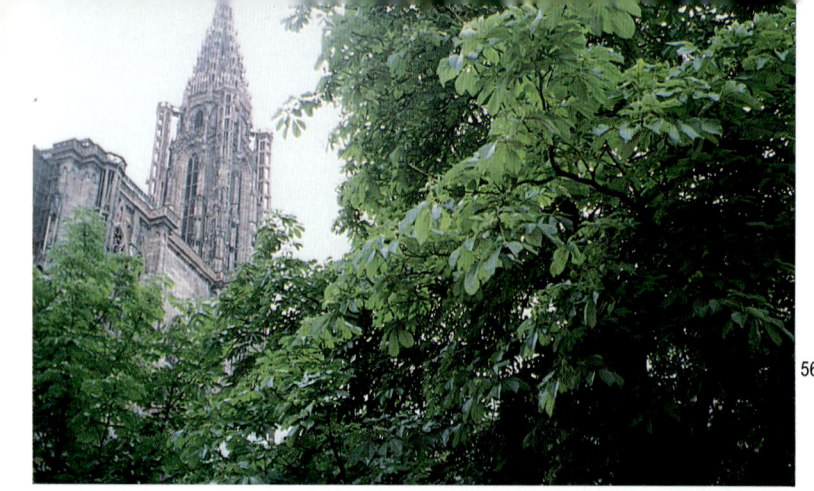

56　セイヨウトチノキ（p.141）
Aesculus hippocastanum
（背景は*Strasbourg*の大寺院）

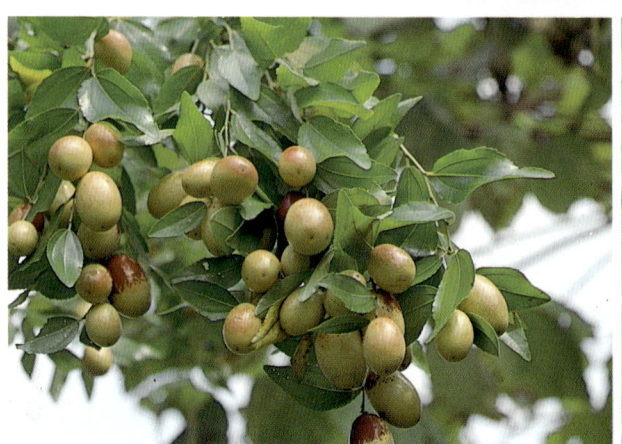

57　ナツメ　*Zizyphus jujuba* var. *inermis*（p.143）

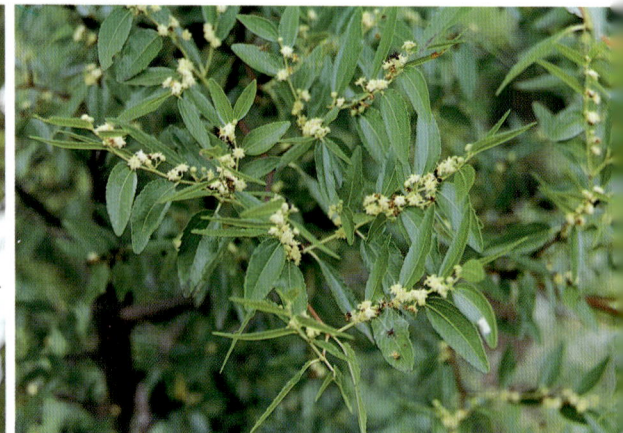

58　サネブトナツメ　*Zizyphus jujuba* var. *spinosa*（p.143）

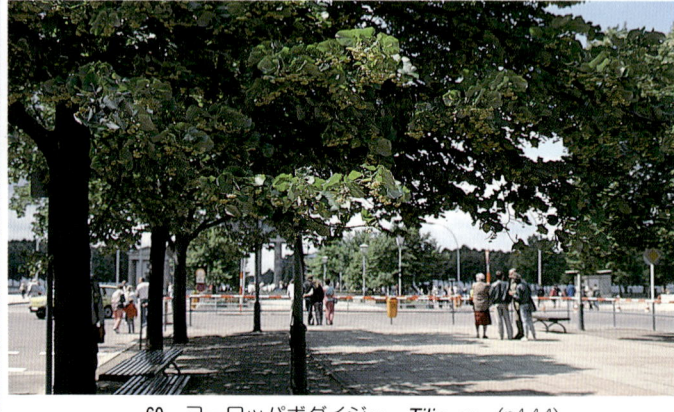

60　ヨーロッパボダイジュ　*Tilia* sp.（p.144）
（背景はベルリン*Brandenburg*門）

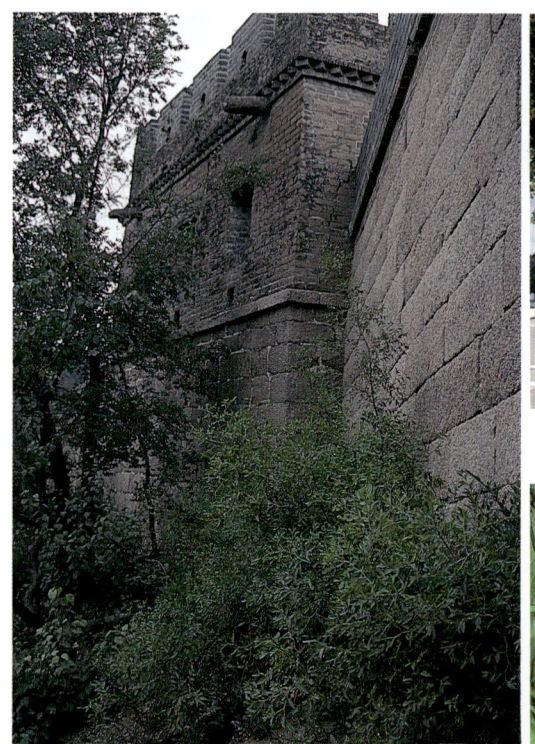

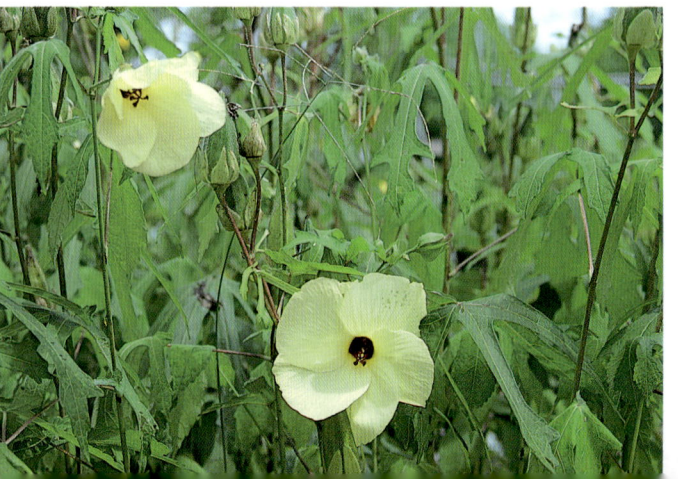

59　サネブトナツメ（背景は万里の長城）（p.143）

61　トロロアオイ（p.144）
Hibiscus manihot

写真 p.10

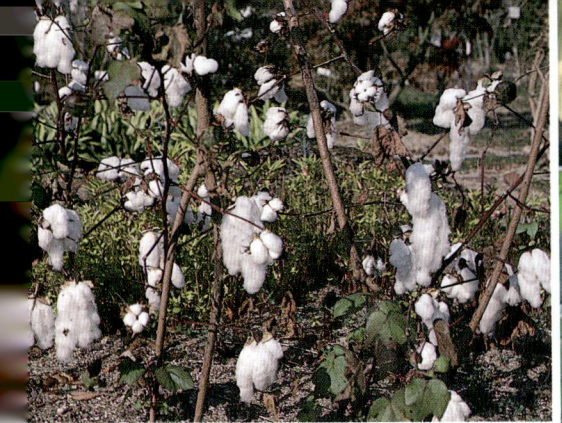

62　ワタ　*Gossypium nanking* (p.144)

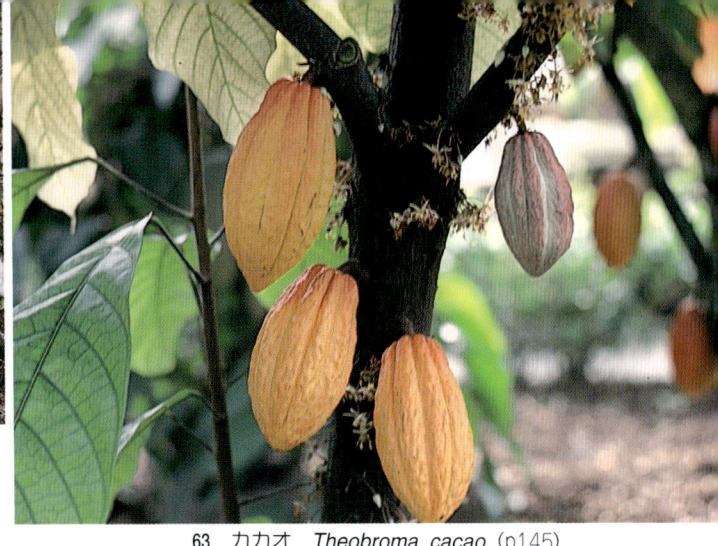

63　カカオ　*Theobroma cacao* (p.145)

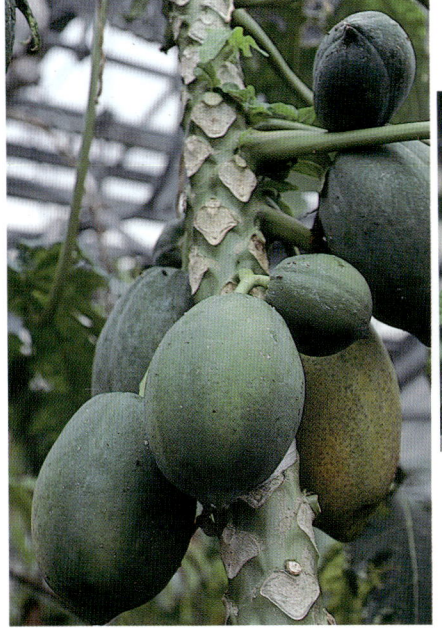

64　パパイア　*Carica papaya* (p.147)

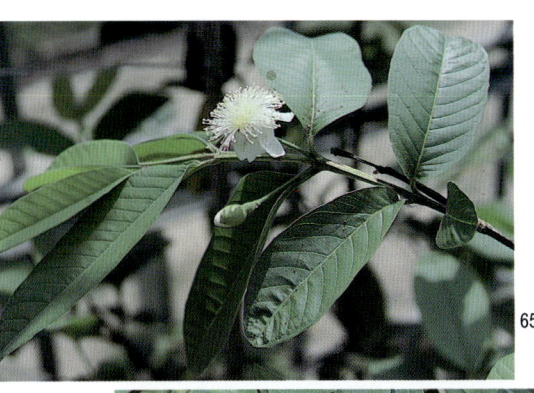

65　グァバ　(p.150)
Psidium guajava

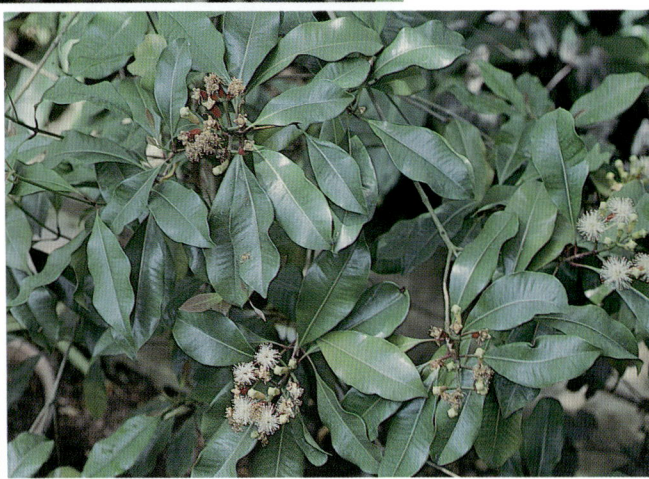

66　チョウジノキ　*Syzygium aromaticum* (p.150)

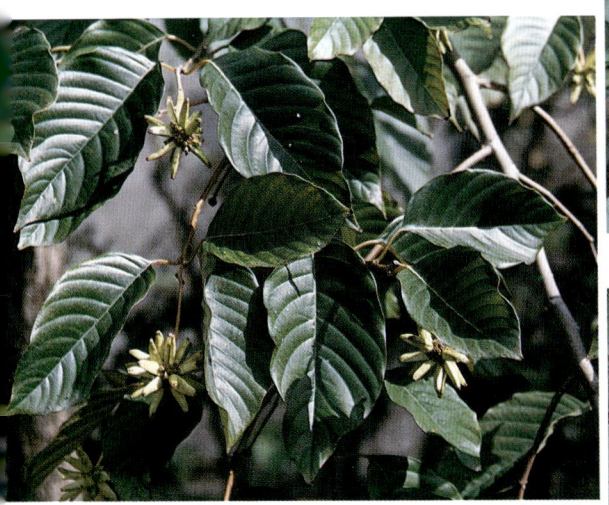

67　キジュ　*Camptotheca acuminata* (p.151)

68　サンシュユ　(p.152)
Cornus officinalis

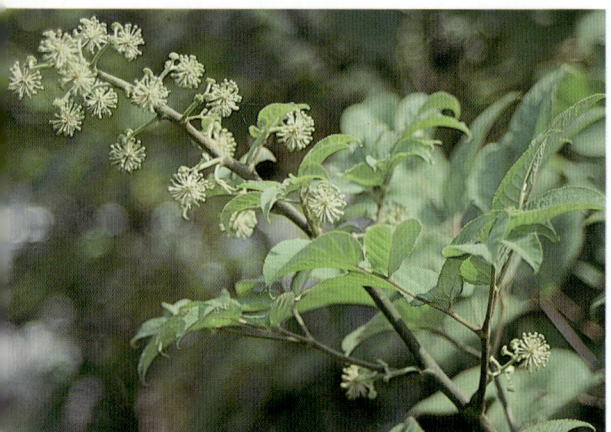

69 ウド *Aralia cordata* (p.152)

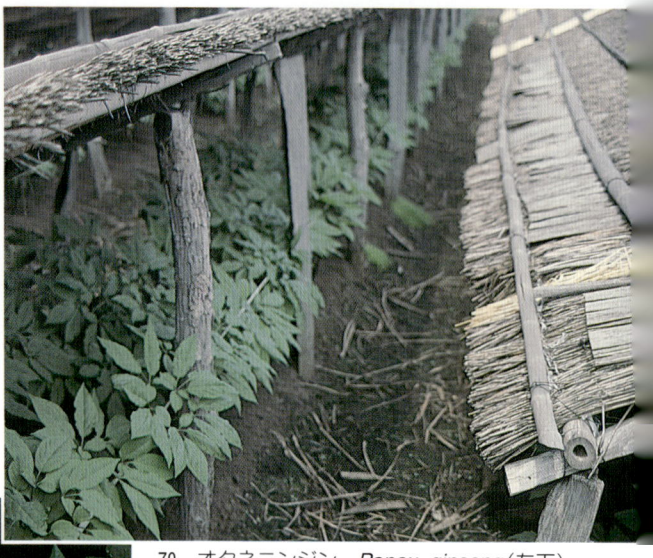

70 オタネニンジン *Panax ginseng*（左下）とその栽培場（上）(p.152)

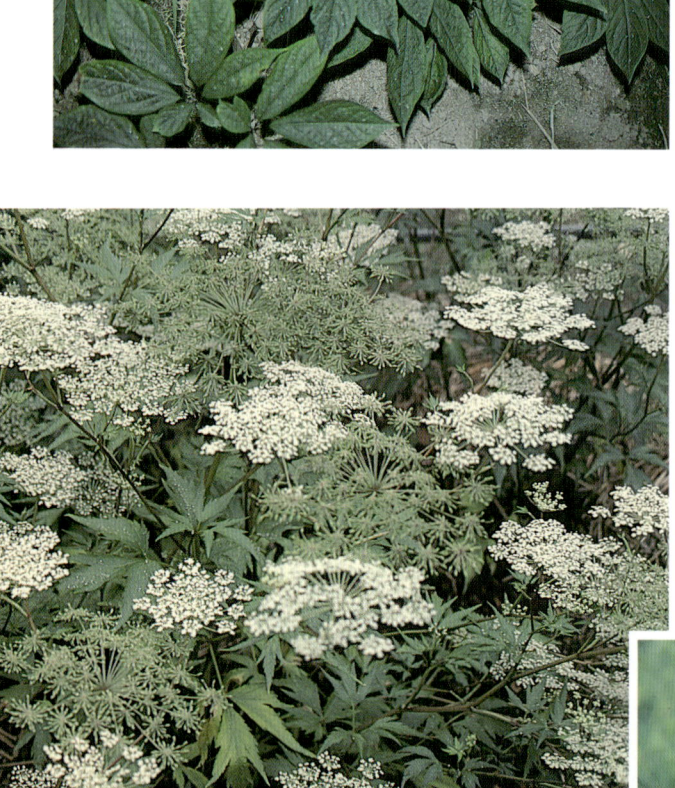

71 トウキ *Angelica acutiloba* (p.154)

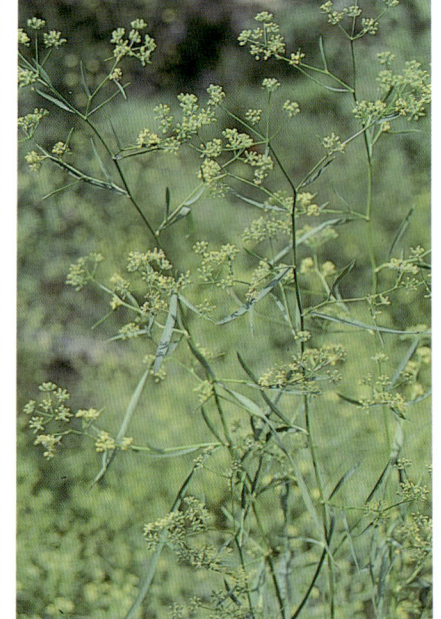

72 ミシマサイコ (p.154)
Bupleurum falcatum

73 ウイキョウ (p.155)
Foeniculum vulgare

写真 p.12

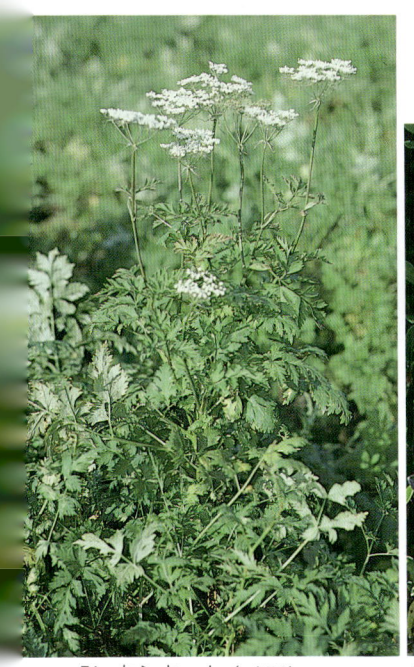

74　センキュウ　(p.156)
Cnidium officinale

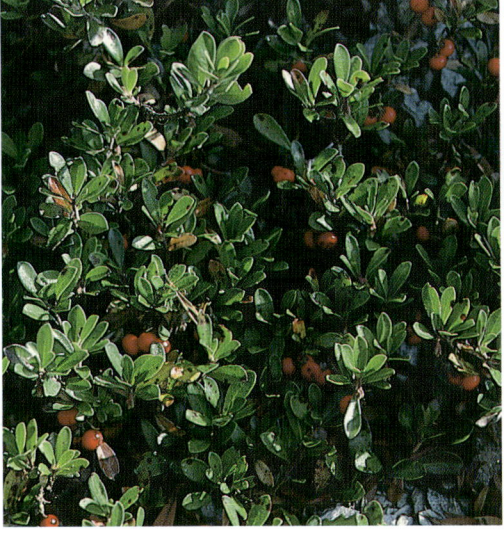

75　ウワウルシ　*Arctostaphylos uva-ursi*　(p.158)

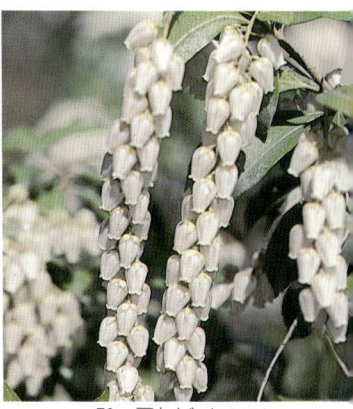

76　アセビ　(p.159)
Pieris japonica

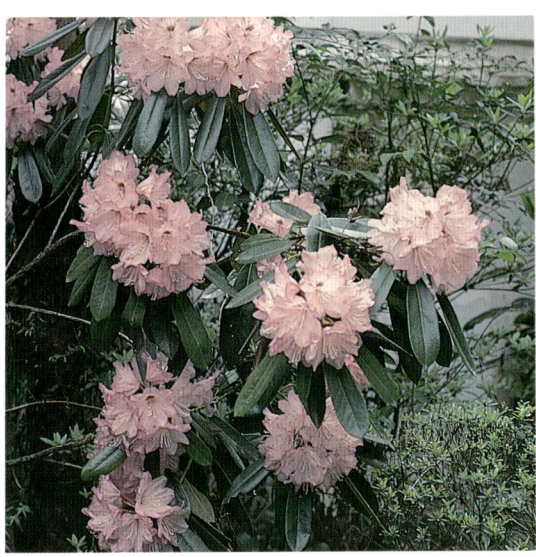

77　シャクナゲ　(p.159)
Rhododendron metternichii var. *pentamerum*

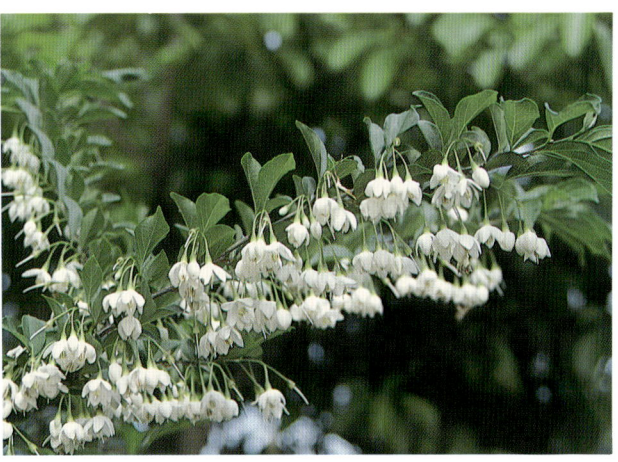

78　エゴノキ　*Styrax japonica*　(p.161)

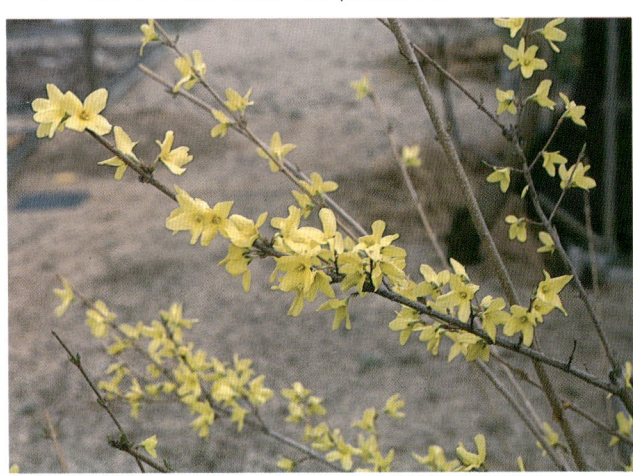

79　レンギョウ　*Forsythia suspensa*　(p.162)

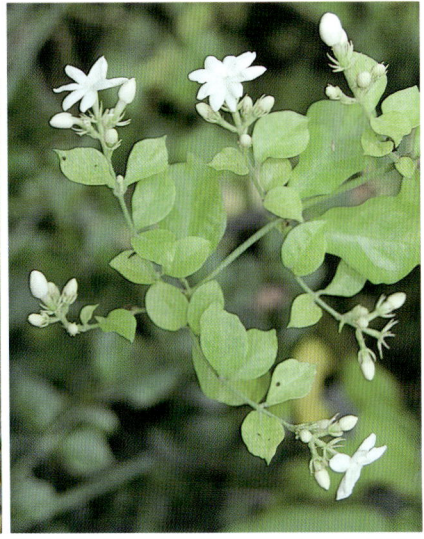

80　マツリカ　*Jasminum sambac*　(p.162)

写真 p.13

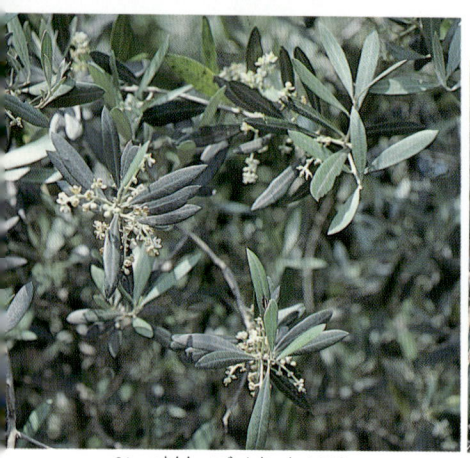

81 オリーブノキ (p.163)
Olea europaea

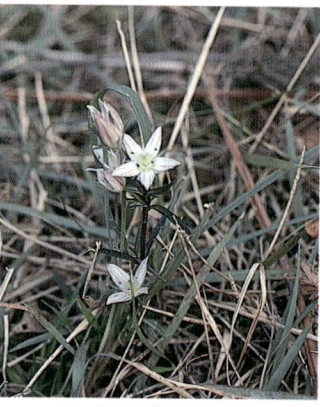

82 センブリ (p.165)
Swertia japonica

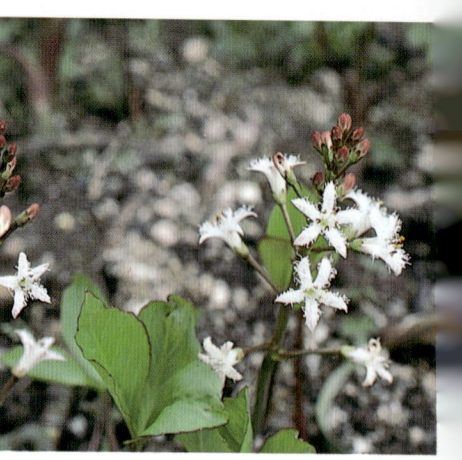

83 ミツガシワ (p.165)
Menyanthes trifoliata

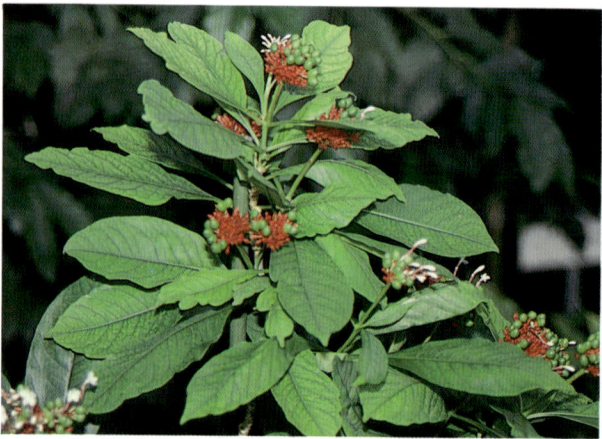

84 インドジャボク (p.166)
Rauwolfia serpentina

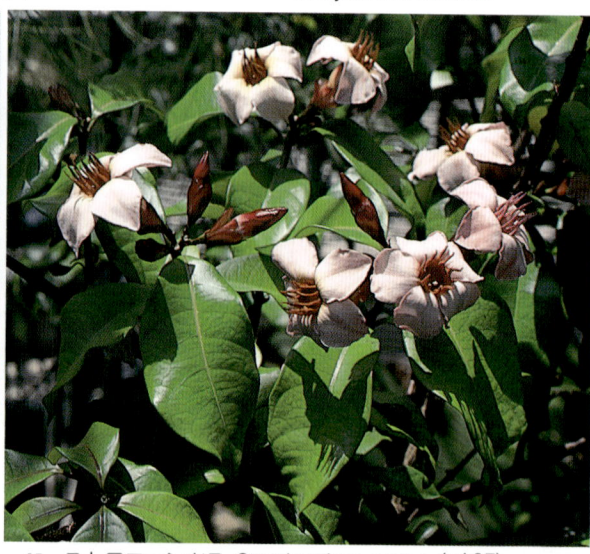

85 ストロファンツス *Strophanthus gratus* (p.167) の花(上)と果実(下)

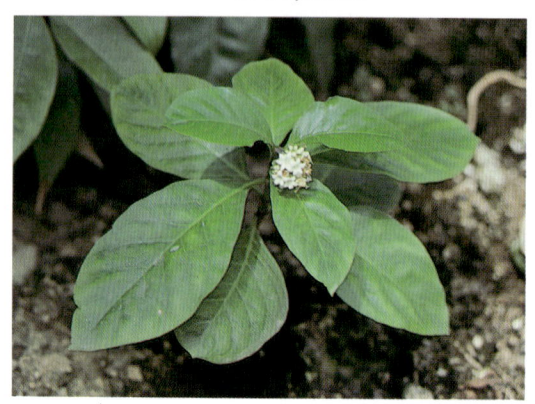

86 トコン *Cephaelis ipecacuanha* (p.169)

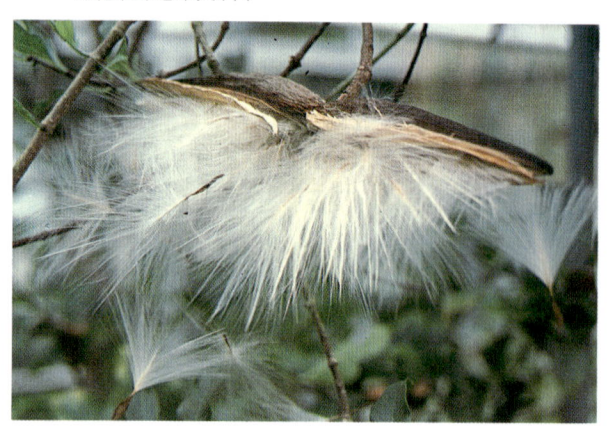

87 コーヒーノキ (p.170)
Coffea arabica

写真 p.14

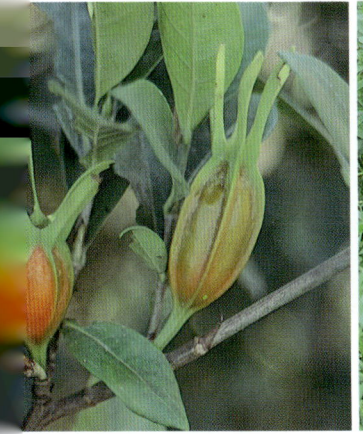

88　クチナシ（p.170）
Gardenia jasminoides

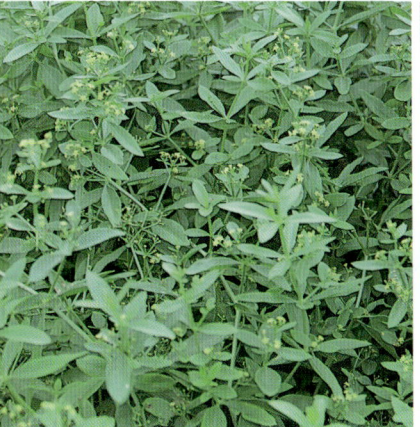

89　セイヨウアカネ（p.171）
Rubia tinctorum

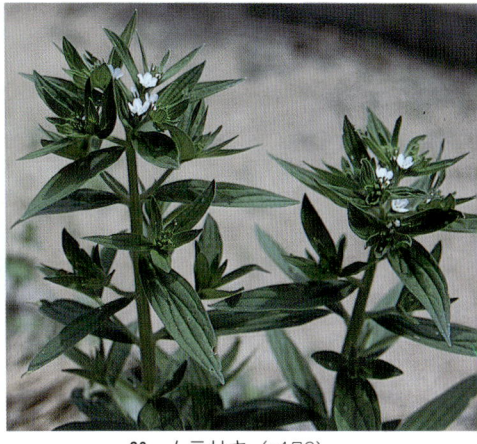

90　ムラサキ（p.172）
Lithospermum erythrorhizon

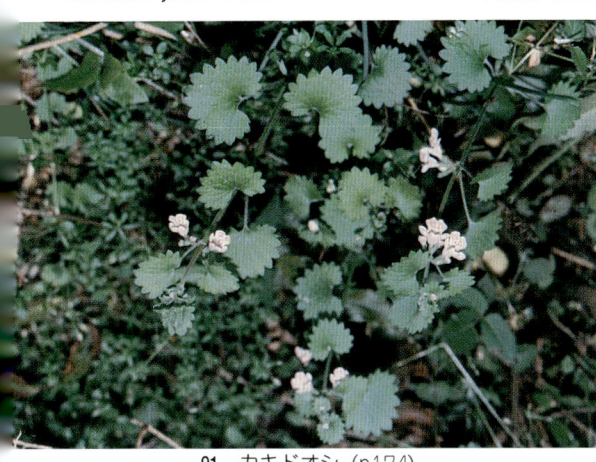

91　カキドオシ（p.174）
Glechoma hederacea var. *grandis*

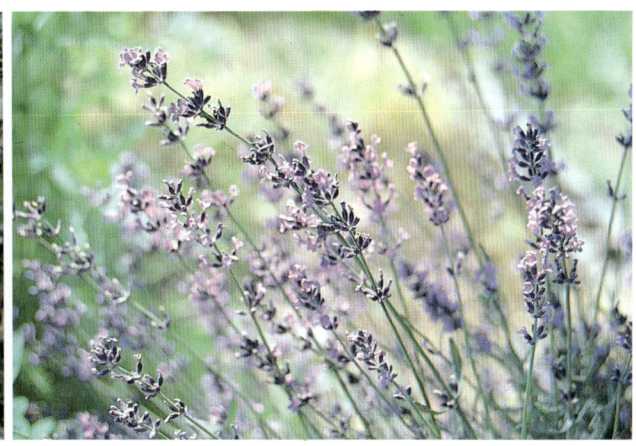

92　ラベンダー　*Lavandula vera*（p.174）

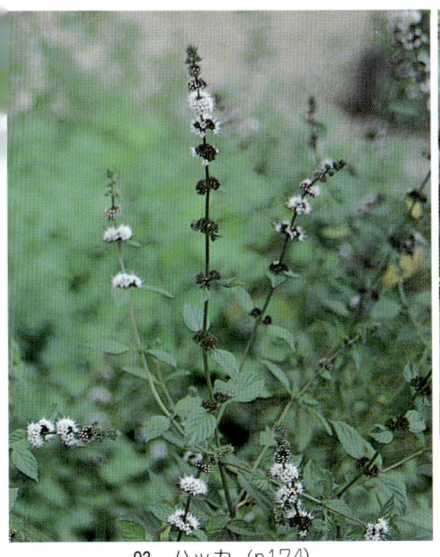

93　ハッカ（p.174）
Mentha arvensis var. *piperascens*

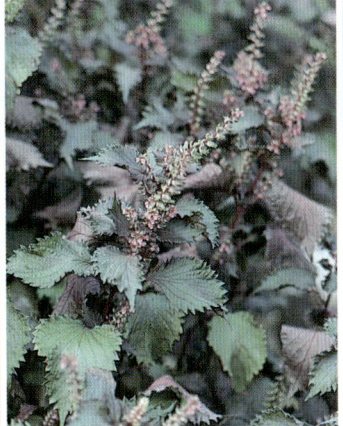

94　シソ（p.176）
Perilla frutescens var. *acuta*

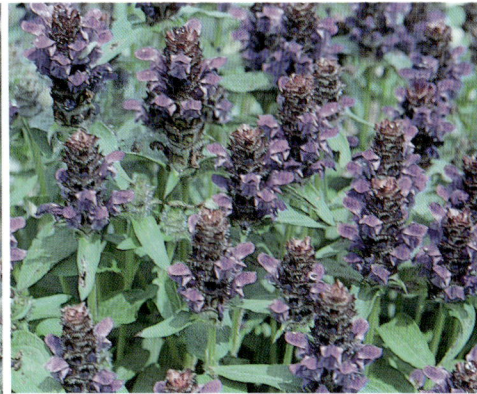

95　ウツボグサ（p.176）
Prunella vulgaris var. *lilacina*

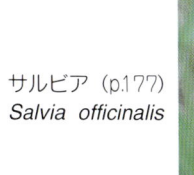

96　サルビア（p.177）
Salvia officinalis

写真 p.15

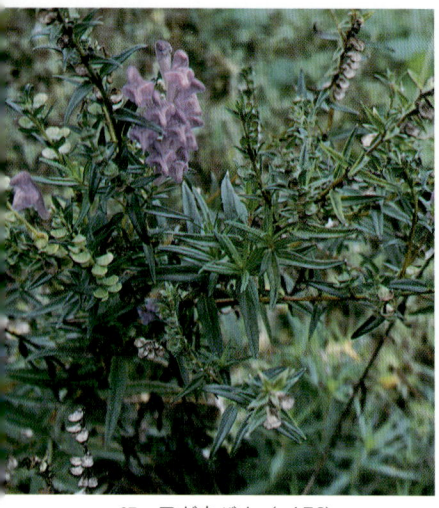

97 コガネバナ (p.178)
Scutellaria baicalensis

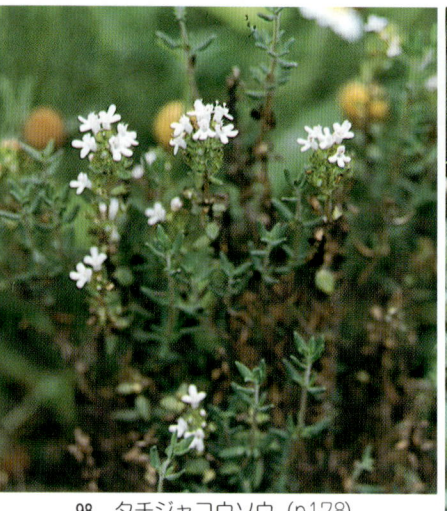

98 タチジャコウソウ (p.178)
Thymus vulgaris

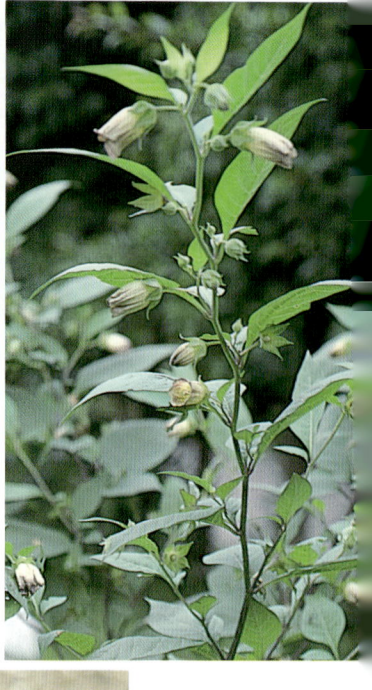

99 ベラドンナ (p.180)
Atropa belladonna

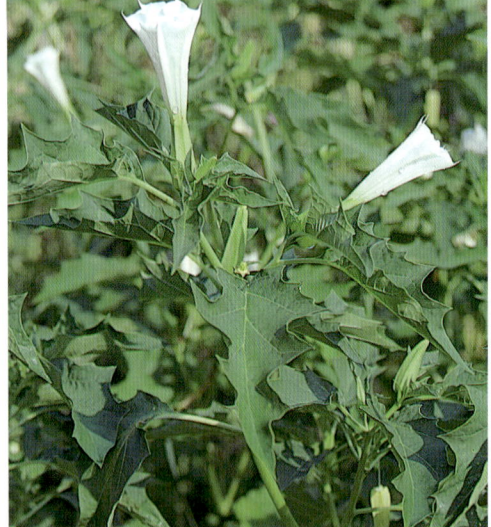

100 ヨウシュチョウセンアサガオ (p.180)
Datura tatula

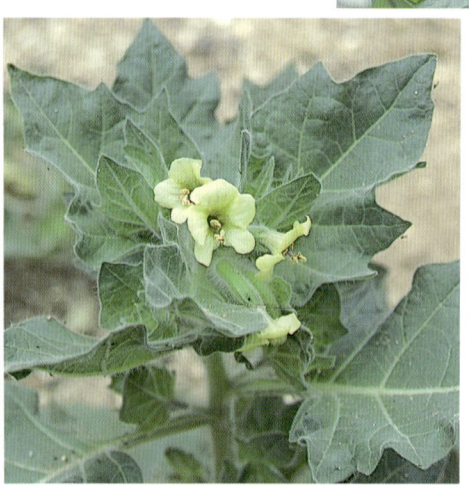

101 ヒヨス　*Hyoscyamus niger* (p.181)

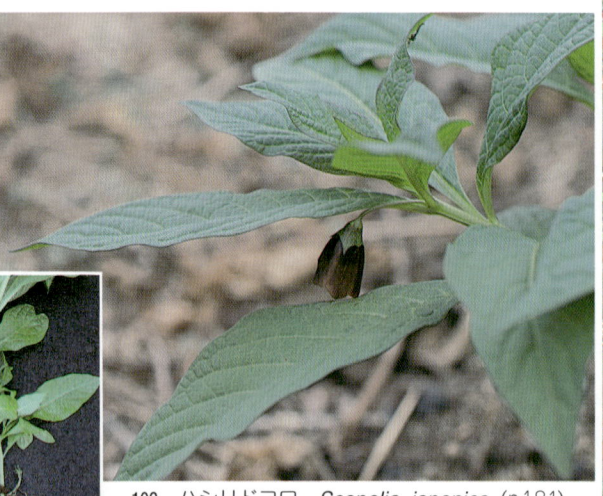

102 ハシリドコロ　*Scopolia japonica* (p.181)
の花(上)と根(左)

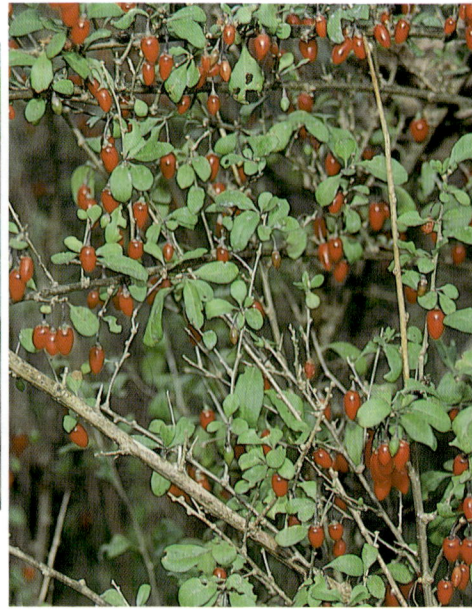

103 クコ　*Lycium chinense* (p.181)

写真 p.16

3 mで枝に刺は無い．果実は偏球状の液果で，秋には橙黄色に熟し，生食果物である．成熟した果皮 [生薬] チンピ 陳皮⑮ は芳香性健胃薬，健胃消化薬，鎮咳去痰薬として配合処方（胃苓湯，香蘇散，二陳湯など）される．成分としてモノテルペノイドの *d*-limonene を主とする精油，フラバノン配糖体 hesperidin, naringin, フラボンの nobiletin 等を含有する．中国産の *C. reticulata* Blanco（中）橘 も陳皮の基原植物である．本種はヨーロッパにもたらされ，地中海地域で広く栽培されマンダリン（mandarin）と呼ばれている．新鮮な果皮を圧搾しマンダリン油を得，アロマテラピーなどに用いられる．

サンショウ *Zanthoxylum piperitum* DC.〔原色図48（写真 p.8）〕　日本や朝鮮半島に自生，又は栽培される雌雄異株の落葉低木．分枝多く，枝の葉柄基部に1対の刺がある．果実は径約5 mmの蒴果で，秋に熟す．葉や果実に特有の香気あり，香辛料とする．刺の無い品種アサクラザンショウ —f. *inerme* Makino は採取しやすい品種として栽培される．成熟した果皮 [生薬] サンショウ 山椒⑮ は芳香性苦味健胃薬，苦味チンキ⑮ の原料．成分としてモノテルペノイドの *dl*-limonene, citronellal 等を主とする精油，hydroxy-α-sanshool, α-, γ-sanshool 等の辛味成分を含有する．中国で同属の *Z. bungeanum* Maxim.（中）花椒 の果皮を薬用や四川料理の辛味料（スパイス）に用いる．

キハダ *Phellodendron amurense* Rupr.〔原色図49（写真 p.8）〕　東アジア北部（日本，朝鮮半島，中国，台湾など）の山地に自生する落葉高木．葉は対生の奇数羽状複葉で，幹は縦みぞのある厚いコルク層で覆われ，内に黄色の皮部がある．キハダ及び中国産 *P. chinense* Schneid. の周皮を除いた樹皮 [生薬] オウバク 黄柏⑮ は苦味健胃薬として家伝薬の陀羅尼助，百草丸などの原料とし，又，打撲傷などに外用消炎薬とする．黄柏はアルカロイドの berberine, palmatine や苦味質の変形トリテルペノイド obakunone, limonine などを含有し，止瀉薬や整腸薬であるベルベリン塩化物⑮ の製造原料でもある．また，漢方にも処方配合される（温清飲，黄連解毒湯，七物降下湯など）．黄柏の基原植物に中国西部に分布する *P. chinense* Schneid. の他，キハダの変種であるヒロハノキハダ— var. *sachalinense* Fr. Schm., オオバノキハダ— var. *japonicum* Ohwi, ミヤマキハダ— var. *lavallei* Sprague も含まれる．

Berberine

ゴシュユ *Evodia rutaecarpa* Benth.（中）呉茱萸〔原色図50（写真 p.9）〕　中国原産で中国の温暖地域に分布する雌雄異株の小高木．日本には古く中国から雌株のみがもたらされ，各地で栽植されている．果実は径2〜5 mmの偏球状の蒴果で，紫赤色に熟す．強い特異な香気を有し，味は辛く残留性の苦味がある．ゴシュユ及び中国産の *E. officinalis* Dode（中）石虎, *E. bodinieri* Dode（中）波氏呉茱萸の果実 [生薬] ゴシュユ 呉茱萸⑮ は鎮痛，健胃，利尿などを目標として冷え症用に漢方で処方（呉茱萸湯，温経湯，鶏鳴散加茯苓など）される．成分としてインドール型アルカロイドの evodiamine, rutaecarpine, 苦味性変形トリテルペノイドの limonin

や精油成分などを含有する.

ヤボランジ *Pilocarpus jaborandi* Holmes　ブラジルに自生する常緑小高木で，葉は奇数羽状複葉．小葉 生薬 ヤボランジ葉はイミダゾール型アルカロイドの pilocarpine を含有し，ピロカルピン塩酸塩局(毒)の製造原料である．ピロカルピン塩酸塩は副交感神経興奮剤で，眼科医療において縮瞳薬，眼内圧降下薬として緑内障に用いられる．同属植物 *P. pinnatifolius* Lem., *P. microphyllus* Stapf. (共にブラジル産)，*P. racemosus* Vahl. (西インド諸島産) の小葉も製造原料である．

Pilocarpine

ブッコ *Barosma betulina* Bartl. et Wendl., *B. crenulata* Hook., *B. serratifolia* Willd.　低木．南アフリカ・ケープ地方原産．葉 生薬 ブッコ葉は尿路殺菌，利尿薬．精油 (モノテルペノイドケトンの diosphenol など) を含む．

ライム *Citrus aurantifolia* Swingle　低木．インド東北部産．ライム油 (果皮の精油または圧搾油) は賦香料，食品香味料．精油成分，有機酸類を含む．

ベルガモット *C. bergamia* Risso. et Poit. (*C. aurantium* L. subsp. *bergamia*)　低木．イタリアで栽培．ベルガモット油 (果皮からの精油) は香水原料．精油 (*d*-limonene, *l*-linalyl acetate など)，クマリン (bergapten) を含む．

> ベルガモットの精油はアロマテラピーなどにも用いられるが，シソ科のハーブ類にもベルガモットと呼ばれる植物 (→ p.179) がある．これはタイマツバナ *Monarda didyma* L. のことで，香りが似ていることが同名の原因．

ユズ *C. junos* Sieb. ex Tanaka (中) 香橙　常緑小高木．中国揚子江上流原産，山口，徳島県に野生林．成熟果実 枳殻，橙子は芳香性健胃，駆風，矯臭薬，香味料，浴湯料．精油 (geranial, limonen) hesperidin，クエン酸，酒石酸を含む．

レモン *C. limon* Burm. fil.　常緑小高木．地中海地方，米国，日本等で栽培．レモン油 (果皮からの精油) は賦香料．精油 (*d*-limonene, citral など) を含む．

ブシュカン *C. medica* L. var. *sarcodactylis* Swingle (英) fingered citron　常緑低木．インド・ヒマラヤ原産．仏手柑 (果実) (果皮) は芳香性苦味健胃，駆風，去痰薬．精油，フラボノイド (hesperidin, diosmin) を含む．

グレープフルーツ *C. paradisi* Macfad. (英) grapefruit　常緑小高木．西インド諸島原産．果実を生食，ジュースに．服薬中は副作用に要注意．クマリン (bergamottin)，香気成分 (nootokatone) を

含む.

カラタチ *Poncirus trifoliate* Rafin. 　　落葉低木. 中国揚子江上流原産. 成熟果実 生薬 枳殻(きこく)は健胃, 利尿, 消化薬. 柑橘類の台木. フラボノイド（naringin, poncirin）を含む.

キンカン *Fortunella japonica* Swingle var. *margarita* Makino（中）金橘　　常緑低木. 中国原産. （果実）金柑(きんかん)を風邪, 咳止め, 健胃, 疲労回復に. フラボノイド（fortunellin）を含む.

ヘンルーダ *Ruta graveolens* L.（中）芸香　　多年草. 南欧原産, 日本栽培. 全草が通経薬（欧州民間）, 駆風, 通経, 鎮痙（中国）, 神経痛, 抗リウマチ薬（日本民間）. 精油（methyl-*n*-nonylketone など）, クマリン（bergapten）, フラボノイド（rutin）を含む.

17-2　ニガキ科　Simaroubaceae

低木または高木. 24属, 約100種が主に熱帯に, 時に少数が温帯に分布. 葉は通常互生で羽状複葉が多く, 花は小さく目立たない. 樹皮や材に苦味質の変形トリテルペノイドの quassinoid（quassin など）を含有し, 健胃薬とされるものが多い.

ニガキ *Picrasma quassioides* Benn. 　　アジアの温暖地帯に分布し, 日本各地の山野に自生する落葉小高木で, 幹径40 cm に達する. 全株に残留性の苦味がある. 木部（心材）生薬 ニガキ苦木⑮を苦味健胃薬として用いる. 成分として, 苦味性変形トリテルペノイドの quassinoid 類の quassin（＝nigakilactone D）, nigakilactone A〜N, picrasin A〜G や, アルカロイドの nigakinone 等を含有する. ニガキはクァッシア木（quassia wood）の代用として日本で薬用にされたものである. クァッシア木にはジャマイカ・クァッシア木（Jamaica quassia）とスリナム・クァッシア木（Surinam quassia, American bitter wood）があり, 前者はジャマイカ, バルバドス等に産する *P. excelsa* Planch. を, 後者はギアナ, ブラジル北部などに産する *Quassia amara* L. を基原植物とする. なお, これらに含まれる quassinoid には抗白血病, 抗マラリア作用など注目すべき活性を示すものが多く, 創薬シード化合物として重要視されている.

ニワウルシ（シンジュ） *Ailanthus altissima* Swingle 　　落葉高木. 中国原産. 根皮, 樹皮 生薬 樗白皮(ちょはくひ)または椿白皮(ちんばくひ)は解熱, 整腸, 止血薬, 殺虫剤. 苦味トリテルペノイド（quassinoid）を含む.

17-3　カンラン科　Burseraceae

木本で葉は互生. 多くは羽状複葉. 花は単性, まれに両性. 世界の熱帯, 主に北アフリカ, 熱帯アメリカに分布. 20属, 約600種が知られている. 日本に自生しない. 幹の皮部その他に樹脂道が多く, 精油, 芳香性樹脂やゴム質を含む.

ニュウコウジュ *Boswellia carterii* Birdwood 　　高木. アフリカ東北部, アラビア西北部産. 乳香(にゅうこう)（幹の滲出物）は薫香料. 樹脂, 精油, ゴム質などを含む.

カンラン　*Canarium album* Raeusch.　　常緑高木．ベトナム原産，中国産など．橄欖（かんらん）（果実）は解毒（魚毒・酒毒），収れん，消炎薬，食用（塩漬け）．タンパク質，脂肪などを含む．

モツヤクジュ　*Commiphora molmol* Engl.　　小高木．アフリカ東部産．ミルラ（没薬(もつやく)，幹の滲出物）は外用収れん剤，含嗽料，防腐剤，薫香料．樹脂，精油，ゴム質などを含む．

17-4　センダン科　Meliaceae

低木または高木，まれに草本．葉は通常互生で羽状複葉が多い．50属，約1400種が，主に熱帯，時に温帯に分布する．Limonoid その他のトリテルペノイドなどを含む．

チャンチン　*Cedrela sinensis* Juss.（*Toona sinensis* Roem.）（中）香椿　　落葉高木．中国原産．樹皮 生薬 椿白皮(ちんばくひ)（中国の貴州などでの名）は解熱，整腸，止血薬，殺虫剤．苦味トリテルペノイド（limonoid）を含む．

センダン（タイワンセンダン）　*Melia azedarach* L.（中）苦楝　　落葉高木．日本各地（四国，九州，沖縄）で栽培逸脱し，台湾にも．根皮，樹皮 生薬 苦楝皮(くれんぴ)は駆虫薬．苦味トリテルペノイド（limonoid）を含む．

トウセンダン　*M. toosendan* Sieb. et Zucc.（*M. azedarach* L. var. *toosendan* Makino）（中）川楝　　落葉高木．中国原産．果実 生薬 川楝子(せんれんし)は鎮痛薬．トリテルペノイド及び苦味変形トリテルペノイド（limonoid）を含む．

17-5　ヒメハギ科　Polygalaceae

草本または低木，まれに小高木．温帯〜熱帯に13属，約800種が分布．日本には2属，10種が分布．トリテルペンサポニンを多量に含むものが多い．

セネガ　*Polygala senega* L.　　北米原産．米国とカナダ国境地域の湖岸や林中に自生する多年草．葉は互生する全縁の線状披針形．初夏，穂状花序を頂生し，白色小花をつける．セネガ及びヒロハセネガ *P. senega* L. var. *latifolia* Torr. et Gray〔原色図51（写真p.9）〕の根 生薬 セネガ㊙は去痰薬．セネガシロップ㊙，セネガキキョウ水などとして用いる．成分としてトリテルペノイドサポニンのsenegin I〜Ⅳの他，精油にサリチル酸メチルを含有する．ヒロハセネガは北米中南部に自生する広葉種で，明治初期に日本に導入され，北海道や兵庫県で栽培されている．

イトヒメハギ　*P. tenuifolia* Willd.　　中国の東北部，華北，山西，陝西，内蒙古などに自生する多年草．葉は，線〜披針形で互生．淡藍色の小花を総状花序に付ける．根 生薬 オンジ 遠志(おんじ)㊙は漢方で精神安定，強壮を目的とした精神神経用薬，保健強壮薬とみなされる処方（帰脾湯(きひとう)，加味温胆湯(かみうんたんとう)，人参養栄湯(にんじんようえいとう)など）に配合される．また，去痰薬として配合剤に使われる．成分はセネガのサポニンに類似したトリテルペンサポニン onjisaponin A〜G 等である．

18 ムクロジ目 *Sapindales*

18-1 ドクウツギ科　Coriariaceae

　低木あるいは小型の高木で，雌雄同株．葉は対生または輪生．1属，約10種の小科であるが，アジアの温帯からヨーロッパ，オーストラリア，またメキシコからチリと不連続に点在し隔離分布する．Coriamyrtin, tutin 等の有毒セスキテルペノイドを含有する．

　ドクウツギ　*Coriaria japonica* Gray〔原色図52（写真 p.9）〕　日本中北部の山地に自生する落葉低木．葉は稜のある枝に対生し，一見，羽状複葉に見える．夏，紅色の小果を付ける．葉には coriamyrtin，果実には tutin を含み，共に有毒である．小児が紅色の小果を誤って食べ，中毒死した例がある．

Coriamyrtin R:H
Tutin R:OH

18-2 ウルシ科　Anacardiaceae

　常緑または落葉の低木あるいは小高木．熱帯〜温帯に79属，600種が分布．葉は互生，まれに対生．有用樹が多い．ウルシ属（*Rhus*）にはアレルゲン性物質の urushiol あるいはその類似化合物を含有するもの多く，かぶれやすい．

　ヌルデ　*Rhus javanica* L.　日本各地の山野に自生する落葉小高木．葉は奇数羽状複葉で小葉間に翼を有する．本植物にアブラムシ科のヌルデノミミフシが寄生して生じる虫嬰〔虫こぶ（英）gall〕　生薬 五倍子（ごばいし）〔原色図53（写真 p.9）〕は多量のタンニンを含有しており，タンニン酸㊚，タンニン酸アルブミン㊚，タンニン酸ジフェンヒドラミン㊚，及びタンニン酸ベルベリン㊚の原料生薬である．

　ウルシノキ　*R. verniciflua* Stokes　中国〜ヒマラヤに自生し，日本で栽培される落葉高木．葉は奇数羽状複葉．幹に切り傷を付け滲出する汁液が生漆（きうるし）で，漆器の材料とする．Urushiol を多量含み漆かぶれを引き起こす．生漆を乾燥したもの 生薬 乾漆（かんしつ）を漢方で駆虫，通経，鎮咳薬とする．

Urushiol I

　　山歩きして"ウルシにかぶれた"という場合は大抵ハゼノキ，ヤマハゼまたはツタウルシによるかぶれである．ウルシに次いで毒性が強いのはツタウルシである．これらにかぶれるかどうかは人によって異なる．同属植物でもヌルデにかぶれることはほとんどない．これらの中で漆器の材料となるのはウルシだけである．日本の漆器は世界に有名で，英語の japan（Japan ではない）は漆器の意味．

リュウキュウハゼ（ハゼノキ）　*R. succedanea* L.〔原色図54（写真 p.9）〕　中国～ヒマラヤに自生し，日本で栽培される落葉高木．葉は奇数羽状複葉．果実を温圧搾あるいは煮出して得る蝋を木蝋といい，ポマードや和ローソクの原料，家具の艶出しとする．

18-3　カエデ科　Aceraceae

主に北半球の温帯に分布する落葉樹で2属，150種が知られている．葉は対生し，多くのものは単葉で掌状葉．大部分がカエデ属（*Acer*）に属す．日本には26種自生．葉にアントシアン配糖体を含み，紅葉する．樹液に糖分の多い種がある．

サトウカエデ　*Acer saccharum* Marsh.（英）maple　北米～カナダに自生する落葉高木．葉は対生し，粗い鋸歯縁の掌状葉である．樹液はショ糖（sucrose）に富み（2～5％），煮詰めて maple syrup を，更に濃縮して結晶化させ maple sugar を製する．

18-4　ムクロジ科　Sapindaceae

熱帯～温帯に分布する木本，まれに蔓性の草本．140属，1500種が知られている．日本には4属4種が自生．葉は通常は互生し，羽状あるいは羽状3出複葉または単葉．果実は多様で，有用な熱帯果樹が多い．

リュウガン　*Euphoria longana* Lam.〔原色図55（写真 p.9）〕　中国南部～東南アジアに自生，または栽培される高木．葉は奇数羽状複葉．果実 生薬 竜眼は滋養強壮薬．民間で健忘症，不眠症に用いる．果肉は生食．

レイシ　*Litchi chinensis* Sonnerat　中国南部原産．東南アジアで広く栽培される高木．葉は偶数羽状複葉．果実 生薬 荔枝は滋養強壮薬．竜眼と同様に生食．

ガラナ　*Paullinia cupana* Kunth.　ブラジルのアマゾン河流域原産．蔓性の低木で，自生または栽培．葉は互生する5数性の羽状複葉．果実は朔果で三稜形．種子は球形で下半身に肉質の仮種皮を付ける．種子 生薬 ガラナ子を粉砕して水製エキスを調製しタピオカデンプンと練り合わせ乾燥固化し guarana とする．Guarana を磨り下ろし，湯または水に溶かし飲用し，興奮性飲料，偏頭痛，神経強壮薬，腸疾患薬とする．ガラナ子の成分として caffeine（3～4％），d-catechin，タンニン，サポニン，脂肪油などを含有．

ムクロジ　*Sapindus mukurossi* Gaertn.　日本各地に自生または植栽される落葉高木．葉は互生する偶数羽状複葉．果皮（仮種皮）が 生薬 延命皮，種子が 生薬 無患子．延命皮は強壮，去痰薬で，成分としてムクロジサポニンの sapindus saponin を含有する．無患子は去痰薬，殺虫薬．また，種子は羽根つきの玉，念珠に用いる．

18-5 トチノキ科 Hippocastanaceae

北半球の温帯に2属15種が分布．落葉高木．葉は対生の掌状あるいは羽状複葉．樹皮にオキシクマリン配糖体を含むもの多い．日本にはトチノキ属（*Aesculus*）1種のみ自生．

セイヨウトチノキ *Aesculus hippocastanum* L.（英）horse chestnut （仏）marronnier〔原色図56（写真p.10）〕 ギリシャ原産の落葉大高木で，葉は掌状複葉．ヨーロッパで街路樹にされる（パリのマロニエ並木路は有名）．民間で樹皮を収斂薬とし，種子を痔疾，子宮出血に用いる．日本の山野に自生，あるいは植栽されるトチノキ *A. turbinata* Blume の樹皮は収斂，止瀉薬とする．また，種子はサポニンを抜いてとち餅に利用．街路樹や公園に植栽される．

18-6 ツリフネソウ科 Balsaminaceae

熱帯～温帯に分布する草本，まれに半低木．2属450種が知られる．果実は肉質の蒴果で，熟すと刺激で開裂し，種子を遠くへ飛ばす．日本に1属3種が自生．

ホウセンカ *Impatiens balsamina* L. インド原産．世界各地の庭園で観賞用に栽培される1年草．葉は互生する単葉．茎はやや多肉質．種子を急性子(きゅうせいし)と呼び，民間で魚による食中毒の解毒に用いる．ツリフネソウ *I. textori* Miq.（野鳳仙花(やほうせんか)）の全草を悪性の吹き出物に外用し，塊根は腫れをとるのに服用する．

19 ニシキギ目 *Celastrales*

19-1 モチノキ科 Aquifoliaceae

北半球の温帯～暖帯に4属450種が分布．常緑性高木または低木．葉は単葉で互生，まれに対生．樹皮にトリテルペノイド系の粘着性物質やcaffeineを含むものが多い．日本に1属23種が分布．

モチノキ *Ilex integra* Thunb. 日本の暖地に自生する雌雄異株の常緑高木．葉は互生する単葉で，厚く角質．樹皮中にトリテルペノイドアルコールとパルミチン酸からなる粘着性物質約12%を含有．樹皮から"とりもち"を作る．ハエ取り紙，絆創膏，ペイントに用いる．

マテ *I. paraguayensis* St. Hil. 南米のパラグアイ，ウルグアイ，ブラジルなどに自生する常緑低木．葉の水分を加熱して除き，乾燥し粉にしたものが市場品のマテ茶（Yerba mate）である．マテの葉にはcaffeine，タンニンなどを含み心臓疾患に用いる．マテ茶は嗜好性飲料とし，他の生薬類をブレンドして薬用に供する．

セイヨウヒイラギ *I. aquifolium* L. （英）holly　ヨーロッパ中南部～アジア西部に自生する常緑高木．葉は刺状の鋸歯を有する単葉で互生．クリスマスの装飾に用いられるが，薬用では，葉を解熱，利尿薬とする．樹皮からモチノキと同様に"とりもち"が得られる．

19-2　ニシキギ科　Celastraceae

熱帯～温帯に60属850種が分布．木本，時には藤本で，葉は単葉で対生，まれに互生．強心配糖体，アルカロイドなどを含む．

***Catha edulis* Forsk.**（アビシニアチャ）（英）Abyssinian tea, Arabian tea.　アフリカ東部の山地に自生．エチオピアの現地名 khat．民間で葉を茶剤として飲用し，興奮薬とする（常習性がある）．成分としてアルカロイドの cathine, cathidine などを含有する．

ニシキギ　*Euonymus alatus* Sieb.　日本の山地に自生する落葉低木．枝や幹にコルク層の発達した4個の翼がある．葉は単葉で対生する．秋には美しく紅葉する．中国では，翼の発達した枝を鬼箭羽（おにせんう）と呼び，通経薬，駆瘀血薬とする．

20　クロウメモドキ目 *Rhamnales*

20-1　クロウメモドキ科　Rhamnaceae

熱帯～温帯に58属900種が分布．多くは木本で刺を有するもの多く，まれに蔓性や草本のものあり．葉は単葉で互生，まれに対生し，葉脈の側脈は羽状で明瞭．クロウメモドキ属（*Rhamnus*）には hydroxyanthraquinone 類を含有するものが多い．

***Rhamnus purshiana* DC.**（英）Cascara　北米南部～南米北部に自生する低木．樹皮 生薬 カスカラサグラダ（Cascara sagrada）を瀉下剤とする．成分として emodin, emodin anthrone 等を含む．

Emodin

セイヨウイソノキ　*R. frangula* L.　ヨーロッパ，中央アジアに産する．樹皮 生薬 フラングラ皮はカスカラサグラダと同様に emodin, emodin anthrone 等を含み，瀉下剤とする．イソノキ *R. crenata* Sieb. et Zucc. の樹皮も同様に用いる．

クロウメモドキ　*R. japonica* Maxim.　日本の山地や丘陵に自生，時には植栽される雌雄異株の落葉低木．短枝の変化した刺がある．果実 生薬 鼠李子（そりし）を緩下，利尿薬とする．クロツバラ *R. davurica* Pall. var. *nipponica* Makino の果実も緩下，利尿薬とする．

ナツメ *Zizyphus jujuba* Mill. var. *inermis* Rehd.〔原色図 57（写真 p.10）〕 ヨーロッパ東部〜中国に産し，日本でも各地で栽培される落葉小高木．葉は単葉で互生し，葉脈は 3 主脈が明瞭．果実は長さ 2〜3 cm の楕円球状．果実 生薬 タイソウ 大棗㊽は強壮，緩和，利尿薬として漢方処方（葛根湯，桂枝湯，小柴胡湯など）に配合される．果実は生食，乾燥，砂糖漬けして利用される．成分は糖類，有機酸類，トリテルペノイドサポニン等である．

サネブトナツメ *Z. jujuba* Mill. var. *spinosa* Hu ex H. F. Chou〔原色図 58, 59（写真 p.10）〕 ヨーロッパ〜アジアに分布，日本でも栽培．ナツメに類似するが全株に托葉が変化した刺がある．ナツメに比べ果肉は薄く核が大きい．種子 生薬 サンソウニン 酸棗仁㊽を多眠症や不眠症の精神強壮薬として漢方処方（帰脾湯，加味温胆湯，酸棗仁湯など）に配合する．成分はトリテルペノイドサポニンの jujuboside A〜C, protojujuboside A, B, B_1 等である．

20-2 ブドウ科 Vitaceae

熱帯〜温帯に 12 属，700 種が分布．蔓性の木本，まれに草本．葉は単葉または複葉で互生，葉に対生して巻きひげを有す．果実は液果．

カガミグサ *Ampelopsis japonica* Makino 中国原産の落葉蔓性低木．葉は 3〜5 全裂する掌状複葉で互生．乾燥した根 生薬 白斂を収斂，解熱，鎮痛，消炎薬として，できものや打撲傷に用いる．中国では赤痢，マラリア，痔疾などの治療に用いる．

ブドウ *Vitis vinifera* L. アジア西部地方原産．果樹として世界各地で栽培される蔓性の落葉低木．多数の改良品種があり，品種によって生食，発酵して果実酒，酒石酸製造原料などにする．果実酒はいわゆるブドウ酒㊽で，食欲増進，強壮，興奮に飲用．タンニンの多い赤ブドウ酒は下痢，不眠，無塩食事療法に，白ブドウ酒は薬品の混和，溶解，滴剤の佐薬に用いる．赤ブドウ酒中のタンニン（ポリフェノール）の活性酸素消去の効果が，しばしば論じられる．

ヤブガラシ *Cayratia japonica* Gangnep 中国，朝鮮半島，日本などの各地に自生繁茂し，雑草として扱われる蔓性の多年草．葉は鳥足状複葉で互生．根 生薬 烏斂母を民間で利尿，鎮痛薬とする．

21 アオイ目 *Malvales*

21-1 シナノキ科 Tiliaceae

木本，まれに草本．熱帯〜温帯に 45 属 400 種が分布．日本に 3 属 8 種が分布．葉は単葉で互

生. 靱皮繊維が発達している.

ヨーロッパボダイジュ（ナツボダイジュ *Tilia platyphyllos* Scop. 及びフユボダイジュ *T. cordata* Mill.）（英）lime, linden （独）Linde　ヨーロッパに分布．民間で花序 生薬 菩提樹花 Flores tiliae を発汗，駆風，鎮痙薬とする．ナツボダイジュとフユボダイジュの雑種とみなされるセイヨウシナノキ *T. europaea* L. の花序も菩提樹花．

> シューベルトの歌曲に Lindenbaum（ボダイジュ）と歌われたり，ベルリン始めヨーロッパの諸都市で並木を作っているのはこのヨーロッパボダイジュの類である〔→ p.92, 原色図 60（写真 p.10）〕．

21-2　アオイ科　Malvaceae

草本または木本で熱帯〜温帯に 75 属 1500 種が分布．日本には帰化または栽培され 4 属 11 種が存在．葉は単葉または分裂葉で互生．粘液性多糖体を含むものが多い．

オクラ　*Hibiscus esculentus* L.　熱帯アジア原産．各地で栽培される 1 年草．葉は掌状葉で互生．未熟果は野菜．

トロロアオイ　*H. manihot* L.（*Abelmoscus manihot* Medicus）〔原色図 61（写真 p.10）〕中国原産．日本各地で栽培される 1 年草．葉は掌状葉で互生．根 生薬 黄蜀葵根を粘滑薬，鎮咳薬とする．また，和紙製造の糊料とする．粘液性多糖体を多量に含有．

ムクゲ　*H. syriacus* L.　小アジア原産．各地で栽培される低木．葉は浅く 3 裂する不整鋸歯縁の単葉で互生．園芸品多く種々の花色のものがあるが，白色花の蕾 生薬 木槿花を粘滑性止瀉薬とする．樹皮（木槿皮）に抗菌性があり，水虫や疥癬に外用する．

ビロードアオイ（ウスベニタチアオイ）　*Althaea officinalis* L.（英）marshmallow　ヨーロッパ原産．各地で栽培される大型の多年草．全草にビロード様の細毛を密生．葉は互生する単葉で，浅く 5〜7 裂．根 生薬 アルテア根を粘滑薬，含嗽料とする．粘液性多糖体を多量に（約 35 %）含有．

ワタ　*Gossypium arboreum* L. var. *indicum* Roberty〔原色図 62（写真 p.11）〕中国や日本で栽培される 1 年草．葉は掌状の単葉で互生．種子に付着する白毛が綿 gossypium cotton である．セルロースが主成分で少量の脂肪分を含む．ワタと同属のリクチワタ *G. hirsutum* L. などの種子

Gossypol

の油 [生薬] 綿実油㊅は食用の他，石けん，硬化油，塗料等の原料．根皮 [生薬] 綿根皮は通経，陣痛促進薬とする．種子及び粗製の綿実油中にアルデヒド体の gossypol を含有する．Gossypol は殺精子作用があり，中国で男性用避妊薬とする．ワタ属（*Gossypium*）の種子の毛（綿花）を脱脂漂白して医療用の脱脂綿やガーゼを製造する．ワタ属は世界に約32種分布し，*G. arboretum* L.，*G. herbaceum* Oliv.，*G. nanking* Meyen 等を同様の目的に使用するが，種により綿花の長さが異なる．

フユアオイ *Malva verticillata* L. ヨーロッパ原産．アジア各地で栽培される多年草．葉は掌状葉で互生．種子 [生薬] 冬葵子を利尿，緩下薬とする．

21-3 パンヤ科（キワタ科） Bombacaceae

熱帯，特に南米に多く分布する木本．28属200種が知られ，有用樹が多い．果物のドリアン（durian）がこれに属する．日本には産しない．

カポックノキ（パンヤノキ）*Ceiba pentandra* Gaertn. （英）white silk cotton tree 熱帯アメリカ原産．東アジア南部に自生する落葉高木．葉は掌状複葉．種子の毛をマレー語で kapok（カポック）と云い，中空管状で空気を包有し弾性があり，枕やクッションの詰め物に利用．樹脂はタンニンを含み止瀉，利尿薬とし，若芽は野菜．

21-4 アオギリ科 Sterculiaceae

熱帯〜亜熱帯に68属1100種が分布．日本には5属5種．主に木本で，まれに草本や藤本．葉は互生，まれに対生．単葉または掌状複葉．アルカロイドの caffeine や強心配糖体を含むものがある．

コラ *Cola nitida* A. Chev. 熱帯アフリカ西部原産．西インドやアフリカで栽培される常緑高木．種子 [生薬] コラ子〔（英）cola seed〕は強心興奮薬．プリン系アルカロイド caffeine（2〜2.5％），theobromine（0.002％）などを含有．近縁種の *C. acuminata* Schott et Endl. も同様に用いる．

Caffeine R:CH$_3$
Theobromine R:H

カカオ *Theobroma cacao* L. （英）cacao tree〔原色図63（写真 p.11）〕 熱帯アメリカ原産．主にアフリカ，南米などで栽培される常緑小高木．年中開花して結実する．種子 [生薬] カカオ子〔（英）cacao bean〕はカカオ脂㊅の原料．カカオ脂は坐剤の基剤，またココアやチョコレートの原料．種皮や子葉中に theobromine（約3％），caffeine（0.08％）を含有し，強心利尿薬の製造原料．

22　ジンチョウゲ目 *Thymelaeales*

22-1　ジンチョウゲ科　Thymelaeaceae

熱帯～温帯に分布する低木．単葉が互生または対生．多くのものは茎枝に強靭な繊維束を持つ．Mezerein, daphnetoxin などの刺激性の有毒ジテルペノイド類を含むものが多い．

ジンコウ *Aquilaria agallocha* Roxb.　インド東部，マレーシアに自生する高木．幹の傷や腐朽部分の周りに樹脂が多量に分泌し，その部分が腐朽したり土中に埋まるなどして樹脂の多い部分のみが残ったもの 生薬 沈香(じんこう)を高級薫香料，鎮静薬とする．2-(2-Phenylethyl) chromone 類を含有する．古来貴重な香料であったが，近年はほとんど採取できなくなっている．

フジモドキ *Daphne genkwa* Sieb. et Zucc.　中国原産の落葉小低木．葉は対生，長楕円形全縁の単葉で細毛をつける．中国各地で栽培．日本でも観賞用として栽植する．花蕾 生薬 芫花(げんか)を中国で利尿，去痰，消炎，疥癬治療薬とする．

セイヨウオニシバリ（ヨウシュジンチョウゲ）*D. mezereum* L.　アジア西部原産の小低木．樹皮（白瑞香皮(はくずいこうひ)）を欧米で慢性皮膚病，リウマチ，痛風などの治療薬とする．刺激成分はジテルペノイドの mezerein．

22-2　グミ科　Elaeagnaceae

木本．北半球の暖帯～温帯に分布する．葉は単葉で互生または対生．葉，若枝などに鱗毛（勲章毛）を密生する．

ナワシログミ *Elaeagnus pungens* Thunb.　日本の中部以南に自生する常緑低木．葉は厚く革質，互生で裏面に鱗毛を密生する．液果様の偽果 生薬 胡頽子(こたいし)を止瀉薬とする．近縁種のアキグミの果実も同様に用いる．

23　スミレ目 *Violales*

23-1　イイギリ科　Flacourtiaceae

木本．主に熱帯に分布する．葉は単葉，常緑で互生あるいは対生で，輪生するものもある．

ダイフウシ *Hydnocarpus anthelmintica* Pierre　熱帯アジアに自生，栽培される高木．葉は互生，革質．種子 生薬 大風子(だいふうし)をハンセン病治療薬の大風子油（生薬）製造原料としたほか，中国では梅毒，疥癬の治療薬とする．大風子油中には特異な構造の不飽和環状脂肪酸 hydnocarpic acid，chaulmoogric acid が含まれる．近縁種に *H. alpina* Wight, *H. weghtiana* Blume, *H. kurzii* Wrbg. などがあり，同様の目的に用いられる．

23-2　スミレ科　Violaceae

多くは草本で，まれに木本．熱帯～温帯に広く分布する．

ニオイスミレ *Viola odorata* L.　ヨーロッパ原産で，フランス南部で栽培される．花に芳香があり，スミレ油の製造原料とするほか，民間で浄血，鎮咳薬とする．

23-3　トケイソウ科　Passifloraceae

蔓性の草本または木本．アメリカの熱帯～暖帯に分布する．葉は互生．クダモノトケイソウ *Passiflora edulis* Sims, オオミノトケイソウ *P. quadramgulanis* L., *P. ligularis* A. Juss. の果実を食用にする．

チャボバトケイソウ *Passiflora incarnata* L. （英）passion flower　中南米原産．細長い茎から長い巻きひげが出る．先住民が根を強壮薬，葉を鎮静薬として用いてきた．全草にアルカロイドの harmine を含む．緩和な鎮静，催眠薬．

23-4　ベニノキ科　Bixaceae

木本．熱帯アメリカに分布．葉は互生，常緑．

ベニノキ *Bixa orellana* L. （英）orelean tree　南アメリカ原産の落葉低木．葉は互生でやや革質．熱帯地方で広く栽培される．仮種皮を annatto と呼び，天然黄色色素として食品，家具，衣料の染色に用いる．黄色成分はカロテノイドの bixin である．

23-5　パパイア科　Caricaceae

草本状木本．熱帯，亜熱帯のアメリカ，アフリカに分布．乳管が発達している．葉は大型の掌状葉で，茎頂に束生する．

パパイア *Carica papaya* L. （英）papaya〔原色図64（写真 p.11）〕　熱帯アメリカ原産の草本状木本．茎は軟質．葉は5～9深裂の掌状葉．果実を食用にするほか，乳液中からタンパク消化酵素 papain を採取する．

24 ウリ目 *Cucurbitales*

24-1 ウリ科 Cucurbitaceae

巻髭を持つ蔓性の草本，まれに木本．暖帯～熱帯に分布．葉は単葉，互生，一般に掌状葉．両立維管束を持つ．食用果実類が多い．

トウガン（トウガ，カモウリ）*Benincasa cerifera* Savi　熱帯地方原産の蔓性1年草．葉は互生で掌状に中裂し，基部は心臓形に凹む．径30～50 cm の球形～長楕円形の液果を付ける．アジアの熱帯～温帯にかけて栽培される．果実は食用．トウガンまたは *B. cerifera* Savi f. *emarginata* K. Kimura et Sugiyama の種子 生薬 トウガシ 冬瓜子㊜は解熱，消炎，利尿，鎮咳，緩下薬．大黄牡丹皮湯，瓜子仁湯などに配合．

コロシントウリ　*Citrullus colocynthis* Schrad.　北アフリカ，アラビア，西アジア原産の蔓性1年草．葉は互生で羽状深裂する．スイカに似た小形の果実 生薬 コロシント実は峻下薬．瀉下成分は配糖体の colocynthin など．

スイカ　*C. vulgaris* Schrad.（英）water melon　アフリカ原産の蔓性1年草．葉は互生で羽状に深裂する．食用として各地で栽培される．果汁を西瓜糖と呼び，急性，慢性の腎臓炎に用いる．変種，品種がある．

マクワウリ　*Cucumis melo* L. var. *makuwa* Makino　アフリカ～インド原産．東アジア各地で栽培される蔓性1年草．葉は掌状浅裂し基部は心臓形に凹む．未熟果実の果蒂 生薬 瓜蒂を催吐薬，種子 生薬 甜瓜子を打撲傷，虫垂炎，流行性肝炎に用いる．催吐性の苦味成分は cucurbitacin B，C など．

カボチャ　*Cucurbita moschata* Poir.　中米原産の蔓性1年草．葉は互生，心臓形あるいは腎臓形で5浅裂する．果実はしわのあるひょうたん型．食用に各地で栽培される．種子，仁 生薬 南瓜仁は条虫，住血吸虫駆除薬．変種，品種が多い．

アマチャヅル　*Gynostemma pentaphyllum* Makino　日本各地の山野に自生する雌雄異株の蔓性の多年草．葉は互生で3～7小葉の鳥足状複葉．小形球形の液果を付ける．民間で茎葉を健康茶とする．多種類のサポニンを含み，その内，数種類は薬用人参のサポニンと同じである．

ヘチマ　*Luffa cylindrica* Roem.　熱帯アジア原産の蔓性1年草．葉は互生，浅く掌状に分

裂し，裂片の先端はとがる．果実は長さ30〜60 cmで中程がわずかにくびれた円筒形．果実の木質部だけにしたもの 生薬 絲瓜絡(しからく)は止血，利尿，消腫，解毒薬．また，茎の切り口から出る液を糸瓜水（ヘチマ水）と呼んで，化粧水とするほか，民間で鎮咳，利尿薬とする．

ナンバンカラスウリ（ナンバンキカラスウリ）　*Momordica cochinchinensis* Spreng.　熱帯アジア原産の蔓性低木．葉は互生，心臓形で3〜5中裂あるいは深裂．果実は楕円形で赤熟．種子 生薬 木鼈子(もくべつし)は痔疾，乳房炎，腫瘍治療薬．

カラスウリ　*Trichosanthes cucumeroides* Maxim.　東アジアに自生する雌雄異株の蔓性多年草．葉は互生，卵心〜腎心形で，3〜5浅裂，時に5深裂．果実は球〜楕円形で赤熟する．種子がカマキリの頭状であるのが特徴．根 生薬 王瓜根(おうがこん)，種子 生薬 王瓜仁(おうがにん)を黄疸治療，浄血，催乳薬とする．

キカラスウリ　*T. kirilowii* Maxim. var. *japonicum* Kitamura　東アジアに自生する雌雄異株の蔓性多年草．葉は互生，円心形で3〜5浅裂あるいは中裂．果実は球〜卵円形で黄熟する．(中)栝楼(かろう) *T. kirilowii* Maxim.，キカラスウリ及びオオカラスウリ *T. bracteata* Voigt の皮層を除いた根 生薬 カロコン 栝楼根㊇を止渇，解熱，利尿，催乳薬として漢方処方（柴胡桂枝乾姜湯(さいこけいしかんきょうとう)，柴胡清肝湯(さいこせいかんとう)など）に配合する．また，種子 生薬 栝楼仁(かろうにん)を鎮咳，去痰，解熱，消炎薬とする．また，根のでんぷんを天花粉といい，化粧用，薬用パウダーとする．

25　フトモモ目 *Myrtiflorae*

25-1　ミソハギ科　Lythraceae

草本または木本．温帯から熱帯に分布．葉は単葉で互生する．両立維管束を持つ．

オオバナサルスベリ　*Lagerstroemia speciosa* Pers.　フィリピン原産．葉及び果実の汁液を plantisul と呼び，糖尿病薬とする．バナバ茶．

エゾミソハギ　*Lythrum salicaria* L.　日本各地の湿地に自生する多年草．葉は対生で，ほとんど柄がなく，披針形で全縁．全草 生薬 千屈菜(せんくつさい)を収れん止瀉薬とする．近縁種のミソハギ *L. anceps* Makino も同様に用いる．

25-2　ヒシ科　Trapaceae

水生草本．葉は単葉で葉柄に空気を含んだ膨らみがある．ユーラシア，アフリカに分布する．

150　IX　種子植物門

ヒシ　*Trapa natans* L. var. *bispinosa* Makino　　東アジアの池沼に生育する水生 1 年草．葉は三角状菱形で，葉柄が長く中央部が膨らむ．果実を菱角，菱実と称し，強壮，解熱薬とする．近縁種のオニビシ *T. natans* L. var. *quadrispinosa* Makino の果実も同様に用いる．両者の形状は，前者がひしゃげた果実の両側に 1 本ずつ計 2 本のとげを持つのに対し，後者は両側のとげのほか，背腹に 2 本計 4 本のとげを持つ点で異なる．

25-3　フトモモ科　Myrtaceae

木本．熱帯及び暖帯に分布．葉は常緑で単葉，互生または対生．全株に破生油室を持ち，両立維管束．精油を含むものが多い．

ユーカリノキ　*Eucalyptus globulus* Labill.　　オーストラリア原産で，世界各地で栽植される高木．葉は低い枝では対生で卵形，高い枝では互生で鎌状に湾曲した披針形．葉から得られる精油 生薬 ユーカリ油⓫は賦香料として，うがい薬，去痰薬に添加される．精油の主成分は cineole.

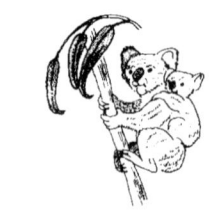

ユーカリの木の上のコアラ

> ユーカリ属は約 600 種もあり，大部分はオーストラリア産，英名は gum tree．生長が早いことで有名で，日本では数種が育てられた．コアラの餌としても知られるが，コアラはユーカリ属のうち数種のみを食べる．

グァバ（バンジロウ）　*Psidium guajava* L.（英）guava〔原色図 65（写真 p.11）〕　　メキシコ，南米原産．熱帯地方で栽培される．葉を茶の代用，果実を食用（ジャムなど）にする．また，樹皮を収れん薬とする．葉にポリフェノール（加水分解性タンニンの guavin A, B, C, D 等）を多量含む．グァバ葉ポリフェノールは特定保健用食品の関与成分の一つ．

チョウジノキ（チョウジ）　*Syzygium aromaticum* Merr. et Perry（英）clove〔原色図 66（写真 p.11）〕　　モルッカ諸島原産，マレーシア，マダガスカルなどで栽培される常緑高木．葉は革質で光沢があり，油点が明瞭．花蕾 生薬 チョウジ 丁子⓫clove，及び丁子から得られる精油 生薬 チョウジ油⓫を芳香健胃薬とするほか，香辛料として用いる．〔漢方処方〕治打撲一方，丁香柿蒂湯，女神散などに配合．精油の主成分はフェニルプロパノイドの eugenol である．

Eugenol

25-4　ザクロ科　Punicaceae

木本．西アジア，ヒマラヤに分布．葉は単葉，対生．両立維管束を持つ．

ザクロ　*Punica granatum* L.（英）pomegranate　　小アジア原産．各地で植栽される落葉小高木．葉は対生，単葉で狭長楕円〜長倒卵形で全縁．果実は球形で，頭頂に宿存がくの裂片を付け，熟すと不規則に裂開する．樹皮，根皮 生薬 石榴皮を条虫駆除薬とする．駆虫成分はアル

カロイドの pelletierine（isopelletierine）．中国では果皮を石榴皮と呼んで止瀉薬，のどの炎症のうがい薬などにする．

25-5　シクンシ科　Combretaceae

熱帯，亜熱帯に20属，約600種あり，高木または低木で蔓性のものも多く，タンニン原料植物，薬用植物などがある．葉は互生または対生で，鋸歯，托葉がない．

シクンシ（使君子）*Quisqualis indica* L.　インドから中国に至る熱帯アジアの山野や水辺に生える蔓性の常緑木本植物で，茎は長く細毛がある．葉は対生，長楕円形で葉柄と毛があり，夏に淡赤色の花が枝先に垂れ下がる．堅く紡錘形で5稜がある果実 生薬 使君子は駆虫成分 quisqualic acid を含む．

ミロバラン　*Terminalia chebula* Retzius（英）myrobalans（中）訶子　インド，ミャンマー原産の落葉大高木で中国南西部でも栽植．葉は対生かやや互生，初夏に枝端か葉腋に黄色の花を穂状花序に付ける．倒卵〜楕円形で黄褐色の石果 生薬 訶子は chebulinic acid, chebulagic acid, terchebin 等を主成分とするタンニンに富み，止瀉，止血，鎮咳薬として特にインドなどでよく用いる．皮なめし用に多量輸入．

26　セリ目 *Apiales*

26-1　ニッサ科（ヌマミズキ科）　Nyssaceae

木本．北米，中国，ヒマラヤ，東南アジアに分布する．単葉を互生する．

キジュ（喜樹，旱蓮木）*Camptotheca acuminata* Decne.〔原色図67（写真 p.11）〕　中国の中，南部に自生する落葉高木．葉は互生で単葉，裏側の葉脈は極めて明瞭．果実あるいは根に抗腫瘍活性のアルカロイド camptothecine とタンニンを含む．Camptothecine 誘導体のイリノテカンが制がん剤として用いられる．

26-2　ミズキ科　Cornaceae

木本まれに草本．主に北半球に分布する．葉は対生または互生し，托葉はない．

アオキ　*Aucuba japonica* Thunb.　日本特産で雌雄異株の常緑低木．茎，枝とも若い間は緑色である．葉は互生，単葉で，やや厚く光沢のある革質．イリドイド配糖体の aucubin を含む．葉を火傷，創傷薬とする．陀羅尼助の原料の一つであった．

サンシュユ　*Cornus officinalis* Sieb. et Zucc.〔原色図68（写真 p.11）〕　朝鮮中部原産で，各地で栽植される落葉小高木．葉は対生で単葉，裏面で葉脈が隆起し，脈腋に黄褐色の毛がある．果実 生薬 サンシュユ 山茱萸⑮を漢方で滋養強壮，収れん，止血薬として方剤（牛車腎気丸，八味地黄丸，六味丸など）に配合して用いる．多量のタンニン，有機酸とイリドイド配糖体を含む．

アメリカヤマボウシ（ハナミズキ）　*C. florida* L.（英）dogwood　北米原産で，各地に観賞用に栽植される小高木．球状に集まった小花のつけねに4枚の白色あるいは紅色の大形の総苞を持つ．樹皮を dogwood bark と呼んで，収れん，強壮薬とする．

26-3　ウコギ科　Araliaceae

木本まれに草本．東南アジア，熱帯アメリカに多く分布する．葉は互生，時に輪生し，掌状葉，掌状複葉が多く，まれに羽状複葉．散形花序．トリテルペノイドサポニンを含むものが多い．

ウコギ（ヤマウコギ）　*Acanthopanax spinosus* Miq.　東アジアの山地に自生する落葉低木．葉は5小葉からなる掌状複葉で，枝頂に束生する．枝，幹にとげがある．根皮 生薬 五加皮を強壮薬，五加皮酒の原料とする．近縁種のヒメウコギ *A. sieboldianus* Makino の根皮も五加皮とする．

エゾウコギ　*A. senticosus* Harms（*Eleutherococcus senticosus* Maxim.）　北海道，中国東北部，シベリア東部に自生する落葉低木．葉は5小葉からなる掌状複葉．枝，幹に多数の細いとげがある．根茎（しばしば根を伴う）生薬 シゴカ 刺五加⑮を強壮，補精，鎮静，食欲増進薬とする．Eleuteroside A, B などの配糖体を含む．

ウド　*Aralia cordata* Thunb.〔原色図69（写真 p.12）〕　東アジア各地に自生する多年草．葉は互生，2回羽状複葉，小葉は卵形．根，根茎 生薬 土当帰（＝和独活，和羌活）を解熱，鎮痛薬とする．

オタネニンジン　*Panax ginseng* C. A. Meyer（*P. schinseng* Nees）（英）ginseng〔原色図70（写真 p.12）〕　朝鮮北部，中国東北部原産の多年草で朝鮮，中国，シベリア東部，日本で栽培．葉は5小葉からなる掌状複葉で，輪生する．根 生薬 ニンジン 人参⑮（白参），コウジン 紅参⑮を漢方（処方：小柴胡湯，十全大補湯，補中益気湯など多数）を中心に，強壮，強精，温補薬とする．20*S*-Protopanaxadiol, 20*S*-protopanaxatriol をアグリコンとする ginsenoside 類などのサポニン，panaxynol などのポリアセチレン類を含む．

20*S*-Protopanaxadiol：R=H
20*S*-Protopanaxatriol：R=OH

$C_7H_{15}-CH=CH-CH_2-(C\equiv C)_2-CH-CH=CH_2$
　　　　　　　　　　　　　　　　　　　|
　　　　　　　　　　　　　　　　　　OH

Panaxynol

> 今日，入手できるニンジンはほとんどが栽培品であるが，今では姿を消した野生品のニンジンを尊重する感覚がどこかにある．海外で"自生品"が高価に売られていることがあるが，成分の違いは確認されていない．畑で発芽させた苗を山に植えて年が経つと，根茎の凹凸の数などが自生品に似てくる．

トチバニンジン *P. japonicus* C. A. Meyer　　日本各地の山地に自生する多年草．葉は5小葉からなる掌状複葉で，輪生する．根茎 生薬 チクセツニンジン 竹節人参⑮を鎮咳去痰，強壮薬とする．〔漢方処方〕ニンジンの代用として小柴胡湯，半夏瀉心湯，呉茱萸湯などに配合．Chikusetsusaponin類を含有する．

アメリカニンジン *P. quinquefolium* L.　　北米東部，カナダの森林地帯に産する．形態はオタネニンジンに似る．根 生薬 広東人参 American ginseng を強壮，補精薬とする．人参と類似のサポニン類を含む．

サンシチニンジン *P. notoginseng* Burkill　　中国の広西，雲南省に産する多年草．地上部の形態はオタネニンジンに似る．根 生薬 三七（＝田七，人参三七）を補血，止血，強壮薬とする．人参と類似のサポニン類を含む．

タラノキ *Aralia elata* Seemann　　日本，朝鮮，サハリン，中国北部に自生する落葉大形低木．枝幹，葉柄，葉脈上に刺針がある．葉は2回羽状複葉．樹皮は糖尿病の民間薬．

26-4　セリ科　Umbelliferae

1年草あるいは多年草で，まれに木本．北半球の亜寒帯〜暖帯に多く分布する．葉は互生，羽状複葉あるいは掌状で，まれに単葉．葉柄が鞘となり茎を抱くものが多い．複散形花序．果実は双懸果．精油，クマリン類，ポリアセチレン類を含むものが多い．

アンミ *Ammi visnaga* Lam.　　地中海沿岸，カナリー群島に産する多年草．葉は3〜4回羽状複葉，裂片は線状．果実 生薬 ケラ実（＝アンミ実）を狭心症治療薬，利尿薬，百日咳，喘息治療薬とした．冠血管拡張作用のある khellin などのフロクロモン類やフロクマリン類を多量含む．

Khellin

***Ammi majus* L.**　　地中海沿岸に産する多年草．葉は3〜4回羽状複葉，裂片は線形．果実に xanthotoxin, bergapten などのフロクマリン類を多量含み，光感作促進作用が強く白斑病の治療薬とされる．

Xanthotoxin

イノンド *Anethum graveolens* L.（英）dill　　インド〜アフリカ東北部に産する2年草．葉は3回羽状複葉，裂片は細長い線形．果実 生薬 イノンド（＝蒔羅子）を芳香，駆風薬とする

ほか, 香辛料としてソースなどに入れる.

トウキ *Angelica acutiloba* Kitagawa (*Ligusticum acutilobum* Sieb. et Zucc.)〔原色図71（写真 p.12）〕　日本北中部の山地に自生し，薬用に奈良県などで栽培される．葉は 2～3 回 3 出羽状複葉．トウキ及び北海道で栽培されるホッカイトウキ *A. acutiloba* Kitagawa var. *sugiyamae* Hikino の根 生薬 トウキ 当帰㊞ を漢方で通経，鎮静，浄血，強壮薬として処方（加味逍遙散，当帰芍薬散，女神散など）に配合する．また婦人用配合剤の原料．Ligustilide, butylidenphthalide などのフタリド類，falcarindiol などのポリアセチレン類を含む．中国産の当帰は中国中, 西部に産するカラトウキ *A. sinensis* Diels である.

Butylidenphthalide

ヨロイグサ　*A. dahurica* Benth. et Hook.　中国東北部，朝鮮，日本東北部に自生し，薬用に栽培される大型の多年草．葉は 2～3 回 3 出羽状複葉．根 生薬 ビャクシ 白芷㊞ を鎮痛，鎮静，通経，浄血薬とする．〔漢方処方〕藿香正気散，荊芥連翹湯，五積散など．フロクマリン類を多量含む．白芷特有の香は (*S*)-2-hydroxy-3, 4-dimethyl-2-buten-4-olide による.

アンゲリカ　*A. archangelica* L. (*A. officinalis* Hoffm.)　(英) angelica, garden angelica　ヨーロッパに自生する大型の多年草．葉は 2 回羽状複葉．根, 根茎 生薬 アンゲリカ根を鎮静，強壮薬とする．クマリン類を多量含む.

シシウド　*A. pubescens* Maxim.　日本各地の山野に自生する多年草．葉は 2～3 回羽状複葉．根が独活，羌活として用いられたことがあるが，現在市場性はない．クマリン類を多量含む.

***Angelica pubescens* Maxim. f. *biserrata* Shan et Yuan**　(中) 重歯毛当帰　中国の中，南部に自生し，栽培される大型の多年草．葉は 2 回 3 出羽状複葉．根, 根茎 生薬 独活を解熱，鎮痛，駆風，通経薬とする．クマリン類を多量含む.

アシタバ　*A. keiskei* Koidz.　伊豆諸島を中心にした海岸沿いに自生する日本特産の大型の多年草．葉は 1～2 回 3 出羽状複葉．全草に黄汁を多量含むのが特徴．生鮮野菜として食べるほか，アシタバ茶などに加工して健康食品とされる．本植物特有の黄色物質はカルコン誘導体の xanthoangelol, 4-hydroxyderricin であり，酸分泌抑制作用，抗菌作用がある.

ノダケ　*A. decursiva* Fr. et Sav. (*Peucedanum decursivum* Maxim.)　日本各地の山野に自生する多年草．葉は 1 回羽状複葉．羽状複葉の小葉基部が翼状になるのが特徴．根, 根茎 生薬 前胡 (後述, p.157 参照) を解熱，鎮痛，鎮咳，去痰薬とする．クマリン類を含む.

ミシマサイコ　*Bupleurum falcatum* L.〔原色図72（写真 p.12）〕　日本，朝鮮半島に少数自生し，栽培される多年草．葉は互生し単葉，茎葉は長披針～線形．根 生薬 サイコ 柴胡㊞ を

漢方で解熱, 消炎, 鎮静薬として処方 (小柴胡湯, 柴胡桂枝湯, 補中益気湯など) に配合する. Saikosaponin a などのサポニン類を含む. 中国産の生薬柴胡は *B. chinense*, *B. marginatum*, *B. scorzonerifolium* などの根である.

ヒメウイキョウ *Carum carvi* L. (英) caraway　ヨーロッパ東部～アジア西部原産の 2 年草. 葉は羽状に多裂し, 裂片は糸状. 果実 生薬 カルム実を健胃, 駆風薬とするほか, 料理, 製菓用の香料とする.

クミン *Cuminum cyminum* L. (英) cumin　地中海東部沿岸地方原産の 1 年草. 葉は羽状に多裂し, 裂片は糸状. 果実 生薬 クミン実をカルム実と同様に料理, 製菓用の香料とする.

オカゼリ *Cnidium monnieri* Cuss.　中国原産の 1 年草. 葉は 2～3 回羽状複葉, 破片は線形. 果実 生薬 ジャショウシ 蛇床子局 を湿疹, 疥癬などの皮膚病薬として外用する.〔漢方処方〕蛇床子湯に配合. 抗白癬菌活性のある osthol をはじめ, クマリン類を多量含む.

コエンドロ *Coriandrum sativum* L. (英) coriander　地中海東部沿岸地方原産で東欧, 熱帯アジア各地で栽培される 2 年草. 葉は 2～3 回羽状複葉, 裂片は下部の葉では円形であるが, 上部では線形. 果実 生薬 コリアンダー (＝コエンドロ実, 胡荽子) を健胃, 駆風薬, 料理用香料とする. また若葉を香菜の名で料理に用いる. 葉や未熟果実にはカメムシ臭がある.

アギ *Ferula assa-foetida* L. (英) asafoetida　ロシア, 中国西部, イラン, アフガニスタンの乾燥地帯草原に自生する大型の多年草. 葉は 3～4 回羽状複葉. 強い蒜臭を持つ. 根の皮層部から浸出する乳液の固まったゴム状樹脂 生薬 阿魏, assa-foetida を駆虫薬, マラリア原虫駆除薬, 神経衰弱治療薬とする. 特有の臭気は *sec*-butylpropyl disulfide などの硫黄化合物による. 7-*O*-Monoterpenylumbelliferone 類を含む. 阿魏の原料植物にはこのほか *F. caspica* Marsh.-Bieb., *F. conocaula* Eug. などがある.

ウイキョウ *Foeniculum vulgare* Mill. (英) fennel〔原色図 73 (写真 p.12)〕南ヨーロッパ原産, 温帯各地で栽培される大型の多年草. 葉は 3～4 回羽状複葉, 裂片は糸状. 果実 生薬 ウイキョウ 茴香局〔(英) fennel〕を, 芳香性健胃, 駆風, 去痰薬, 香味料とする.〔漢方処方〕安中散, 丁香柿蒂湯などに配合. Anethole を多量含む. 同様の香味料とする近縁植物に *F. dulce* DC. (甘茴香), *F. piperitum* DC. (辛茴香), *F. parmoricum* DC. (インド茴香) がある.

Anethole

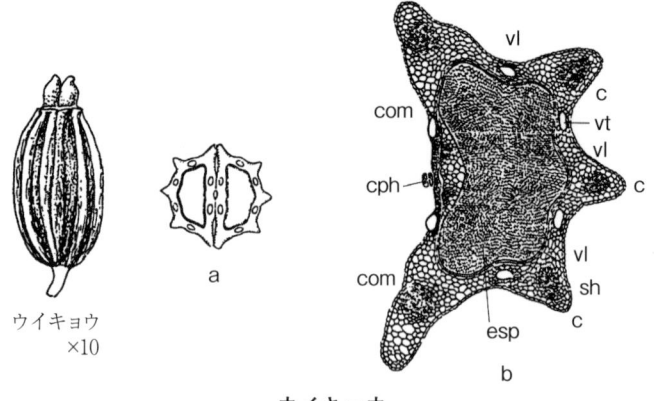

ウイキョウ

a：セリ科（ウイキョウ *Foeniculum vulgare*）の分離果（双懸果）横断面弱拡大図（Gilg），b：ウイキョウの果実（分果）の横断面. com：接合面，c：肋線（維管束を伴う），vl：果谷，vt：油道，sh：種皮，esp：内胚乳，cph：心皮間柱（担柱） 〔Tschirch〕

ハマボウフウ *Glehnia littoralis* Fr. Schm. ex Miq.　アジア東部の海岸に自生する多年草．葉は2～3回羽状複葉，裂片は楕円形でやや厚く光沢がある．根，根茎 生薬 ハマボウフウ 浜防風局を日本では防風（p.157）の代用とし，中国では北沙参（根，根茎）の名で鎮咳去痰薬とする．クマリン類，ポリアセチレン類を含む．

センキュウ *Cnidium officinale* Makino〔原色図74（写真 p.13）〕　中国原産で，中国東北部で栽培される多年草．葉は2回羽状複葉．根茎 生薬 センキュウ 川芎局を漢方で鎮静，鎮痛，強壮薬とし，処方（温経湯，五積散，四物湯など多数）に配合する．フタリド類を多量に含む．中国産の生薬川芎は四川省を主産地とする近縁種の *L. chuanxiong* Hort. の根茎である．

藁本（こうほん） *Ligusticum sinense* Oliv.　中国の中，西部に産する多年草．葉は2～3回羽状複葉．根茎 生薬 藁本（こうほん）を鎮痛，鎮痙，疥癬等の皮膚病薬とする．〔漢方処方〕羌活防風湯，黄連消毒飲，補肝散などに配合．フタリド類，フェニルプロパノイド類を含む．近縁植物の *L. jeholense* Nakai et Kitagawa の根茎も藁本とする．

キョウカツ（羌活） *Notopterygium incisum* Ting ex H. T. Chang　中国西部の山岳地帯に自生する多年草．葉は3回3出羽状複葉，裂片は卵状披針形．根茎，根 生薬 キョウカツ 羌活局を鎮痛，鎮痙薬として〔漢方処方〕駆風解毒湯，清湿化痰湯，疎経活血湯，独活湯などに配合．クマリン類，ポリアセチレン類，フェニルプロパノイドを含む．近縁種の *N. forbessi* Boiss. の根茎及び根も生薬羌活として用いられるが，市場には *N. incisum* が多い．

ヤブニンジン *Osmorhiza aristata* Makino et Yabe　日本各地の樹蔭に自生する多年草．葉は2回羽状複葉．硬い毛を持つ細長い果実を付けるのでナガジラミの別名がある．根茎 生薬

和藁本を鎮痛，鎮痙薬とする．フェニルプロパノイドを含有する．

インペラトリア *Peucedanum ostruthium* L.（*Imperatoria ostruthium* L.）（英）masterwort　ヨーロッパ原産の多年草．葉は2回3出羽状複葉．根茎，根 生薬 インペラトリア根を発汗，利尿，強壮薬とする．クマリン類を含む．

前胡 *P. praeruptorum* Dunn.　中国中部に産する多年草．葉は2～3回羽状複葉．根，根茎 生薬 前胡を解熱，鎮痛，鎮痙，去痰薬とし，〔漢方処方〕瀉胃湯，参蘇飲，蘇子降気湯などに配合．クマリン類を含有する．生薬前胡には前出のノダケの根，根茎も用いられる．

アニス *Pimpinella anisum* L.（英）anise　ヨーロッパ東部，アジア西部原産の1年草．果実 生薬 アニス実を芳香，駆風薬とする．Anethole などの精油を多量含む．

防風 *Saposhnikovia divaricata* Schischk.　中国東北部，内蒙古，陝西省などに産する多年草．葉は2～3回羽状複葉，裂片は線形．根，根茎 生薬 ボウフウ　防風⑮（＝関防風）を漢方で発汗，解熱，鎮痛，鎮痙薬として処方（駆風解毒湯，防風通聖散，十味敗毒湯など）に配合する．クロモン類，クマリン類，ポリアセチレン類を含む．日本で栽培される藤助防風も同種と見られる．

> セリ科には薬用，食用等に使われる植物が多いが，毒性の強い植物もある．ドクゼリ *Cicuta virosa* L. var. *nipponica* Makino は湿地に野生する．ドクニンジン *Conium maculatum* L. はヨーロッパから日本にも渡来，帰化している．これは古代ギリシャで死刑執行に用いられた毒草で，哲人ソクラテスはこれを飲まされた．なお，ドクニンジンなどを英語で hemlock というが，これは輸入建材としてよく使われるツガ類（マツ科）の名でもあってまぎらわしい．時に誤訳が見られる．

IX-2-1-2　合弁花植物亜綱　*Subclass Sympetalae*（後世花被植物亜綱　*Metachlamydeae*）

花被は2花被からなり，内輪の花弁はまれに離弁または無弁のものがあるが，普通は癒合して合弁花冠となっている．雄ずい，心皮の数は花弁と同数かまたは少なく，雄ずいは花弁と合着するものがあり，輪状に配列して普通は5数性である．人為的にまとめられた系統群である．

1 ツツジ目 *Ericales*

1-1 イチヤクソウ科　Pyrolaceae

多年草．小低木まれに腐生のものもある．北半球の温帯〜亜寒帯に分布．16属, 75種．日本に5属, 13種．成分としてイリドイド型モノテルペノイド, ハイドロキノン誘導体が知られている．

イチヤクソウ *Pyrola japonica* Klenze　　多年草．日本に自生．葉は円形．初夏, 約20 cmの花茎の先に白色の花を数個付ける．花冠は深く5裂する．全草 生薬 鹿蹄草を利尿薬として脚気や浮腫に用いる．中国では婦人薬として常飲されている．フェノール性配糖体 pirolatin, ナフトキノン誘導体 chimaphilin, モノテルペノイド配糖体 monotropein やタンニンを含有する．

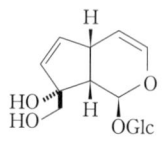

Monotropein

1-2 ツツジ科　Ericaceae

低木〜小高木．熱帯から寒帯まで広く分布．100属, 3000種．日本に23属, 約100種．成分としてハイドロキノン類, セスキテルペノイド, ジテルペノイド, トリテルペノイドが知られている．

> ツツジ類には羊躑躅(ようてきしょく)の漢名があるが, それは羊が食べるとよろめくという意味．

クマコケモモ（ウワウルシ）　*Arctostaphylos uva-ursi* Spreng.（英）bearberry, rockberry〔原色図75（写真 p.13）〕　小低木．ヨーロッパ, アジア, アメリカに自生．葉は厚く, 花冠はつぼ形で先端が5裂して外に開く．果実は赤熟．葉 生薬 ウワウルシ局 に配糖体 arbutin やタンニンを含む．尿路防腐薬として膀胱カタル, 尿道炎などに用いた．

ガウルテリア　*Gaultheria procumbens* L.（英）winter green tree　小低木．北米に自生し winter green tree と呼ばれる．水蒸気蒸留して 生薬 冬緑油(とうりょくゆ)を製造する．このとき生薬に含まれる gaultherin がサリチル酸メチルエステルとなる．冬緑油は鎮痛消炎剤として軟膏剤に配合し, 菓子, 歯みがきにも用いる．日本産シラタマノキ *G. miqueliana* Takeda も gaultherin を含む．

Gaultherin

ハナヒリノキ　*Leucothoe grayana* Maxim. var. *oblongifolia* Ohwi　低木．日本に自生, 葉は長楕円〜倒卵形で互生．初夏, 枝先に淡緑色でつぼ形の花を下向きに付ける．葉の煎汁を家畜の皮膚寄生虫駆除薬とし, 葉の粉末を便所のうじ虫を殺すのに用いる．有毒成分は grayanotoxin 類．

Grayanotoxin I   R：COCH₃
Grayanotoxin III   R：H
Asebotoxin I   R：COC₂H₅

> この木の葉の粉末が鼻に入るとクシャミ（ハナヒリ）が出るのでこの名がある．

アセビ　*Pieris japonica* D. Don〔原色図76（写真 p.13）〕　低木．日本に自生．葉は倒卵状披針形で枝先に集まって互生．4月頃，白色でつぼ状の花を多数下向きに付ける．茎葉の粉末や煎汁を，うじ殺し，家畜の皮膚寄生虫駆除，農作物の害虫駆除に用いる．有毒成分は asebotoxin I．

> アセビの葉を噛んでみると舌がしびれる．馬酔木(あせび)と書くのは，その葉を牛馬が食べると中毒することによる．奈良公園にアセビが多いのは，放し飼いの鹿に食べられずにいるため．なおシャクナゲを国内で石南花と書くが，石南の名は中国ではオオカナメモチを指す．

コケモモ　*Vaccinium vitis-idaea* L.（英）cowberry　北半球の寒帯に分布，日本にも自生する小低木．葉は楕円～倒卵形で革質．鐘形の花を総状花序に付ける．葉 生薬 コケモモ葉をウワウルシの代用とした．また紅色の果実を下痢止めにシロップ剤として用い，その他ジャム製造の原料，フレップ酒の醸造に用いる．Arbutin, methylarbutin, isoquercitrin やタンニンを含む．

レンゲツツジ　*Rhododendron japonicum* Suring.　低木．日本特産．花，根はリウマチ，痛風の民間薬．有毒成分　花：rhodojaponin I ～ VII，葉：grayanotoxin I を含む．

シャクナゲ　*R. metternichii* Sieb. et Zucc. var. *pentamerum* Maxim.〔原色図77（写真 p.13）〕低木．本州の中，北部に自生．葉は利尿，リウマチ，痛風の民間薬．Grayanotoxin 類を含む．

2　サクラソウ目 *Primulales*

2-1　ヤブコウジ科　Myrsinaceae

熱帯～亜熱帯に多い低木～小高木．32属，1000種．日本に4属，13種．ベンゾキノン系化合物が知られている．

ヤブコウジ　*Ardisia japonica* Blume　小低木．日本，朝鮮，中国産．根は解毒，利尿，せき止め

薬．ベンゾキノン誘導体（rapanone）を含む．

2-2　サクラソウ科　Primulaceae

草本〜小低木．世界に広く分布．20 属，1000 種．日本に 9 属，36 種．

シクラメン　*Cyclamen europaeum* L.　　多年草．西南アジア原産．根茎は鎮痛薬（ヨーロッパ）．Cyclamin（抗菌性）を含む．

クリンソウ　*Primula japonica* Gray　　多年草．葉をはれもの，切傷に外用．

サクラソウ　*P. sieboldii* E. Morr.　　多年草．日本．根は去痰薬．Protoprimulagenin を含む．

3　イソマツ目 *Plumbaginales*

3-1　イソマツ科　Plumbaginaceae

多年草，低木または蔓性植物．ヨーロッパ，アジアに分布．10 属，約 300 種．

セイロンマツリ　*Plumbago zeylanicum* L.　多年草．インド原産，台湾産．茎，根は通経，毒蛇の咬傷に用いる．Plumbagin（葉，根）を含む．

4　カキ目 *Ebenales*

4-1　アカテツ科　Sapotaceae

高木．広く熱帯に分布．50 属，800 種．日本に 1 属，2 種．グッタペルカ様物質及びトリテルペノイド系サポニンが知られている．

グッタペルカノキ　*Palaquium oblongifolium* Burck　　高さ 20 m になる高木．東南アジア産．葉は互生，倒卵状楕円形で裏に黄金褐色の短毛を密生．葉腋に白色の小花を束生する．葉を水で煮て浮上するゴム質を集め，歯科充填料用のグッタペルカを採取する（→ p.90）．

ミラクルフルーツノキ　*Synsepalum dulcificum* Daniell　　西アフリカに産する木本．小さい楕円形の果実が赤く熟し，これを口に含み，よく口をすすいだ後酸っぱいものを食べると甘く

感じる．Miracle fruit と呼ばれるのはそのため．その成分は一種のタンパク質である．

バラタノキ *Manilkara bidentata* Chev.　　高木．南米北部産．Balata（乳液）はグッタペルカの代用，風船ガムの材料．

サポジラ（チューインガムノキ）*Achras sapota* L.　　高木．メキシコ，西インド，南米北部産．Chicle gum（乳液）はチューインガム原料．

4-2　カキノキ科　Ebenaceae

熱帯～亜熱帯に多い高木～低木．4属，450種．日本に2属，6種．成分としてナフトキノン類，ナフタリン類，タンニン類，トリテルペノイド類が知られている．

カキ *Diospyros kaki* Thunb.　　揚子江流域原産で，中国，朝鮮，日本で植栽される果樹．6月始め黄白色の花をつけ，花弁，がく片とも4裂する．野生の果実は渋いが日本で改良され甘い種類ができた．未成熟の果実はタンニン4～8％を含む．果実のがく，いわゆるへた 生薬 柿蔕（してい）をしゃっくり止めにし，民間では夜尿症に用いる．葉はビタミンCが多く，健康茶として用いる．柿渋はアブラガキ *D. oleifera* Cheng の未熟果からとる．柿渋はガロイル化された縮合型のタンニンを主成分とする．高血圧，夜尿症，かぶれに，また日本酒の濁り取り，友禅染の型作り，器具の塗装などに用いる．

渋柿が熟すと甘くなるのは，タンニンが縮合し高分子になって不溶化するためで，似た現象は他植物の果実にも起こる．渋柿を人工的に甘柿に変えることを"渋抜き"と呼んでいるが，その方法としては (1)干し柿にする，(2)湯抜き，(3)アルコール抜き，(4)炭酸ガス抜きなどがある．どれも縮合型タンニンの分子を高分子化，不溶化させる方法であり，タンニンを抜き取るのではない．誰にでもできる手軽な渋抜き法は次の通り：渋柿をポリエチレンなどの袋に入れ，少量のホワイトリカーなどの酒類をふりかけて1週間ほど密閉しておくだけで甘くなる．

4-3　エゴノキ科　Styracaceae

温帯～熱帯に分布する低木～高木．11属，150種．日本に2属，6種．成分として樹脂，サポニンが知られている．

エゴノキ *Styrax japonica* Sieb. et Zucc.〔原色図78（写真 p.13）〕　　日本，中国に自生する高木．よく分枝し樹皮は紫褐色．葉は互生で卵形．初夏，総状花序を出し，多数の白色小花が垂れさがる．果皮の絞り汁を魚とりに，また洗濯に用いた．エゴサポニン約10％を含む．

スマトラ安息香の木　*S. benzoin* Dryander, *S. sumatranus* J. J. Smith；**シャム安息香の木**

S. benzoides Craib, *S. tonkinensis* Craib et Hortwich　　前者はスマトラ産，後者はベトナム，ラオス産．共に高さ 15 m にもなる高木．葉は互生し長楕円形．裏面に白い毛がある．花は腋生し複散形花序．果実は球形．これらの樹皮に傷を付けて流出する液を集めたもの 生薬 アンソッコウ 安息香⑮（スマトラ安息香及びシャム安息香）は，vanillin を含み芳香がある．前者はケイ皮酸を多く含み，後者は安息香酸を含み，上品，香りに差がある．防腐薬として製剤原料とする．

5　モクセイ目 *Oleales*

5-1　モクセイ科　Oleaceae

温帯〜暖帯〜熱帯に広く分布する低木〜高木．27 属，600 種．日本に 6 属，約 25 種．クマリン，リグナンが成分として知られている．

レンギョウ *Forsythia suspensa* Vahl.；**シナレンギョウ** *F. viridissima* Lindl.〔原色図 79（写真 p.13）〕　いずれも低木．レンギョウは中国原産で日本で植栽される．枝は長く伸びて地に着き根をおろす．葉はしばしば 3 小葉に分裂．早春，葉より早く黄色の花を開き，花冠は深く 4 裂．同じく中国原産のシナレンギョウは日本には少ない．レンギョウより葉が細く，分裂せず，花が小さい．いずれの果実も 生薬 レンギョウ 連翹⑮の名で漢方で解毒，排膿，消炎，利尿薬として処方（駆風解毒湯，荊芥連翹湯，防風通聖散など少数）に配合される．リグナン類の matairesinol, pinoresinol, カフェ酸誘導体の forsythoside, suspensaside などを含む．**チョウセンレンギョウ** *F. koreana* Nakai は朝鮮原産．黄色の花を多数付ける．

トネリコ *Fraxinus japonica* Blume　　日本に自生しまた植栽される高木で雌雄異株．幹の上方で分枝し，葉は奇数羽状複葉．春，枝先に円錐花序を出し，淡緑色の小さい花を付ける．樹皮 生薬 秦皮を消炎，解熱，収れん，利尿薬とする．

ソケイ *Jasminum officinale* L.：**マツリカ** *J. sambac* Ait.〔原色図 80（写真 p.13）〕　ともに低木．前者はインドで栽培され，葉は奇数羽状複葉で対生，花を秀英花と呼ぶ．後者は東南アジア原産で葉は対生または 3 葉輪生，花を茉莉花と呼ぶ．両花ともジャスミン茶に香りを付けるのに，また精油は香料として用いられる．

ネズミモチ *Ligustrum japonicum* Thunb.　　日本に自生する小高木で，生垣に植栽する．よく分枝し，葉は対生で革質．6 月頃白色の小花を多数付ける．果実は秋に黒紫色に熟す．果実は女貞子の代用の強壮薬．中国ではトウネズミモチ *L. lucidum* Ait. の果実（女貞子）を用いる．

イボタノキ *L. obtusifolium* Sieb. et Zucc.　　日本に自生する低木．葉は長楕円形．5 月頃

白色の小花を密に付ける．花冠は漏斗状で先が4裂．果実は10月に黒紫色に熟す．枝にイボタカイガラムシ（*Ericerus pela* Chavanves または *Coccus pela* Westwood）の雄虫が住み分泌するろう 生薬 イボタロウを秋に成虫が飛び去った後に採取する．止血薬とし，またロウソク，家具のつや出しに用いる．イボタカイガラムシはその他トネリコ，ネズミモチ，トウネズミモチにも寄生する．

オリーブノキ *Olea europaea* L.（英）olive〔原色図81（写真 p.14）〕 ヨーロッパ原産．日本では小豆島に植栽される．葉は対生，細長く，裏面は白色を帯びる．初夏に黄白色の小花を多数付ける．果実は熟すと黒色になる．果肉からオリブ油を採り，また果実を塩蔵してピックルとする．オリブ油の主産地はイタリア，南仏及びスペイン． 生薬 オリブ油 局 は乳剤，軟膏，リニメント剤，浣腸剤に用いる．また化粧品，石けん原料，食用油にも用いる．主成分はオレイン酸，リノール酸，パルミチン酸のグリセリド．主成分オレイン酸グリセリドの保健効果が論じられている．一方，樹皮はヨーロッパで強壮，解熱，抗リウマチ薬などに用いられた．多くのリグナン類を含む．

マンナノキ *Fraxinus ornus* L. 高木．南ヨーロッパ産．マンナ（樹液）は小児緩下薬．Mannitol を含む．

タイワンソケイ *Jasminum grandiflorum* L. 低木．東インド原産．ジャスミン油（精油）を採る．

6 リンドウ目 *Gentianales*

6-1 マチン科 Loganiaceae

草木～木本，ときに蔓性，主に熱帯～亜熱帯に分布．18属，500種．日本に3属，6種．成分としてインドールアルカロイド，イリドイド配糖体，トリテルペノイドを含む．

マチン *Strychnos nux-vomica* L.（英）nux-vomica インド，東南アジア，オーストラリア北部にわたって分布する高木．葉は楕円形で3行脈がある．球果は12月頃熟し，数個の種子を含む．種子を乾燥したもの 生薬 ホミカ局 馬銭，馬銭子は，径2cm内外の円盤状，表面は絹毛で覆われ光沢があり底面の中央に突起がある．ホミカのエキスは食欲不振，消化不良に苦味健胃薬として用いる．成分として猛毒性アルカロイド strychnine の他に brucine，イリドイド配糖体 loganin などを含む．ホミカエキス局，ホミカチンキ局の製造原料とする．

Strychnine R：H
Brucine R：OCH_3

Loganin

クラーレ原料植物　*S. toxifera* Schomb.；*S. gubleri* G. Planch.；*S. crevanxii* G. Planch. 南米北部に分布する高木．樹皮や材を用いて作られた暗褐〜黒色の樹脂状エキス「ひょうたんクラーレ」（英）gourdcurare, calabashcurare は矢毒として用いられる．主成分はC-クラリンⅠ, Ⅱ等．

S. castelnaei Wedd. は南米北部，アマゾン河流域に分布する高木．「つぼクラーレ」（英）pot-curare または「ひょうたんクラーレ」の原料の一種．これも水製エキスは矢毒．成分はC-クラリン類．クラーレの原料にはこのほかツヅラフジ科 *Chondodendron* 属植物があり，「竹筒クラーレ」（英）tubocurare として利用される（→ p.109）．

C-curarine Ⅰ　　　C-curarine Ⅲ

イグナチウス　*S. ignatii* Berg.　蔓性低木．フィリピン産．成熟種子のイグナチウス子（呂宋果）は苦味健胃薬，強壮興奮薬．Strychnine, brucine を含む．

6-2　リンドウ科　Gentianaceae

温帯〜寒帯に分布する1年〜多年草．70属，1100種．日本に10属，約30種．成分としてキサントン，苦味成分（イリドイド配糖体，セコイリドイド配糖体）を含む．

ゲンチアナ　*Gentiana lutea* L.（英）gentian　ヨーロッパに自生する多年草．茎は分枝しない．葉は対生で卵形．秋，茎頂の葉腋に5深裂の黄色花を多数輪生する．根及び根茎 生薬 ゲンチアナ局を苦味健胃薬とする．苦味成分 gentiopicroside, amarogentin など及びキサントン誘導体の gentisin を含む．ヨーロッパ産 *G. purpurea* L., *G. punctata* L. の根も同様に用いる．

Gentiopicroside　　　Amarogentin

リンドウ *G. scabra* Bunge var. *buergeri* Maxim.　本州中部以南に自生しまた栽培される多年草．中国産のトウリンドウ *G. scabra* Bunge, *G. manshurica* Kitagawa 及び *G. triflora* Pall. の根及び根茎 生薬 リュウタン竜胆㊞は苦味健胃薬．Gentiopicroside, swertiamarin, gentisin を含む．リュウタンの基原植物としてのトウリンドウにはリンドウも含まれ，また *G. triflora* Pall. には，北海道から石川県まで分布しているエゾリンドウ *G. triflora* Pall. var. *japonica* Hara が含まれる．

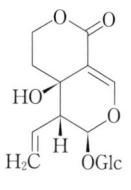

Swertiamarin

センブリ　*Swertia japonica* Makino〔原色図82（写真 p.14）〕　日本各地の山野，朝鮮半島，中国に自生する2年草．茎は四角形．葉は対生し線形．秋，紫色のすじのある白色の星状の花を付ける．開花期の全草 生薬 センブリ 当薬㊞を苦味健胃薬及び整腸薬として用いる．モノテルペノイド配糖体の swertiamarin, sweroside, gentiopicroside, amarogentin, amaroswerin などの苦味成分を含み，そのほか，キサントン誘導体 swertianin, swertianolin など，トリテルペノイド及びフラボノイドなどを含む．インド産の *S. chirata* Buch.-Ham. が同様に用いられる．

> センブリの栽培は困難とされてきたが，近年可能となった．日本の代表的な民間薬の一つ（→ゲンノショウコ p.129, ドクダミ p.111）．同属植物で大型のイヌセンブリや，花が紫青色のムラサキセンブリなどは苦味が弱く，薬用不適．郊外の山に自生していたセンブリが近頃見られなくなったのは，昔は生育地の笹や草を刈り取って燃料や堆肥にしたあとに若いセンブリが伸びることができたのに，近年は草刈りが行われなくなったためと見られる．

センタウリウム草　*Erythrea centaurium* Pers.（*Centaurium umbellatum* Gilibert）　多年草．ヨーロッパ産．全草が苦味健胃薬．Gentiopicroside, erythrocentaurin を含む．

6-3　ミツガシワ科　Menyanthaceae

湿生または水生多年草．葉は互生，単葉または3出複葉．5属，40種．日本に3属，5種．成分はリンドウ科と同様に苦味成分を含む．

ミツガシワ　*Menyanthes trifoliata* L.〔原色図83（写真 p.14）〕　水辺の多年草．北半球の温帯～寒帯の湿地に分布し，日本にも自生．葉は長い柄のある3出複葉，夏，葉より長い花茎に総状花序を付け5深裂の白色花を咲かせる．乾燥した葉又は全草 生薬 睡菜又は睡菜葉を中国では催眠の効があるとし，ヨーロッパでは苦味健胃薬，鎮静薬とした．成分はモノテルペノイド配糖体の loganin, secologanin, metafolin など．従来，ミツガシワはリンドウ科のミツガシワ亜科として扱われてきたが，葉が対生せずに互生する，茎の維管束が並立維管束，花冠裂片の配列などの相違点が多いので，近年は独立のミツガシワ科として扱うようになっている．

6-4 キョウチクトウ科　Apocynaceae

木本で蔓性のものが多く，草本のものは少ない．熱帯～亜熱帯に分布．200属，2000種．日本に4属，6種．有毒植物が多く，強心配糖体，インドールアルカロイドを含むものが多い．

クェブラチョー　*Aspidosperma quebracho-blanco* Schlecht.（英）quebracho　南米に分布する高木．樹皮をクェブラチョー皮といい，喘息の民間薬．Yohimbine, aspidospermine などを含む．

> まぎらわしい名のものに"クェブラチョーエキス"があるが，これはウルシ科の *Quebrachia* 属などの植物の材のエキスで，皮なめし用．

キョウチクトウ　*Nerium indicum* Mill.（英）oleander　インド原産の低木で，観賞用に本州以西に栽植される．葉は長披針形で3枚が輪生し革質．夏，枝の先に集散花序を付ける．花はふつう桃赤色．葉に強心配糖体 oleandrin, adynerin を含む．セイヨウキョウチクトウ *N. oleander* L., キバナキョウチクトウ *Thevetia neriifolia* Juss. も観賞用に植えられ，共に強心配糖体を含む．

> 大気汚染に強いのが特徴の一つ．都市の公園，工場地帯などに植えられている．

インドジャボク　*Rauwolfia serpentina* Benth.（英）rauwolfia〔原色図84（写真 p.14）〕インド，東南アジアの湿地に自生する低木．栽培もされる．葉は輪生し披針形で縁は波状．長い花柄を出し，白色または淡紅色の花を集散花序に付ける．根は太く蛇のように曲がる．根及び根茎 生薬 ラウオルフィア（またはインドジャボク Indian snake root）をインドの民間で蛇の咬傷，解熱，老化防止の目的に用いた．20数種のアルカロイドが知られ，鎮静作用のある reserpine, 抗不整脈作用のある ajmaline などが含まれ，それらの製造原料として重要．

Reserpine　　Ajmaline

> インド蛇木 Indian snake wood の名は，その根の形が蛇に似ていること，また蛇の咬傷に用いたことによるとも言われる．

ストロファンツス (Ⅰ)*Strophanthus gratus* Franch.〔原色図 85（写真 p.14）〕(Ⅱ)*S. kombe* Oliv. (Ⅲ)*S. hispidus* DC.（英）strophanthus　(Ⅰ)は蔓性低木．アフリカ西部に産する．集散花序に淡紅色の大きく美しい花を付ける．長さ約 1 m の角状の袋果が 2 個対生する．冠毛を取り去った種子 生薬 グラッス子は，強心配糖体 G-strophanthin (ouabain)(ouabagenin-L-rhamnoside) を含む．(Ⅱ)は直立性の低木でアフリカ東部に産する．花は白色で花冠の裂片の先が長く垂れ下がる．果実は長さ約 30 cm．冠毛を取り去った種子 生薬 コンベ子は強心配糖体 K-strophanthoside などを含む．(Ⅲ)はアフリカ西部に産する．種子 生薬 ヒスピズス子は強心配糖体 sarmentocymarin, cymarin などを含む．(Ⅰ)〜(Ⅲ)はいずれも矢毒として用いられたが，速効性強心作用があり，これはヨーロッパでチンキ剤として用いたのが始まりである．現在は主として(Ⅰ)を強心配糖体 G-strophanthin 製造原料とする．

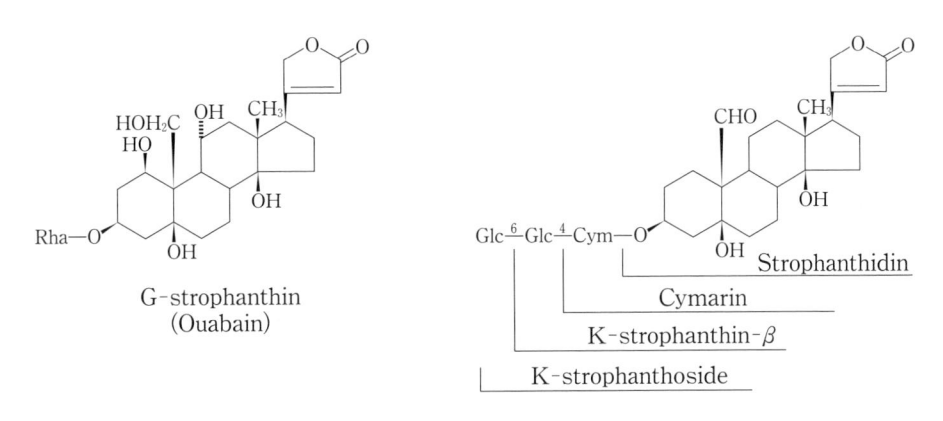

G-strophanthin
(Ouabain)

Strophanthidin
Cymarin
K-strophanthin-β
K-strophanthoside

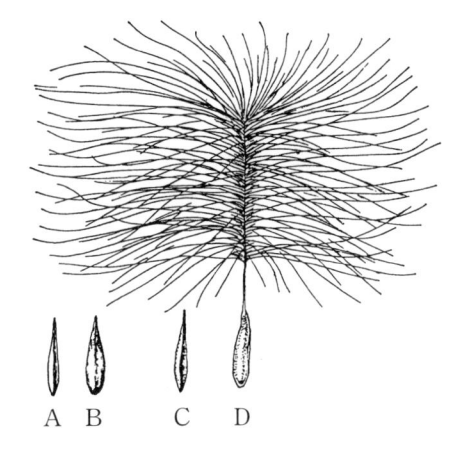

ストロファンツス子×6/7
A, B；*Strophanthus kombe*, C, D；*S. gratus*
A, C：側面, B, D：平面
〔刈米達夫：最新生薬学, p.183, 廣川書店（1988）〕

ニチニチソウ *Catharanthus roseus* G. Don.(= *Vinca rosea* L.)　西インド原産の多年草．日本でも観賞用に植栽される．葉は対生で長楕円形．夏，葉腋に紫紅色または白色の花を付け，日ごとに咲き変わる．全草に抗腫瘍活性のあるアルカロイド vincristine 局（硫酸塩），vinblastine 局（硫酸塩）などを含み，これらは白血病，悪性リンパ腫，小児腫瘍に静注される．

そのほかのアルカロイドも多数含む．ツルニチニチソウ *V. major* L. は子宮出血などの止血に用いられる．

Vincristine　R：CHO
Vinblastine　R：CH₃

コネッシ　*Holarrhena antidysenterica* Wall.　　低木．インド．枝皮，根皮 生薬 コネッシ皮は抗アメーバ赤痢薬．種子 生薬 ホラーレ子は駆虫薬．Conessin を含む．

6-5　ガガイモ科　Asclepiadaceae

多年草または低木，多くは蔓性草本，全草に白色の乳液がある．熱帯に多く，特にアフリカに多いが温帯にもある．220 属，2000 種．日本に 6 属，34 種．強心配糖体を含むものが多い．

イケマ　*Cynanchum caudatum* Maxim.　　日本各地に自生する蔓性多年草．葉は対生で卵心形．夏，白色の小花を多数散形花序に付ける．花冠は 5 裂し，内面に毛がある．肥大した根 生薬 牛皮消根は強心利尿作用があるが痙攣毒性もある．Cynanchogenin などをアグリコンとする配糖体多数含む．イケマ商陸と呼んで商陸（ヤマゴボウ *Phytolacca esculenta* Van Houtte → p.96）の代用にすることがあるが，肥大した根の形状からきた呼び名で代用にならない．

Cynanchogenin

コンズランゴ　*Marsdenia cundurango* Reichb. fil.　　南米ペルー，エクアドルの山地に自生する蔓性の低木．樹皮 生薬 コンズランゴ局の煎剤または流エキスを苦味健胃剤として消化不良などに用いる．プレグナン配糖体の condurangoglycoside 類が含まれ，そのうち 20-D-methylcondurangoglycoside D_6 に強い抗腫瘍性がみられる．

ガガイモ　*Metaplexis japonica* Makino　　日本，中国に自生する蔓性の多年草．葉は長心形で全体に軟毛がある．茎や葉を切ると白い乳液が出る．夏，淡紫色で内側に毛の密生した花を総状に付ける．長い白毛のある種子 生薬 蘿摩子は強精，強壮薬．葉 生薬 蘿摩葉も同様に用いるほか，民間で乳汁をいぼ取り，白毛を止血に用いる．

ギムネマ　*Gymnema sylvestre* R. Br.　　アフリカから中国南部，マレーシアにかけて分布する木本性の蔓植物．インドで，葉（ギムネマ葉）が皮膚病，肥満や糖尿病の治療薬とされる．成

分のギムネマ酸は甘味を一時的に抑制する作用があり，葉を咬んだ後に砂糖水溶液を口に含んでも甘味を感じない．これは，舌にある甘味受容体の周辺の構造が変化して，甘味物質が受容体に結合するのを妨げるためと考えらえている．他方，ギムネマ酸は，ラットを使用した実験で，腸管からの糖の吸収を抑制することも示されている．

トウワタ *Asclepias curassavia* L.　　多年草．南米原産．葉：駆虫，発汗，去痰薬，花：止血，根：催吐薬．有毒．Asclepidin（全草），vinetoxin（根）を含む．

フナバラソウ *Cynanchum atratum* Bunge　　多年草．中国，日本産．根，根茎 生薬 白薇(びゃくび)は解熱，利尿薬．

6-6　アカネ科　Rubiaceae

木本または草本でしばしば蔓性となる．熱帯〜亜熱帯に広く分布．500属，7000種．日本に25属，81種．アルカロイドやアントラキノンを含むものが知られ，薬用に重要なものが多く，またシュウ酸カルシウムの束針晶をもつものが多い．

トコン *Cephaelis ipecacuanha* A. Richard〔原色図86（写真 p.14）〕　　アマゾン川流域の密林に自生する草本性小低木．葉は倒卵形で対生．茎頂に近い葉のわきに白色の小花を頭状に付ける．根にアルカロイド2％ほどを含み，そのうち70％はアメーバ赤痢の特効薬の emetine．その他 cephaeline, psychotrine などを含む．トコンまたはカルタゲナトコン *C. acuminata* Karst. の根及び根茎 生薬 トコン 吐根⑮は大量に用いると催吐作用があり，催吐作用は cephaeline が最も強い．トコンは催吐薬としては悪心期が長いので不適で，少量を去痰薬として用いる．カルタゲナトコンの根は emetine より cephaeline を多く含む．

Emetine　　R：CH_3
Cephaeline　R：H

アカキナノキ *Cinchona succirubra* Pavón et Klotzsch；
ボリビアキナノキ *C. ledgeriana* Moens　　南米熱帯のアンデス山中に自生する高木．ジャワ島，スリランカで植栽される．キナ属は70余種が知られるが，主として薬用にされるのは上記2種のみ．前者は葉は広楕円形，赤色の葉柄をもつ．花は淡緑色で鐘状．後者は葉が狭く，花は淡紅色．アカキナノキは病害に侵されにくく，乾燥した樹皮 生薬 キナ，キナ皮は3〜4％の quinine を含み，その含量はほぼ一定で，製剤用．ボリビアキナノキは病害に弱く皮の quinine 含量が一定していないが，8〜15％と高いので quinine 製造原料として用いられる．キナ皮は quinine のほか quinidine,

Quinine

Quinidine

cinchonine, cinchonidine など26種のアルカロイドを含み，解熱，抗マラリア剤として用いられる．また quinine 局（塩酸塩，硫酸塩）（抗マラリア剤），quinidine 局（硫酸塩）（抗不整脈剤）はキナ皮から抽出されている．

> キナ皮として17～18世紀にわたって南米から解熱薬またはマラリア特効薬としてヨーロッパに輸出されていたが，1854年からオランダ政府がジャワ島に移植栽培するようになり，その後スリランカとジャワ産のキナ皮が薬用に用いられた．合成マラリア薬出現でキナ皮の需要は減ったが，合成薬に対する耐性のマラリア原虫が現れたり，それらの中のクロロキンなどによる薬害が生じる一方で，天然キニーネには耐性の原虫が現れていないなどの良さが再認識されて，今日もキニーネが使用されている．

コーヒーノキ *Coffea arabica* L.〔原色図87（写真 p.14）〕　5～10 m に達する高木．エチオピア高原原産．緯度25°以内の熱帯で栽培される．栽培樹は高さ2～3 m くらいにする．葉は濃緑色，肉厚で光沢がある．花は白色で香りがあり数個集まって付く．紅色の熟果を採り種子を乾燥したものがコーヒー豆で，飲料にする．プリン塩基 caffeine 0.5～1.5 %（→ p.115, 141）カフェタンニン（chlorogenic acid とその誘導体→ p.190）を含む．*Coffea* 属は約40種あるが，現在主として栽培されているものは本種（90 %）で，その他 *C. robusta* Linden，*C. liberica* Bull などがある．種子は嗜好飲料，興奮，利尿薬とする．

クチナシ *Gardenia jasminoides* Ellis〔原色図88（写真 p.15）〕　日本，中国，東アジアに自生，また植栽される低木．葉は長楕円形，光沢があり革質．5～6月に佳香のある大きい白色の花を付ける．花冠は6裂．果実は晩秋に黄赤色に熟する．果実 生薬 サンシシ 山梔子 局 を漢方で解熱，止血，降圧などの薬として処方（茵蔯蒿湯，黄連解毒湯，防風通聖散など）に配合する．Geniposide, gardenoside などのイリドイド配糖体を含む．またサフランと同じ色素の crocin を含み，飲食物の黄色着色料に使用される．

Geniposide

> この果実は裂開しないので，クチナシの名が付けられた．

ヨヒンベ *Pausinystalia yohimbe* Diels　アフリカ南部に自生し，15 m に達する高木．幹皮を乾燥したものをヨヒンベ皮という．原住民は催淫薬として昔から用いた．Yohimbine を主成分とするアルカロイド0.3～1.5 %を含み，塩酸ヨヒンビン（催淫薬）の製造原料．Dietary supplement の一つであるが，副作用が問題となっている．

Yohimbine

アカネ *Rubia akane* Nakai　蔓性多年草．茎は四角形．とげで他のものにからまって伸びる．葉は長い柄があり，4葉が輪生するように見えるが，2葉は托葉である．根 生薬 茜草根(せいそうこん)は淡紅色を帯び，昔から染料として用いられてきた．色素はオキシアントラキノンに属するpurpurin．漢方では通経，止血薬．セイヨウアカネ *R. tinctorum* L.〔原色図89（写真 p.15）〕の根は alizarin を含み染料に用いられてきた．今日 alizarin は工業的に合成されたものが用いられる．

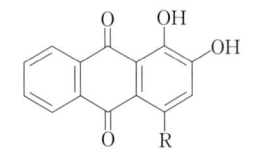

Alizarin　R：H
Purpurin　R：OH

> アカネ色（わずかに黄を帯びた沈んだ赤色）の染料として昔は各地に栽培され，その名が植物名となった．東京赤坂の地名は，付近にアカネ畑が多かったことによる．

アセンヤク *Uncaria gambir* Roxb.　蔓性低木で鈎刺で他の植物によじのぼる．葉は対生で卵状披針形．多数の淡紅色の小花を腋生する．インドに広く分布し，マレーシア，スマトラ島などが主産地．葉及び若枝から得られた水製乾燥エキス 生薬 アセンヤク 阿仙薬㊜〔(英)gambir〕は *d-*, *dl-*catechin 30〜35%，タンニン 24%，quercetin，アルカロイドの gambirine など少量を含む．口中清涼剤の製造原料，止瀉薬，整腸薬，また褐色染料とする．漢方処方例：響声破笛丸(きょうせいはてきがん)．なお *Acacia catechu* Willd., *A. suma* Kurz（マメ科）の心材の水製エキスをペグ阿仙薬という．またタイ，ミャンマーで産出される *Pentace burmanica* Kurz（シナノキ科）の樹皮の水製エキスをシャム阿仙薬と呼ぶ．

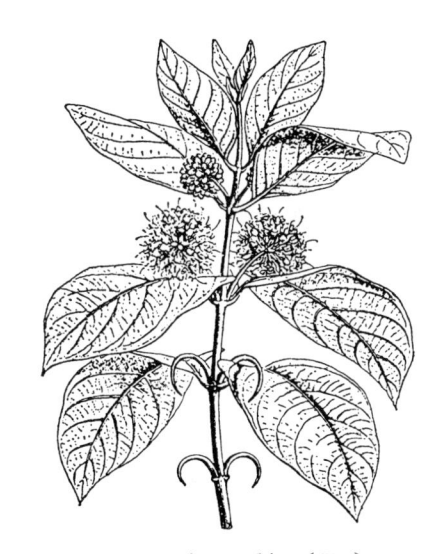

Uncaria gambir 〔Gilg〕

> 東南アジア諸国には阿仙薬を水で練り，ビンロウジ（→ p.201）に塗り，これをキンマ *Piper betle* L. の葉に包んでかむ習慣がある．Betel（betel nut＝ビンロウジ）と呼んでいる．

カギカズラ *U. rhynchophylla* Miq.　日本，中国，東アジアの暖地に自生する蔓性木本．葉は対生，長卵形で先は尖る．夏，白緑色のラッパ状の小花を付ける．対生の側枝が変形してできた2個のかぎを他の植物にからませて伸びる．カギカズラ及び中国産の *U. sinensis* Havil. 又は *U. macrophylla* Wall. のかぎの木質化したもの 生薬 チョウトウコウ 釣藤鈎，釣藤鈎㊜を鎮痙鎮静薬として漢方処方（七物降下湯(しちもつこうかとう)，釣藤散(ちょうとうさん)，抑肝散(よくかんさん)など）に配合する．インドール系アルカロイド rhynchophylline, isorhynchophylline を含む．

7 ナス目 *Tubiflorae*

7-1 ヒルガオ科　Convolvulaceae

草本，まれに木本で蔓性のものが多く，乳汁を含む．他の植物に寄生するものもある．主に熱帯〜亜熱帯に分布し，約55属，1600種．日本に6属，16種．瀉下性の樹脂配糖体，トロパンアルカロイドなどの成分が知られている．

ヤラッパ　*Ipomoea purga* Hayne　メキシコ原産　インドなどで栽培される蔓性多年草．茎は紫色．葉は互生し卵形．花はラッパ状で紅紫色．塊根は肥大し，大きいものは径15 cmに達する．肥大した塊根 生薬 ヤラッパ根は峻下剤．そのアルコールエキスから水溶性成分を除いたもの 生薬 ヤラッパ脂を同様に用いる．樹脂配糖体のconvolvuline, jalapin（瀉下成分）を含む．その他 *I. orizabensis* Leden. の根（オリザバ根）も同様に用いられる．

アサガオ　*Pharbitis nil* Choisy（英）morning glory　熱帯アジア原産．日本各地で観賞用に広く栽培される蔓性1年草．蔓は左巻き．葉は互生，ふつう3裂する．漏斗状の花を早朝に咲かせる．蒴果は3室に分かれ，各2種子を含む．黒褐色または灰白色の種子 生薬 ケンゴシ 牽牛子㊞は，峻下剤で樹脂配糖体のpharbitin（約3％）を含む．

ネナシカズラ　*Cuscuta japonica* Choisy　寄生性蔓性1年草．日本，朝鮮，中国に自生．種子 生薬 菟糸子は強壮，強精薬．

7-2 ムラサキ科　Boraginaceae

草本，まれに木本．温帯〜熱帯に分布．100属，2000種．日本に14属，30種．

ムラサキ　*Lithospermum erythrorhizon* Sieb. et Zucc.〔原色図90（写真 p.15）〕　日本，中国に自生する多年草．全体に粗い毛がある．葉は互生で披針形．初夏，茎頂に白色の小花を付ける．花冠は漏斗状で先が5裂する．紫色で太い根 生薬 シコン 紫根㊞を漢方（紫根牡蠣湯など）で解熱，解毒薬とし，軟膏（紫雲膏）として火傷などに用いる．また昔は紫根染めの染料として重要であった．Shikoninを含む．

Shikonin

ヘリオトロープ　*Heliotropium peruvianum* L.（英）heliotrope　南米ペルーに自生する小低木．古くから観賞用に温室などで栽培．枝先に集散花序を出し，紫〜あずき色の小花を多数付

ける．花に芳香があり，香水の原料．

> ヘリオトロピンはヘリオトロープの成分ではない．合成香料の heliotropin は香り
> がヘリオトロープの花の香りによく似ているが，この植物には含まれていない．

ヒレハリソウ（コンフリー） *Symphytum officinale* L.（英）confrey　ヨーロッパからシベリア西部に自生する多年草．各地で栽培されている．全体に白く短い粗毛があり，葉は卵～披針形，基部は茎に連なって翼になる．花はつりがね状で多数下向きに付く．ヨーロッパで根を下痢，出血などに用い，葉を食用とする．根茎（コンソリダ根）は，ビタミン，ミネラルの豊富なジュース原料としても用いられる．一方では含有するアルカロイドがラットに悪性腫瘍を生じたとの報告もある．

> ジギタリスはヒレハリソウと葉が似ているが，間違って食べないこと．その他にも
> 薬草と間違いやすい毒草の例として，冬のゲンノショウコに似たウマノアシガタやキ
> ツネノボタンなどがある．毒性の強い薬用植物を山菜と見誤って食べてはならない例
> としては，トリカブト（ニリンソウと似る），ドクゼリやドクニンジン（他のセリ科
> 植物と似る），バイケイソウ（オオバギボウシと似る）などがあり，ハシリドコロの
> 若葉でも山菜採りで中毒することが時々ある．

アルカンナ　*Alkanna tinctoria* Tausch.　多年草．ヨーロッパ，アフリカ産．根 生薬 アルカンナ根は止瀉，皮膚病薬，染料．Alkannin を含む．

7-3　クマツヅラ科　Verbenaceae

草本～木本．暖帯～熱帯に分布．100 属，2600 種．日本に 6 属，14 種．イリドイド，ジテルペノイド，ナフトキノンなどの成分が知られている．

ハマゴウ　*Vitex rotundifolia* L. fil　日本，中国，オーストラリアなどの温暖な海岸の砂地に自生する蔓性落葉低木．砂上をはって伸び，葉は楕円形で下面に白毛が密生し，香気がある．夏，枝先に紫色で唇形の小花を円錐花序に付ける．果実 生薬 蔓荊子（まんけいし）を解熱，強壮薬などにし，民間で浴湯料とする．Camphene, vitexicarpin などを含む．

7-4　シソ科　Labiatae

草本，まれに低木または小高木．茎は通常 4 稜形．地中海沿岸や中央アジアの乾燥地帯に自生．200 属，3500 種．日本に 28 属，90 種．精油，ジテルペノイド，フラボノイド，カフェタンニンなどが成分として知られている．

カワミドリ　*Agastache rugosa* O. Kuntze　日本，中国に自生する多年草．全草に強い芳香がある．葉は対生，卵形で裏面に細毛が密生する．8～10 月に花穂を出して淡紫色の花を密に付

ける．中国で地上部 生薬 土藿香を解熱，鎮痛などに用い，根 生薬 藿香根を鎮吐薬，下痢止めにする．精油を含み，その主成分は methylchavicol（約 80 %）．その他 rosmarinic acid を含む．

カキドオシ *Glechoma hederacea* L. var. *grandis* Kudo〔原色図 91（写真 p.15）〕　日本，アジア各地に自生する多年草．葉は対生，鈍鋸歯のある腎円形．春～初夏にかけて，葉腋に淡紅紫色の唇形花を 1～3 個付ける．花の後，茎は倒れて蔓状に伸びる．全草を民間で 生薬 連銭草（疳取草，積雪草）の名で利尿，解毒薬とする．精油（成分は l-pinocamphone 等）を含む．

> 繁殖力が強く垣根を通り越してしまうからカキドオシ（垣通し），葉が銭形なので連銭草，その薬効から疳取草などと呼ばれる．ヨーロッパでも民間薬の一つ．

ラベンダー *Lavandula vera* DC.（英）lavender〔原色図 92（写真 p.15）〕　地中海沿岸の温暖な地方やアルプスの中腹に自生し，または栽培される低木．全体に白色の軟毛があり，多数に分枝する．葉は対生で線状楕円形または披針形．夏，青色の小花を穂状に付ける．7 月の開花期に花穂を採り水蒸気蒸留してラベンダー油を得る．香水，石けんなどの香料として広く用いられる．精油を含み，主成分は linalyl acetate（30～60 %）．

メハジキ *Leonurus japonicus* Houtt.　日本，アジア各地に自生する 2 年草．葉は 3 深裂または全裂し，裂片は羽状に裂ける．夏～秋に，上部の葉腋に深紅紫色の唇形花を輪生する．日本で全草 生薬 益母草を産後の出血，月経不順などに用いる（中国の益母草は *L. heterophyllus* Sweet）．また成熟した果実を乾燥したもの 生薬 茺蔚子を月経不順，めまいなどに用いる．全草に leonurine を含む．米国では *L. cardiacus* L. が婦人病の民間薬（mother wort）．

Leonurine

> メハジキ（目弾き）の名は，子供の草花遊び（短い茎をまぶたではじき飛ばす）からきた名．益母草（母の益になる草の意味）の名は，古くからこれを婦人病薬としてきた中国で付けられた．

ハッカ *Mentha arvensis* L. var. *piperascens* Malinv.（英）Japanese peppermint〔原色図 93（写真 p.15）〕　日本，アジアに分布する多年草．北海道などで栽培された．葉は対生し長楕円形．多数の腺毛がある．夏～秋，葉腋に淡紫色唇形の小花を輪生．走茎を出して繁殖する．全草を蒸留して精油を製造する．精油を冷却すると l-メントール（l-menthol，薄荷脳）局 が析出する．その母液を 生薬 ハッカ油（mentha oil）薄荷油 局 という．これらを芳香薬として用いるほか菓子，歯みがきなどに用いる．また地上部 生薬 ハッカ 薄荷 局 を漢方で精神神経用，消炎排膿などの処方（響声破笛丸，加味逍遙散，防風通聖散など）に配合する．

l-Menthol

薄荷脳は医薬品での用途が広く，健胃整腸剤，湿布薬，軟膏などに配合し，筋肉痛その他に用いる．また歯磨き，チューインガム，菓子などの食品に多く用いる．ハッカ油もほぼ同様の目的に用いる．

セイヨウハッカ *M. piperita* L.（英）peppermint　ヨーロッパ原産で世界各地で栽培される多年草．ハッカの花は葉のわきに付くが，セイヨウハッカの花は枝の頂端に穂状に付く．日本在来のハッカなどとの間に種々の変種が作られ，茎が紫色で栽培の容易な— var. *officinalis* Sole f. *rubescens* Camus，全草緑色で良質の油が得られる— var. *officinalis* Sole f. *pallescens* Camus が栽培されている．これらの全草を蒸留してペパーミント油を得る．香気は日本のハッカにまさる．菓子や料理の香料として用いられる．精油約1%，精油中に menthol（37〜49%），menthone（9〜32%）などを含む．北米原産のミドリハッカ *M. viridis* L.（英：spearmint）は葉の幅が広く卵状披針形．花期の全草から得た精油スペアミント油はチューインガム，歯磨きなどに用いる．主成分は *l*-carvone でハッカ油，ペパーミント油とは香気が異なる．

l-Menthone

ヤマジソ *Mosla japonica* Maxim.　日本，朝鮮に分布する1年草．葉は対生，卵〜狭卵形で低い鋸歯がある．秋，淡紅紫色の唇形花を穂状に付ける．地上部を蒸留してヤマジソ油を得る．精油1〜2%を含み，その主成分はチモール(thymol)局（約50%）．香料，皮膚刺激剤として用いるほか，thymol の抽出原料であった．Thymol は殺菌力が強く（フェノールやクレゾールより強い）局所殺菌剤，軟膏，歯みがきなどに用いられる．シロバナヤマジソ *M. japonica* var. *thymolifera* Kitamura も成分は同じ．

Thymol

イヌハッカ（＝チクマハッカ）*Nepeta cataria* L.　朝鮮，中国，西アジアからヨーロッパにかけて分布し，栽培されている多年草．全株に白毛が密生．葉は対生で3角状卵形．円錐状の花穂に淡紫色を帯びた花を付け，その下側の唇弁に紫色の斑点がある．全草を芳香剤に，また感冒，頭痛薬などにし，また葉および花穂をキャットニップの名で料理用のスパイスとする．この植物はネコの大好物である．精油を含み，その成分は nepetalactone（ネコ属動物を特異的に興奮させる作用のある成分），β-caryophyllene など．

Nepetalactone

キャットニップ catnip（猫がかむ）の名は猫がこの植物に対してマタタビ（→p.114）に似た反応を示すことによる．ヨーロッパでは玩具のネズミに詰めることがある．成分の nepetalactone はその作用，化学構造ともにマタタビに含まれる iridomyrmecin に似ている．

ケイガイ *Schizonepeta tenuifolia* Briq.　中国に原産，かつ栽培される1年草．全草に強

い芳香があり，柔毛におおわれる．葉は3〜6片に羽状深裂．夏期に淡紫〜淡紫紅色の小花を輪状に密に頂生する．花穂 生薬 ケイガイ 荊芥穂⑬は漢方で解毒，発汗，解熱に，また産後の中毒，吐血，便血などに処方（駆風解毒散，荊芥連翹湯，十味敗毒湯など）に配合して用いる．精油1.8％を含み，その主成分は d-menthone, d-limonene など．

エゴマ *Perilla frutescens* Britt.　インドの高地から中国中南部原産，日本，東南アジア各地に帰化している1年草．葉は対生，卵円形で鋸歯縁．ふつう緑色であるが裏面が紫色を帯びることがある．花は白色で総状花序を頂生する．果実 生薬 白蘇子は咳，神経性便秘に用いる．この種子をしぼった油（荏油）は乾燥性の強い油で，食用．昔は油紙，雨傘などの製造に用いた．葉 生薬 白蘇葉は解熱，鎮咳，健胃薬，また食用とする．

シソ *P. frutescens* Britt. var. *acuta* Kudo〔原色図94（写真p.15）〕；**チリメンジソ** *P. frutescens* Britt. var. *crispa* Decne.　日本，中国の各地で栽培される1年草．特異な芳香がある．葉は対生，広卵円形で鋸歯縁，両面とも紫色．夏〜秋，紅紫色の小唇形花を総状花序に付ける．チリメンジソは葉が縮れている．これらの葉及び枝先 生薬 ソヨウ紫蘇葉，蘇葉⑬は漢方で鎮咳去痰，かぜなどの処方（藿香正気散，香蘇散，半夏厚朴湯など）に配合される．果実 生薬 紫蘇子は鎮咳，鎮静薬，また緩下剤として用いる．茎 生薬 紫蘇梗は腫瘍などの鎮痛薬．葉は梅漬け，果実は塩漬けなどにして食べる．精油を含み，主成分はperillaldehyde（55％），またrosmarinic acidなどのカフェ酸誘導体を含む．花期の半陰乾品を蒸留してシソ油を得，これを菓子などに用いる．その主成分はperillaldehyde（50％以上），perillaketone, elsholtziaketoneなど．花の色が白く，葉の両面が鮮緑色のアオジソ―f. *viridis* Makinoもあり，料理によく用いられる．カタメンチリメンジソ―f. *atropurpurea* Kudoも同様に用いられる．

l-Perillaldehyde

Rosmarinic acid

> 蘇葉や薄荷葉（→p.174）などを配合した漢方薬をエキス剤にすると，抽出液の濃縮中に精油成分は大部分蒸発してなくなる．しかしrosmarinic acidなどのカフェ酸誘導体は蒸発しない．
> 　Perillaldehydeのオキシムのperillartinは砂糖の2,000倍の甘味があるが，毒性があり甘味料としては用いられない．

ウツボグサ *Prunella vulgaris* L. var. *lilacina* Nakai〔原色図95（写真p.15）〕　日本，アジア各地に分布する多年草．全株に白色細毛を密生．葉は対生で卵状楕円形．夏，茎頂に太く短い花穂を出し紫色の唇形花を下から順に咲かせる．花穂 生薬 カゴソウ 夏枯草⑬は消炎，利尿

剤として民間で利用される．Rosmarinic acid（花穂 1.9 %，葉 1.7 %），ursolic acid，oleanolic acid，rutin などを含む．中国では *P. vulgaris* L. が夏枯草として用いられ，その他 *P. hispida* Benth. も同様に用いられる．

ヒキオコシ *Rabdosia japonica* Hara（= *Isodon japonicus* Hara）　日本，朝鮮に自生する多年草．全株に短毛を密生．葉は広卵形で鋸歯縁．秋，枝先に大きい円錐花序を出し，淡紫色の花をまばらに付ける．地上部 生薬 延命草を苦味健胃薬として消化不良，食欲不振，腹痛などに用いる．成分は enmein，nodosin，oridonin，rabdosiin，rosmarinic acid など．その他クロバナヒキオコシ *R. tricocarpa* Hara，カメバヒキオコシ *R. umbrosa* Hara var. *kameba* Ohwi なども同様に用いる．

Enmein　　　　　　　　　　Rabdosiin

> ヒキオコシは倒れた病人を引き起こすとの意味．昔，弘法大師が腹痛で苦しむ病人に与えたら，たちまちよくなったとの伝説による．延命草の名も起死回生の薬の意味．

ローズマリー（マンネンロウ） *Rosmarinus officinalis* L.（英）rosemary　地中海沿岸に自生し，栽培される常緑低木．葉は対生，線形で縁が裏側に巻く．春〜夏，総状花序を腋生し，淡紫色の花を付ける．葉 生薬 ロスマン葉（ロズマリン葉）を鎮痙，鎮咳，鎮静薬として心悸亢進，不眠，リウマチなどに内服し，皮膚病，打ち身などに外用する．また葉と小枝をスパイスとして料理に用いる．精油（0.5 %，成分は α-pinene，camphene など），rosmarinic acid などを含む．

タンジン（丹参） *Salvia miltiorrhiza* Bunge　中国各地に自生する多年草．全株に黄白色の細毛がある．葉は奇数羽状複葉．5〜8月，青紫色の唇形花を総状花序に付ける．根 生薬 丹参を排膿，鎮痛，血液浄化薬として月経不順，生理痛に用いる．Tanshinone，lithospermic acid 誘導体などを含む．

サルビア（セイジ） *S. officinalis* L.（英）sage〔原色図 96（写真 p.15）〕　南ヨーロッパ原産の多年草で，日本でも栽培される．全株に白い細毛がある．葉は対生，長楕円形でしわがある．夏，穂状の花序を頂生または腋生して紫色の唇形花を付ける．葉を乾燥したもの 生薬 サルビア葉（セイジ）を強壮，健胃，鎮咳薬として胃カタルなどに内服し，また止汗薬として多汗

症などに用いるほか，スパイスとしてソースその他に用いる．Pinene, cineole, rosmarinic acid を含む．

> ハーブの流行の中で英語名のセイジが日本国内で薬用サルビアに使われるようになってしまった．サルビアの学名の *officinalis* は薬用を意味し，園芸用のサルビア（ヒゴロモソウ *S. splendens* Ker など）とは違う．

コガネバナ *Scutellaria baicalensis* Georgi〔原色図 97（写真 p.16）〕　中国に自生する多年草で，日本でも栽培している．葉は対生で披針形．夏，苞葉のある花穂を頂生し，紫色の唇形花が 2 個ずつ一方向に向いて対生する．根は黄色で太く，円すい形で木質．周皮を除いた根 生薬 オウゴン黄芩⑲を漢方で降圧，利尿，止血作用のある消炎解熱薬として多くの処方（乙字湯，三黄瀉心湯，三物黄芩湯など）に用いる．Baicalin などのフラボン配糖体が多量含まれる．

タチジャコウソウ *Thymus vulgaris* L.（英）thyme〔原色図 98（写真 p.16）〕南ヨーロッパ原産でヨーロッパ各地で栽培される常緑小低木．茎は地をはい，上部が直立する．葉は小さく，卵状披針形または線形．初夏，輪散花序を頂生して淡紅色の花を密に付ける．花期の地上部 生薬 タイム（サイム，麝香草）を鎮痙，鎮咳，去痰，駆風，消毒薬とする．ハム，ソーセージなどの香料とし，またスパイスとして用いる．水蒸気蒸留して歯みがきの香料，ソースのエッセンスに用いるタイム油（red thyme oil）をとる．精油の主成分は thymol（20〜25 %）でその他 rosmarinic acid を含む．別に white thyme oil があり，これは *T. capitatus* Hoffm. から得られ，その主成分は carvacrol（60〜70 %）．

Carvacrol

ナギナタコウジュ *Elsholtzia ciliata* Hylander　1 年草．日本，アジア大陸産．全草 生薬 香薷（日本），半辺蘇（中国）を感冒，四肢の麻痺に，また止血薬にする．Elsholtziaketone, naginataketone を含む．

ヒソップ *Hyssopus officinalis* L.　多年草．地中海，アジア，シベリア産．全草はスパイス（ヒソップ），健胃，リウマチ薬，香料とし，ヒソップ油を採る．精油（pinene）を含む．

スパイク *Lavandula latifolia* Vill.　小低木．南ヨーロッパ，スペイン産．花穂やスパイク油（ラベンダー油の代用）は香料．精油を含む．

シロネ *Lycopus lucidus* Turcz.　多年草．日本，中国産．沢蘭（地上部），地筍（根茎）を婦人薬（月経不順，産前産後の諸症に），吐血，鼻出血に用いる．フェノール類，サポニンを含む．

ニガハッカ *Marrubium vulgare* L.　多年草．ヨーロッパ産．葉，花穂はスパイス，苦味健胃薬．精油を含む．

メリッサ　*Melissa officinalis* L.　　多年草．ヨーロッパ産．メリッサ葉は健胃，鎮静，強壮薬．精油（citral）を含む．

タイマツバナ（ベルガモット，モナルダベルガモット）　*Monarda didyma* L.　　多年草．北アメリカ，ヨーロッパ産．全草をスパイスにする．Thymol を含む．

ヒメジソ　*Mosla diantethra* Maxim.　　1年草．日本，アジア産．全草（大葉香薷（たいようこうじゅ））は感冒，止血薬．Carvacrol, thymol を含む．

マヨラナ（マジョラム）　*Organum majorana* L.　　小低木．インド，アラビア原産，ヨーロッパで栽培．葉はスパイス，整腸，浴湯料．Camphor, borneol を含む．

ハナハッカ（オレガノ）　*O. vulgare* L.　　多年草．ヨーロッパ，中国産．地上部（土香薷（どこうじゅ））はスパイス，利尿剤，発汗剤．Thymol, carvacrol を含む．

パチョウリ　*Pogostemon cablin* Benth.　　多年草．フィリッピン原産，中国熱帯地方で栽培．全草（広藿香（こうかっこう））は解熱，鎮吐，健胃薬．パチョウリ油（葉の精油）は香水の保留剤．Pachouli alcohol, benzyl alcohol, eugenol を含む．

キダチハッカ（サボリー）　*Satureia hortensis* L.　　1年草．黒海沿岸，地中海東部産．全草をスパイスにする．Carvacrol を含む．

セルピルムソウ　*Thymus serpyllum* L.　　多年草．ヨーロッパ，アジア産．枝先，葉（セルピルム草，ケンデル）は鎮静，腹痛薬．Carvacrol を含む．

> ハーブを育てるには：ハーブ類を科別に見るとシソ科のものが多く，また大部分のハーブの原産地は地中海沿岸か西南アジアであり，その程度の暖かさを好む．日本の土はその酸性を中和調整してから使うとよい．3月に種をまくが，暖かい地方では秋にまいて翌年の梅雨前に収穫することもできる．シソ科のものなどは取り木，挿し木，株分けで増やすことも容易である．春〜夏の開花期は精油の含量が高く，収穫に適している．収穫したハーブは変色しないように乾燥すると保存できる．

7-5　ナス科　Solanaceae

草本または低木，まれに小高木．熱帯〜温帯に広く分布．90属，2000種．日本に6属，23種．ステロイド系，ピリジン系，トロパン系などのアルカロイド及びクマリンが成分として知られている．有用植物が多く，また有毒のものもある．

ベラドンナ *Atropa belladonna* L.（英）belladonna〔原色図99（写真 p.16）〕　ヨーロッパ，アジア原産で，日本でも生育する多年草．葉は広卵形で薄い．茎は二股状に分かれ，大，小の葉の間に1花を腋生する．花はつりがね状で赤紫色．根 生薬 ベラドンナコン⓳（鎮痛鎮痙薬）と葉をエタノールで冷浸し 生薬 ベラドンナエキス⓳を作る．胃酸過多，胃痛，胃痙れんなどにロートエキスと同様に用いる．Hyoscyamine, scopolamine, atropine などを含む．根は atropine 製造原料とし，これを副交感神経抑制薬として鎮痛，鎮痙，止汗，瞳孔散大などに用いる．

Hyoscyamine　　　　　Scopolamine

> Belladonna（美女）の由来には2つの説がある．紅い果実を頬紅に用いたためとの説と，葉の汁を点眼して散瞳作用で眼をぱっちりさせたからという説．

トウガラシ *Capsicum annuum* L.　熱帯アメリカ原産で，世界中で栽培されている1年草．葉は長い柄があり卵状披針形．夏，葉腋に白色の花を1個下向きに開く．熟果はふつう赤色で，黄色や黒紫色のものもある．成熟した果実 生薬 トウガラシ 蕃椒⓳，トウガラシ末 蕃椒末⓳を辛味性健胃薬として内服し，皮膚引赤薬として筋肉痛などに外用し，また香辛料として多く用いる．Capsaicin, dihydrocapsaicin などの辛味成分，赤いカロテノイド色素の capsanthin などを含む．

Capsaicin

Capsanthin

> トウガラシは15世紀末コロンブスの米大陸渡航後にスペイン人がヨーロッパに持ち帰ったもので，Spanish pepper と呼ばれる他，paprika, chili, Mexican pepper, red pepper などの名がある．インド，中国の四川，韓国などの辛い料理に使われだしたのもそれ以後である．ピーマンと総称される甘味型には辛味がない．

ヨウシュチョウセンアサガオ *Datura tatula* L.〔原色図100（写真 p.16）〕；**シロバナヨウシュチョウセンアサガオ** *D. stramonium* L.（英）datura　アメリカ原産で日本にも帰化した1年草．前者は茎は紫色を帯び花も淡紫色．蒴果は広卵形で表面に長く鋭いとげが密生．種子は黒

色．後者は茎が緑色で花は白色．葉を鎮痛，鎮痙，鎮咳薬として胃痙れん，喘息に用い，またエキス剤，喘息煙草とし，atropine の抽出原料ともする．Hyoscyamine（ラセミ体が atropine），scopolamine を含む．種子も hyoscyamine, atropine の抽出原料．

チョウセンアサガオ *D. alba* Nees（= *D. metel* L.）　　熱帯アジア原産の1年草．曼陀羅華ともいう．葉は長い柄があり卵形．夏，白色で漏斗状の大形の花を腋生．球形の蒴果の表面に短いとげがある．種子は灰色．種子に数種のアルカロイドを含み，ほとんどは scopolamine で，ケチョウセンアサガオ *D. inoxia* Mill.（熱帯アジア原産）とともに臭化水素酸スコポラミンの製造原料．その他インド原産の *D. fastuosa* L., ペルー，チリ産のコダチチョウセンアサガオ *D. arborea* L. の種子にも scopolamine が含まれる．

ヒヨス *Hyoscyamus niger* L.〔原色図101（写真 p.16）〕　　ヨーロッパ原産，各地で栽培される1～2年草．全株に粘りのある軟毛が密生．葉は長楕円形で縁は波状．花は漏斗形で5裂，灰黄色で紫色の網目状の脈がある．葉 生薬 ヒヨス葉のエキスまたはチンキを鎮痛，鎮痙，副交感神経抑制薬とする．Hyoscyamine, scopolamine を含む．種子もこれらのアルカロイドを含む．

ハシリドコロ *Scopolia japonica* Maxim.〔原色図102（写真 p.16）〕　　日本特産の多年草．葉は長楕円形で薄くやわらかい．春，花柄を腋生し，つりがね状の花を吊り下げる．花冠は紫紅色，内側は淡黄色．全草有毒．ハシリドコロ及び *S. carniolica* Jacq.（東欧産），*S. parviflora* Nakai（韓国産）の根及び根茎 生薬 ロートコン 莨菪根⑮，葉 生薬 ロート葉をロートエキス，アトロピン硫酸塩⑮ などの製造原料とする．ロートエキスは胃酸過多，胃痛，胃痙れん，胃・十二指腸潰瘍などに内服し，また坐剤軟膏として痔疾に用いる．Hyoscyamine, scopolamine などを含む．

> 中国産ヒヨス *H. niger* L. var. *chinensis* Makino の名（莨菪(ろうとう)）を昔日本の本草学者が誤ってハシリドコロにあてた．ロート根（ハシリドコロの根茎）の名もこれが始まりである．

クコ *Lycium chinense* Miller〔原色図103（写真 p.16）〕　　日本，中国に自生する落葉小低木．若い枝は長く伸びて下に垂れ，短枝はしばしばとげ状になる．葉は倒披針形．淡紫色の小花を腋生．液果は紅熟．クコまたは *L. barbarum* L. の根皮 生薬 ジコッピ 地骨皮⑮ を強壮，解熱薬，成熟した果実 生薬 クコシ 枸杞子⑮ を強壮薬とし，これを酒に浸し枸杞酒として虚弱者に用い，葉も同様に用いる．また若い葉は食用にする．

タバコ *Nicotiana tabacum* L.（英）tobacco　　南米原産，各地で栽培される1年草．全株に腺毛を密生．葉は大きく楕円形で全縁または波状縁．夏，円錐花を頂生し，淡紅色で細長い漏斗状の花を多数付ける．葉を喫煙，嗜好料とし，葉の煎じ汁及び粗硫酸ニコチンは農用殺虫剤．Nicotine, nornicotine, anabasine などのアルカロイドを含む．マルバタバコ *N. rustica* L. は

ニコチン含量（5％以上）が多く，米国では硫酸ニコチンの製造原料として栽培されたことがある．近年は喫煙の害が多くのデータに基づいて指摘されている．

Nicotine　　　Nornicotine　　　Anabasine

> アメリカでの試算によると，空の旅で 1600 km，自動車では 100 km，バイクなら 1.6 km 走ったときに事故死する率が 100 万分の 1 になるが，タバコの場合はわずかシガレット 2 本を 1 度吸っただけで，肺がんで死ぬ率が同じになる．

ホオズキ *Physalis alkekengi* L. var. *franchetii* Hort.　多年草．日本，中国産．根（酸漿根）は鎮咳，利尿薬（妊婦には禁忌）．

トマト *Solanum lycopersicum* L.　多年草または1年草．熱帯南アメリカ原産，各地で栽培．果実は食用．未熟果は有毒．

ナス *S. melongena* L.　多年草または1年草．インド原産といわれ，各地で栽培．がく（茄蔕）は収れん性防腐剤，果実は食用．

イヌホオズキ *S. nigrum* L.　1年草．熱帯〜温帯産．全草（竜葵）は解熱，利尿薬，有毒．Solanine を含む．

ジャガイモ *S. tuberosum* L.　多年草．南米チリ原産，各地で栽培．塊茎は食用．新芽に solanine を含み有毒．

7-6　フジウツギ科　Buddlejaceae

花の一部の外観がマチン科のものと似ており，過去にはマチン科の一部として扱われたが，胚乳形成や胚発生から見てゴマノハグサ科に近い別科として扱われる．

フジウツギ *Buddleja japonica* Hemsl.〔原色図 104（写真 p.17）〕　日本に自生する落葉低木．茎は四角で稜上に翼がある．夏，弓なりに湾曲した円錐花序に紫色の小花をつける．酔魚草といい魚毒である．毒成分 buddledin A，B，C などを含む．

7-7　ゴマノハグサ科　Scrophulariaceae

草本または小低木が多く，まれに高木となる．半寄生のものや，腐生生活をするものがある．熱帯〜寒帯に 220 属，3000 種．日本に 24 属，100 種．成分として強心配糖体，ステロイドサポ

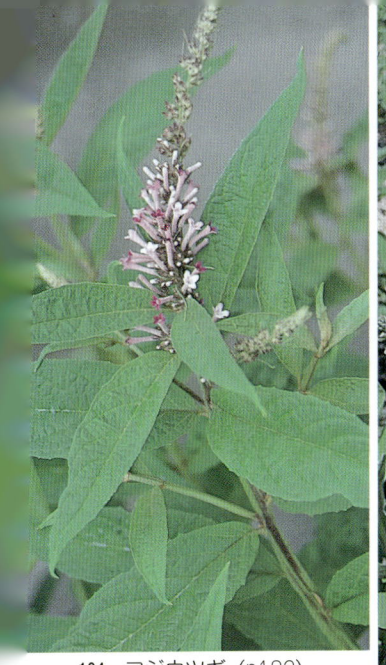

104 フジウツギ (p.182)
Buddleja japonica

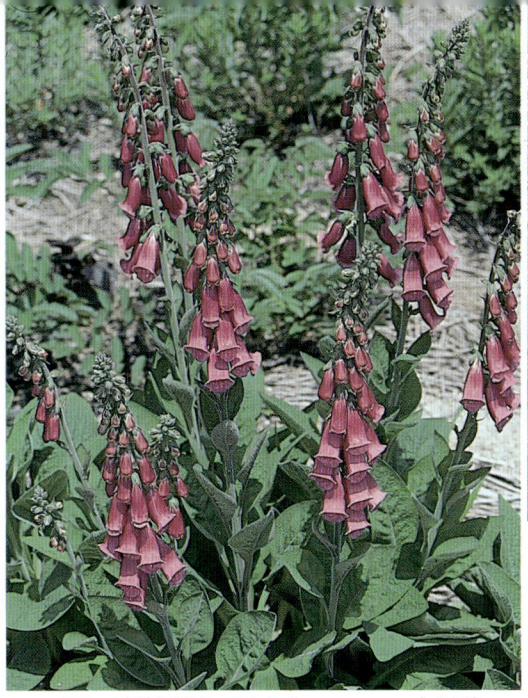

105 ジギタリス　*Digitalis purpurea* (p.183)

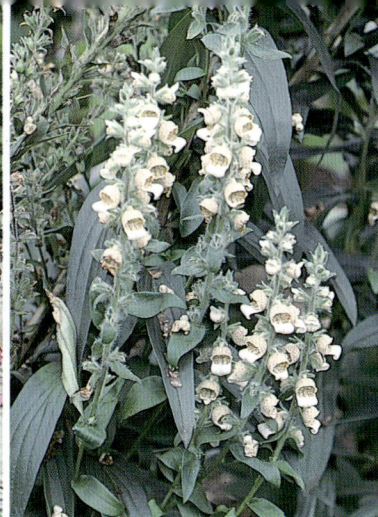

106 ケジギタリス (p.183)
Digitalis lanata

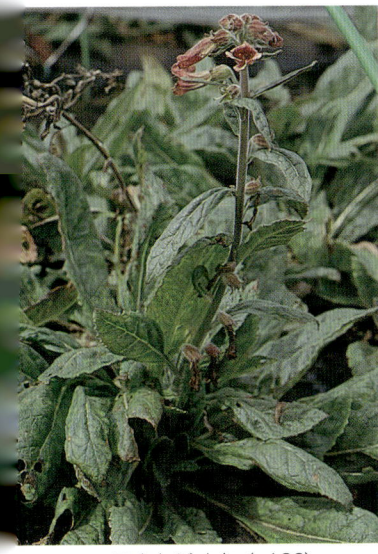

107 アカヤジオウ (p.183)
Rehmannia glutinosa var. *purpurea*

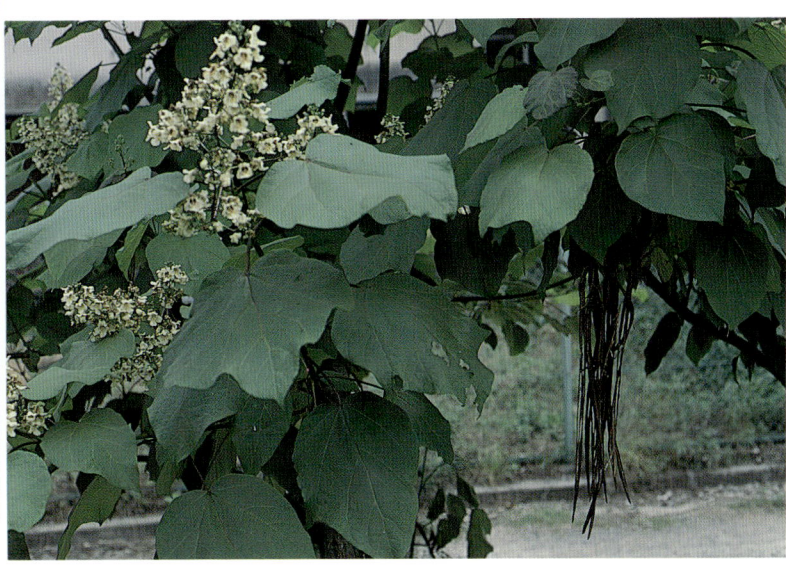

108 キササゲ　*Catalpa ovata* (p.184)

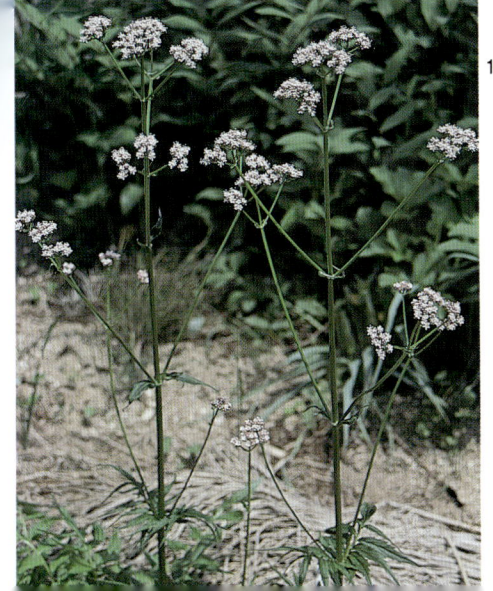

109 セイヨウカノコソウ (p.187)
Valeriana officinalis

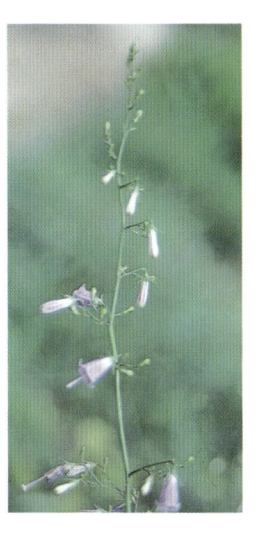

110 ツリガネニンジン (p.188)
Adenophora triphylla var. *japonica*

写真 p.17

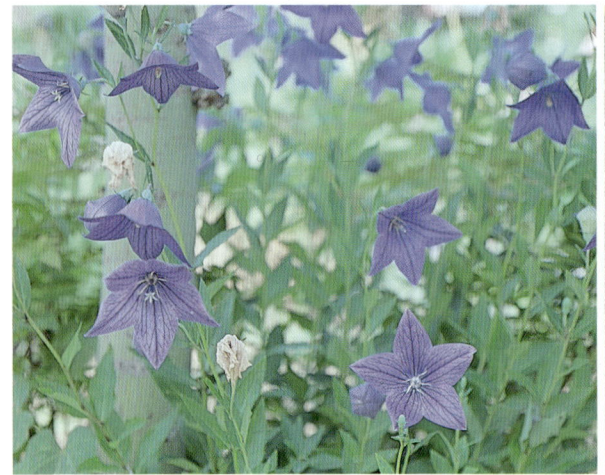

111　キキョウ　*Platycodon grandiflorum*（p.188）

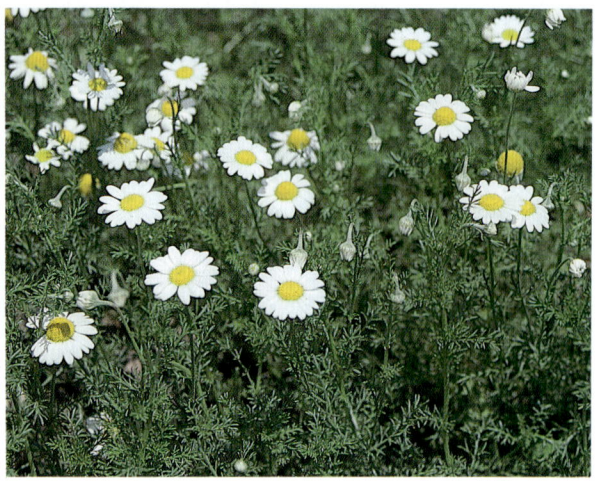

112　カミツレ　*Matricaria chamomilla*（p.189）

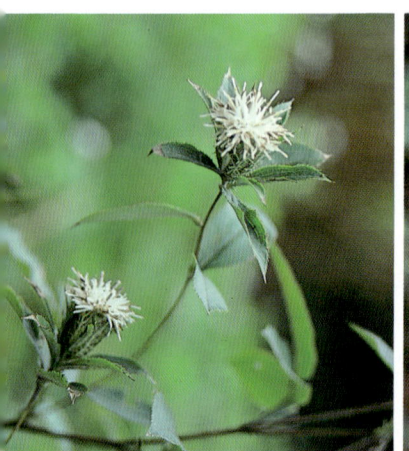

113　オケラ（p.191）
Atractylodes japonica

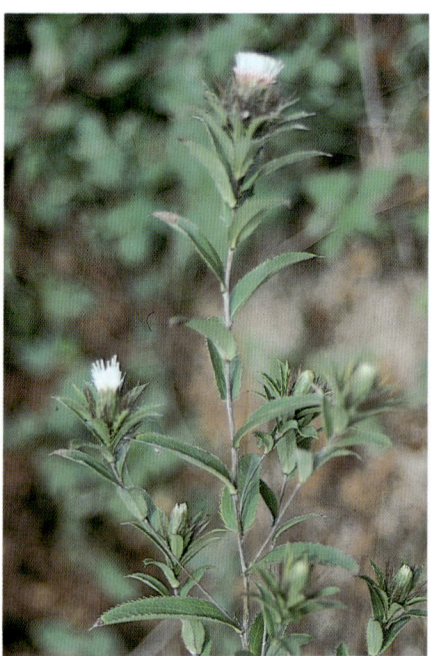

114　ホソバオケラ（p.191）
Atractylodes lancea

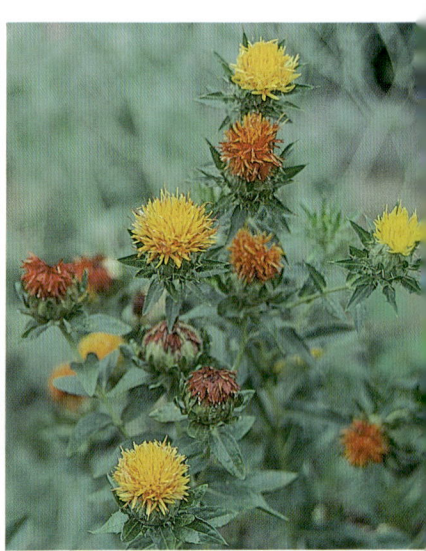

115　ベニバナ（p.191）
Carthamus tinctorius

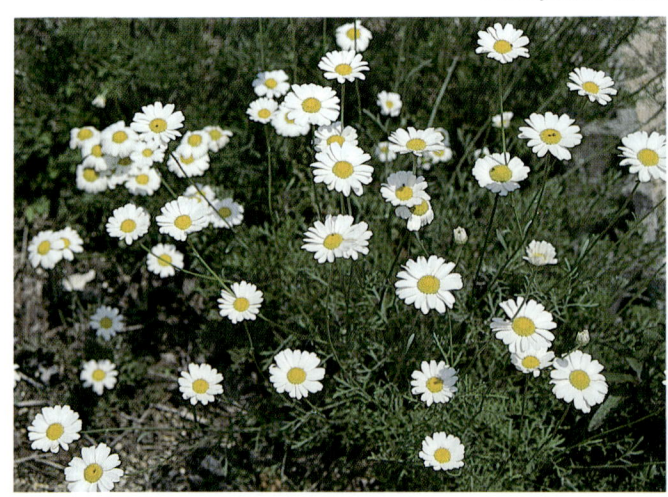

116　シロバナムシヨケギク（p.192）
Chrysanthemum cinerariaefolium

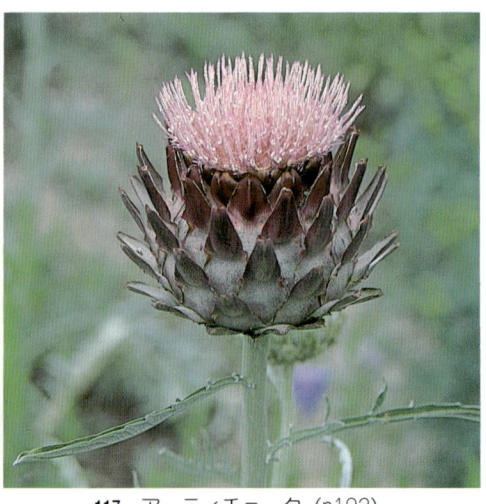

117　アーティチョーク（p.192）
Cynera scolymus

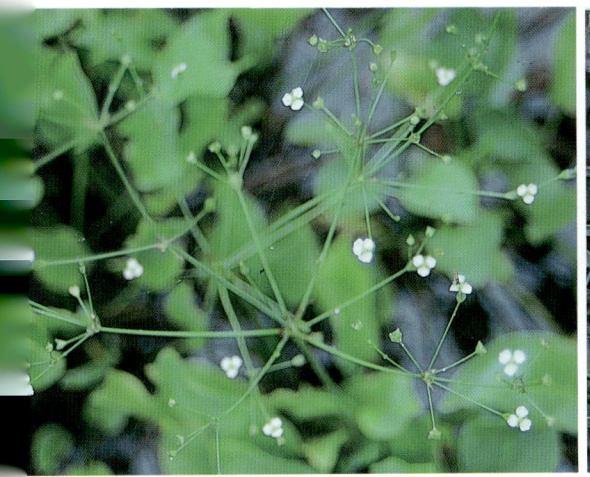

118 サジオモダカ (p.195)
Alisma var. *orientale*

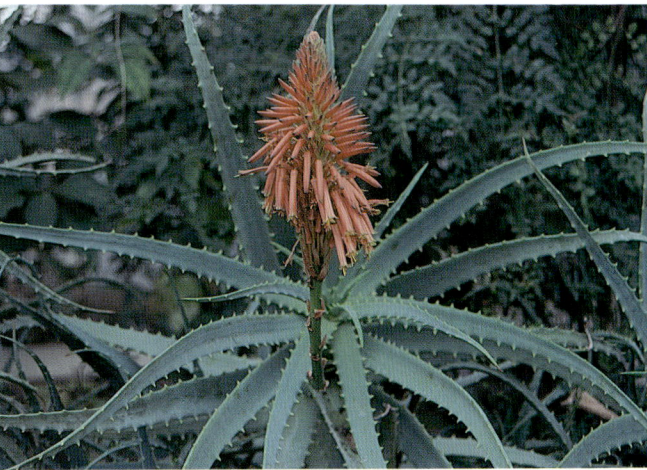

119 キダチアロエ (p.196)
Aloe arborescens

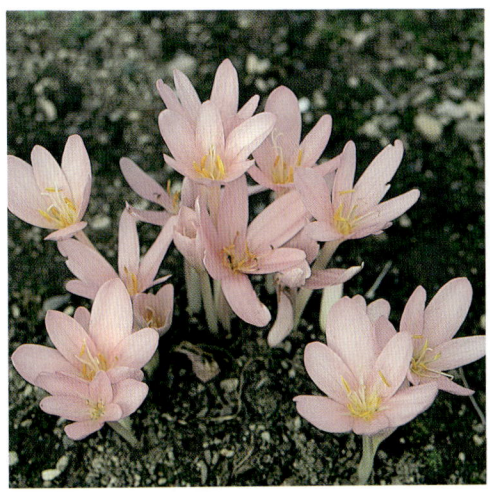

120 イヌサフラン (p.197)
Colchicum autumnale

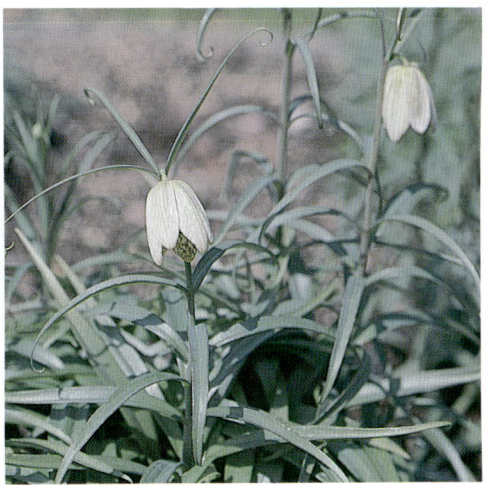

121 アミガサユリ (p.197)
Fritillaria verticillata var. *thunbergii*

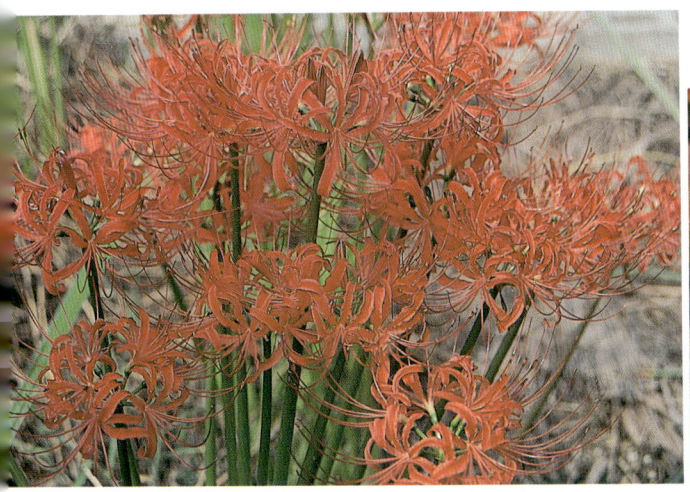

122 ヒガンバナ　*Lycoris radiata* (p.198)

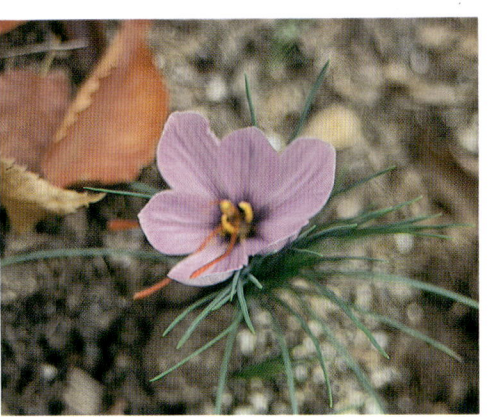

123 サフラン　*Crocus sativus* (p.198)

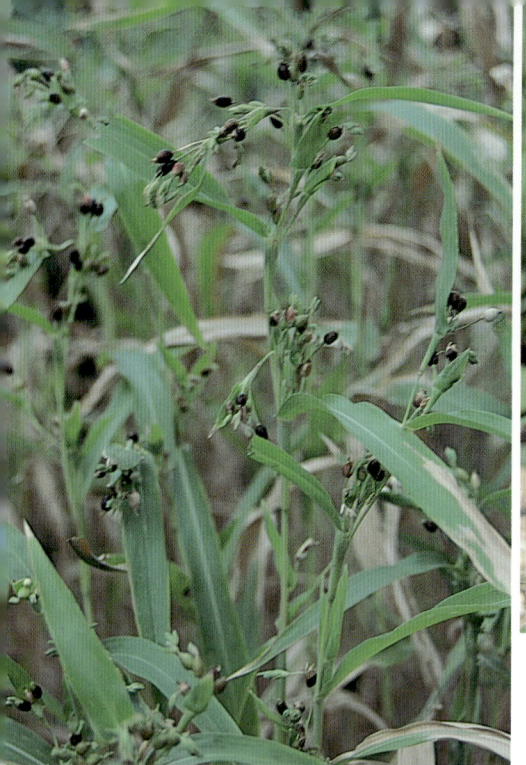

124 ハトムギ（p.200）
Coix lachryma-jobi var. *ma-yuen*

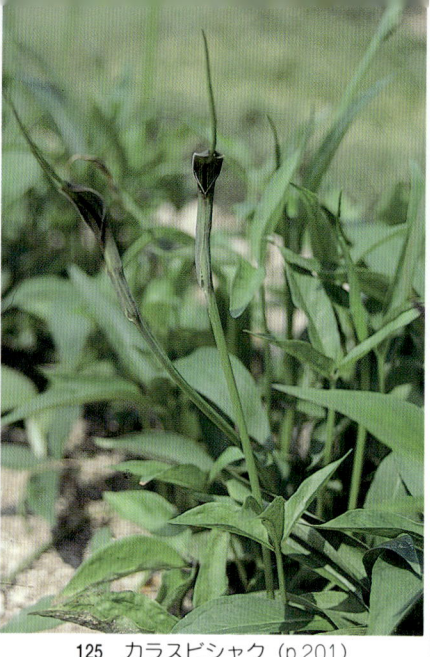

125 カラスビシャク（p.201）
Pinellia ternata

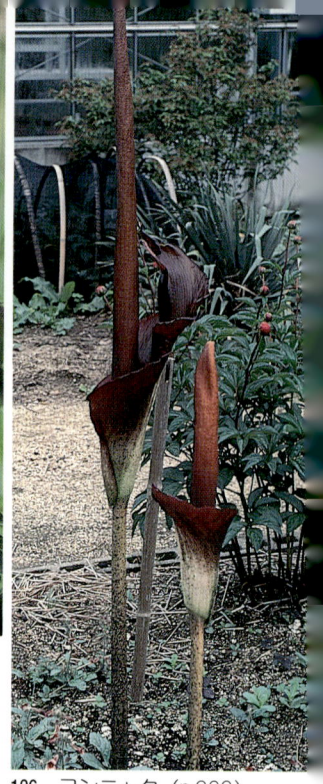

126 コンニャク（p.202）
Amorphophalus konjac

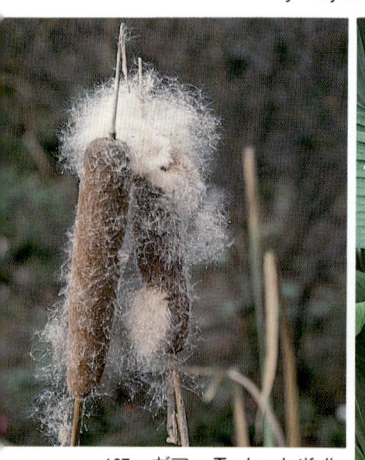

127 ガマ *Typha latifolia* の穂綿（p.203）

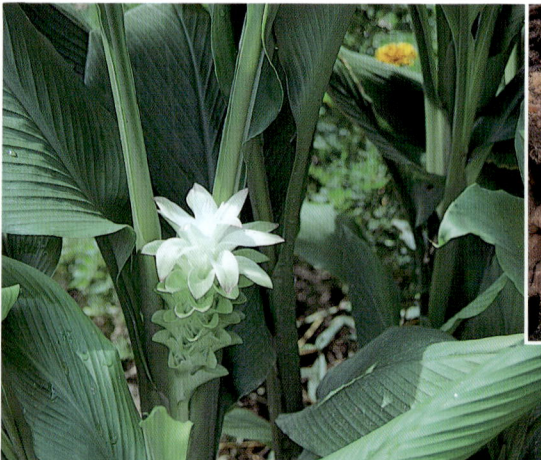

128 ウコン *Curcuma domestica* の花（上）と根茎（右上）（p.205）

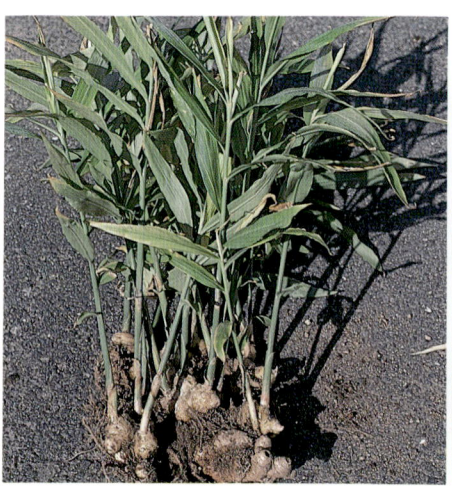

129 ショウガ *Zingiber officinale*（p.205）

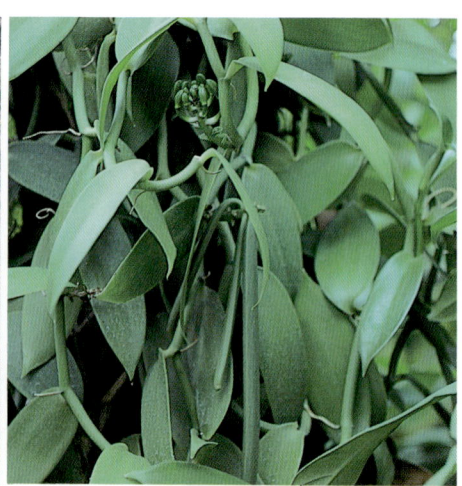

130 バニラ *Vanilla planifolia*（p.206）

ニン，イリドイドなどが知られている．

ジギタリス *Digitalis purpurea* L. (英)digitalis, fox glove 〔原色図105（写真 p.17）〕　ヨーロッパ原産で各地で観賞用，薬用に栽培される二～多年草．葉は卵状披針形で先の円い鋸歯があり，全面に短毛がある．夏，穂状花序に鐘状の花を多数付ける．花冠はふつう紅紫色．葉 生薬 ジギタリスを強心利尿薬として高血圧性などのうっ血性心不全に用いる．全草に強力な強心配糖体 purpurea glycoside A, B などを含み，葉の処理中に部分的にこれが分解して digitoxin⓴ などを生じる．

Digitoxin　R：H
Digoxin　R：OH

> ジギタリスの digital は指の意味で，花の形が指サックに似ていることによる．一般に数字で表示するのを digital と呼んでいるのは，数を数えるのに指を使う人間の習慣に基づいており，ジギタリスと語源が共通．

ケジギタリス *D. lanata* Ehrh.〔原色図106（写真 p.17）〕　ヨーロッパ原産の二～多年草．ジギタリスに似るが，やや小さい．茎の上部と花穂に軟毛を密生．葉は披針形で葉柄がなく，花は淡黄色．葉は強心薬として用いられ，ジギタリスより吸収，排泄が早く，蓄積作用が少ない．強心配糖体 lanatoside A, B, C⓴，digoxin⓴ などを含む．Lanatoside C を脱アセチル化して安定性をよくした deslanoside⓴ が注射薬として用いられている．

アカヤジオウ *Rehmannia glutinosa* Libosch. var. *purpurea* Makino 〔原色図107（写真 p.17）〕　中国に自生，栽培もされる多年草．葉は長楕円形，しわが多く全株に軟毛を密生．初夏，紫紅色で筒状で先が唇形の花を数個付ける．アカヤジオウ及び *R. glutinosa* Libosch. の，肥大して地中を長くはう根茎 生薬 ジオウ 地黄⓴ を補血，強壮の目的で漢方処方（十全大補湯，人参養栄湯，八味地黄丸など）に配合する．Catalpol を含む．

Catalpol

コオウレン *Picrorrhiza kurroa* Royle et Benth.　多年草．インド産．根茎（胡黄連）は苦味健胃，消炎，解熱剤，小児の疳にインド医学で古くから用いられている．Picroside Ⅰ, Ⅱ, Ⅲ を含む．

ゴマノハグサ *Scrophularia buergeriana* Miq.　多年草．日本，中国産．地下茎（玄参）は含そう剤，便秘薬（内用）．

S. ningpoensis Hemsl.　多年草．中国産．地下茎（玄参）は便秘，鼻炎，気管支炎薬．Harpagide を含む．

7-8 ノウゼンカズラ科　Bignoniaceae

木本で蔓性のものが多い．主として熱帯に産し，120属，650種．日本に自生種はキリのみ．成分としてアルカロイド，イリドイド，サポニンなどが知られている．

キササゲ　*Catalpa ovata* G. Don〔原色図108（写真 p.17）〕　中国中南部原産で日本で植栽される落葉高木．葉は長い柄があり広心臓形．花は白色で漏斗形，内側に暗紫色の斑点がある．秋，長さ約 30 cm の蒴果が垂れ下がる．キササゲ又はトウキササゲ *C. bungei* C. A. Meyer の果実 生薬 キササゲ㊙ を利尿薬として腎炎，浮腫などに用いる．Catalposide を多量に含む．中国ではキササゲ，トウキササゲの樹皮（内皮），根皮を薬用にする．なお，アメリカキササゲ *C. bignonioides* Walt. は街路樹にする．

Catalposide

> キササゲの利尿成分がカリウムであると書物に記されていることがあるが，本当は常用量のキササゲ果実に含まれているカリウム量はこれで利尿作用が生じるとは到底考えられないくらい少ない．

ノウゼンカズラ　*Campsis grandiflora* K. Schum.　蔓性木本．中国原産，日本で栽培．花（凌霄花）は婦人病に用いられた．

7-9 キツネノマゴ科　Acanthaceae

草本または小低木．花は両性，左右相称で，唇形の花冠を形成するものが多い．子房上位．花序は穂状～総状花序の他，集散花序や単性のものなど種々のものがある．熱帯～温帯に250属2500種．成分は苦味質，アルカロイド，インジカン（インジゴの原料）を含むものがある．

アンドログラフィス　*Andrographis paniculata* Nees　1年草．熱帯アジア原産．中国南部の他，南米，アフリカ等でも栽培．葉は長楕円形，全縁で対生．花は桃色，釣鐘状で，葉腋に多数付ける．全草または地上部 生薬 穿心蓮を下痢や胃腸疾患に，また強壮薬として使用．苦味成分はジテルペノイドの andrographolide.

リュウキュウアイ　*Strobilanthes cusia* O. Kuntze　多年草．インド原産，沖縄および九州で栽培．葉からアイテン（藍靛）（琉球藍）を製造．Indican を含む．

7-10 ゴマ科　Pedaliaceae

草本．花は，花弁が合着して先が5裂する．種子に胚乳がなく，蒴果または堅果を形成する．熱帯を中心に東南アジアからアフリカ南部に生育．16属55種．

ゴマ *Sesamum indicum* L.（英）sesame　　1年草．インド〜アフリカ北部原産とされる．世界各地で栽培．短毛を茎や葉に密に付ける．葉は長楕円〜披針形．花は淡紫〜白色，筒状で，葉腋に付ける．果実は蒴果で，表面が黒，白，黄色（金ゴマ）などのものがある．種子油 生薬 ゴマ油㊗は半乾性油．食用にはさまざまな着色程度のものが使われるが，局方の規定では微黄色澄明．軟膏などの基剤とする．漢方でも紫雲膏，中黄膏などの軟膏に使用する．成分は，リノール酸，パルミチン酸，ステアリン酸，オレイン酸などのグリセリド．種子 生薬 胡麻は食用とし，また漢方処方（消風散など）に配合して強壮，解毒などの目的で使用する．成分は脂肪油，リグナン関連物質の sesamin, sesaminol, sesamolin を含む．

Sesamin　R：H
Sesaminol　R：OH

Sesamolin

> ゴマの種子に含まれるリグナン類には抗酸化作用があってゴマ油の酸化変敗を防いでいると見られる．

7-11　ハマウツボ科　Orobanchaceae

1年草または多年草．他の植物に寄生または半寄生する．葉が鱗片状に退化したものが多い．花は両性，左右相称，子房上位で，単生または花穂を形成する．温帯を中心に，アジア〜ヨーロッパに分布．14属180種．

オニク（キムラタケ）*Boschniakia rossica* B. Fedtsch. ex Fedtsch. et Flerov　　1年草．ハンノキ属の樹木（日本ではミヤマハンノキ）の根に寄生．東アジアおよび北米に分布．茎は多肉質，葉は鱗片状．花は紫褐色で，花冠は唇形．多数の花を密に穂状に付ける．全草 生薬 肉蓯蓉は強壮強精薬．本来の肉蓯蓉は，中国産のホンオニク *Cistanche salsa* G. Beck 由来で，全草を酒に浸し乾燥するか，または塩漬けにしたもの．

ナンバンギセル *Aeginethia indica* L. var. *gracilis* Nakai　　イネ科植物に寄生．全草が強壮強精薬．

ハマウツボ *Orobanche coerulescens* Stephan ex Willd.　　日本の海岸のヨモギ類に寄生．全草が強壮強精薬．

8　オオバコ目 *Plantaginales*

8-1　オオバコ科　Plantaginaceae

多くは草本，まれに低木となるものがある．花は両性，放射相称で小さく，子房上位．花茎の先に，穂状または頭状花序を形成して花を密に付ける．世界各地に分布．3属270種．ゴマノハグサ科と近縁とみなしうるとされる．粘液多糖を含む．

オオバコ　*Plantago asiatica* L.　　多年草．日本，朝鮮，中国に分布．葉は広卵形で，長い柄がある．花は類白色で細かく，穂状に付ける．花期の全草 生薬 シャゼンソウ 車前草㊁を車前草製剤，その他の製剤に配合し，鎮咳去痰薬，また利尿薬とする．種子 生薬 ジャゼンシ 車前子㊁を鎮咳薬とし，また尿路疾患に使用．［漢方処方例］牛車腎気丸，清心蓮子飲，竜胆瀉肝湯．ヨーロッパではヘラオオバコ *P. lanceolata* L. の葉または全草を上気道カタル，口腔・咽頭の炎症に使用する．また，インド原産の *P. ovata* Forsk. の種皮の食物繊維は，水を吸うと膨らみ，便秘解消に，また満腹感を得る目的で，機能性食品等として使用される．

> スイス，ドイツなどヨーロッパで全草を薬用にしているのは主にヘラオオバコである．

9　マツムシソウ目 *Dipsacales*

9-1　スイカズラ科　Caprifoliaceae

木本，または草本．花は両性，放射相称または左右相称，3または5数性．子房下位．北半球に広く分布する．18属500種．成分はクマリン，サポニン，フラボノイドなど．

スイカズラ　*Lonicera japonica* Thunb.　　つる性の植物で，つるは木質化する．中国，朝鮮，日本に分布．葉は卵～長楕円形で，対生．花は白色で，後に黄色になる．花冠は二唇形．花に芳香がある．葉および茎 生薬 ニンドウ 忍冬㊁は利尿，解毒薬．成分はクロロゲン酸およびカフェタンニン．［漢方処方例］治頭瘡一方，紫根牡蛎湯．花 生薬 金銀花を炎症に使用．［漢方処方例］荊防敗毒散，托裏消毒飲，銀翹散．

> スイカズラの名は子供が花の蜜をよく吸ったので付けられたと言われる．忍冬の名は冬にも枯れないことを意味する．金銀花は，咲き始めには白い花がのちに黄色く変わり，白花黄花が混じって咲いているのを金と銀にたとえた名．

ニワトコ *Sambucus sieboldiana* Blume ex Graebn. (= *S. racemosa* L. subsp. *sieboldiana* Hara)　落葉低木〜小高木．日本および朝鮮に分布．若い枝は緑色であるが，後に樹皮が灰色になる．葉は奇数羽状複葉で対生する．小葉は長楕円〜披針形．花は黄味がかった白色で，細かく，円錐花序を枝先に付ける．果実は液果で赤色．枝葉 生薬 接骨木(せっこつぼく)を利尿に用いる．中国ではトウニワトコ *S. williamsii* Hance を使用する．ヨーロッパでは，セイヨウニワトコ *S. nigra* L. の花を風邪に発汗薬として使用し，また果実は緩下，利尿，発汗薬．

9-2　オミナエシ科　Valerianaceae

草本，まれに低木．葉は対生または根生．花は両性，まれに単性で，小さく，子房下位．集散花序を形成．北半球および南米（アンデス山脈）に広く分布．13 属 360 種．成分は精油，イリドイド．

オミナエシ *Patrinia scabiosaefolia* Fisch.　多年草．日本，朝鮮，中国，シベリア東部に分布．葉は羽状に深裂し，対生．花冠は黄色で 5 裂し，小さい．散房状の花序を形成．根 生薬 敗醤(はいしょう)，敗醤根(はいしょうこん)は利尿，解毒，排膿薬．成分はオレアノール酸．白い花を付けるオトコエシ *P. villosa* Juss. は若葉を食用とすることがある．

カノコソウ *Valeriana fauriei* Briq.　多年草．日本，朝鮮，中国に分布．葉は羽状に全裂し，対生．裂片は卵状長楕円〜広披針形．花は淡紅色で，密に集散花序を形成し，茎の先端に付ける．短い根茎があり，その先に根を多数付ける．根および根茎 生薬 カノコソウ，吉草根(きっそうこん)，纈草(けっそう)局は鎮静薬．成分は bornyl isovalerate, borneol, α-kessyl alcohol など．［類似生薬］ワレリアナコン（ワレリアナ根）はセイヨウカノコソウ *V. officinalis* L.〔原色図 109（写真 p.17)〕の根茎および根．神経興奮，就眠障害，神経性の胃痛などに使用．本植物の鎮静薬としての利用に基づいて，日本では，近縁のカノコソウが利用されるようになったが，両者は精油の含量や組成に差異がある．

10　キキョウ目 *Campanulales*

10-1　キキョウ科　Campanulaceae

多年草．まれに木本やつる性のものがある．花は両性で，左右相称または放射相称．子房下

位．温帯〜亜熱帯に分布．60属1500種．成分はサポニン，アルカロイドなど．貯蔵物質としてイヌリンがある．

ツリガネニンジン *Adenophora triphylla* A. DC. var. *japonica* Hara〔原色図110（写真p.17）〕
多年草．日本に自生．茎葉は卵状楕円〜披針形で，ほぼ輪生．花は青紫〜白色で，花冠は釣鐘状，円錐花序を形成する．根は紡錘形．根 生薬 沙参（しゃじん）は鎮咳去痰薬．中国産の沙参はトウシャジン（マルバノニンジン）*A. stricta* Miq.（= *A. polymorpha* var. *stricta* Makino）（日本でも古くから栽培される）などの根．その茎葉は卵〜長楕円形でやや幅広く，花冠はロート状の釣鐘形で，先がやや広がる．

ツルニンジン（ジイソブ） *Codonopsis lanceolata* Trautv.　つる性の多年草．日本，朝鮮，中国に分布．葉は長楕円形．花は釣鐘状，緑がかった白色で．内側には紫褐色の斑点がある．根は紡錘状になる．根 生薬 羊乳（ようじょう）を朝鮮では沙参と呼ぶ．根を咳，頭痛，めまいなどに適用．

ロベリア *Lobelia inflata* L.（英）lobelia, wild tobacco.
1年草．北米，カナダに自生．堅い毛が目立つ．葉は卵円〜楕円形で互生．花は白〜淡紫色で，花冠が唇形となり，左右相称．茎の先に総状花序を形成する．全草 生薬 ロベリアを喘息，気管支炎，呼吸困難に適用．成分のロベリンは塩酸塩として呼吸中枢興奮薬とする．

Lobeline

キキョウ *Platycodon grandiflorum* A. DC.〔原色図111（写真p.18）〕　多年草．日本，朝鮮，中国に自生および栽培．葉は長卵形，花は青紫〜白色，花冠が広鐘状で先は5裂し，茎頂付近に数個付く．根は太い．根 生薬 キキョウ　桔梗根㊜は細根を除いてそのまま，またはさらにコルク層を除いて乾燥したもの．成分はplatycodin Dなどサポニン類，イヌリン．去痰，排膿薬とし，気管支炎，扁桃炎，咽喉痛などに適用．〔漢方処方例〕桔梗湯（ききょうとう），排膿散（はいのうさん）および湯（とう），葛根湯加桔梗石膏（とうかききょうせっこう）．

ヒカゲノツルニンジン *Codonopsis pilosula* Nannfeldt, **トウジン** *C. tangshen* Oliv.　多年草．中国北部産．根 生薬 党参（とうじん）は強壮，健胃，鎮咳去痰薬．

ミゾカクシ *Lobelia chinensis* Lour.　多年草．日本・朝鮮産．全草 生薬 半辺蓮（はんぺんれん）は消炎解毒，利尿，止血薬．

10-2　キク科　Compositae（= Asteraceae）

草本，まれに低木．花は単性または両性で，放射相称の筒状花および左右相称の舌状花がある．子房下位．筒状花，舌状花はいずれも小さく，その両者または一方が頭状花序（頭花）を形成する．頭花の周囲に総苞がある．世界に広く分布，920属19,000種．成分としてポリアセチレ

ン，セスキテルペンラクトン，フラボノイド，アルカロイド，カフェ酸誘導体などが知られる．

ノコギリソウ *Achillea alpina* L.　多年草．東アジア各地および北米の温帯～寒帯に自生．葉は披針形で，辺縁は浅裂～深裂し，裂片に鋸歯があり，互生．花は白色で，頭花を茎頂に散房花序状に付ける．葉および頭花は健胃，強壮，鎮痛，鎮痙薬．[同類生薬] セイヨウノコギリソウはヨーロッパ原産のセイヨウノコギリソウ *A. millefolium* L. の茎葉および頭花を健胃，鎮痙，駆風薬として使用する．本植物は，葉は 2～3 回羽状深裂～全裂で，ノコギリソウより細かく切れ込む．花は白～淡紅色．日本でも園芸植物として栽培される．

カミツレ *Matricaria chamomilla* L.　(英)German chamomile　(独)Kamille〔原色図 112 (写真 p.18)〕　2 年草．ヨーロッパ原産．世界各地および国内で栽培．葉は細裂し，互生．花は白色の舌状花と黄色の管状花が頭状花序を形成し，頂生する．頭花にリンゴ様のにおいがある．頭花 [生薬] カミツレ，カミツレ花を茶剤として発汗，駆風，消炎薬とする．また浴湯料として，冷え性等にも用いる．成分はセスキテルペノイドの $(-)$-α-bisabolol, matricin, chamazulene など．加熱操作などによって matricin は容易に chamazulene に変化する．

Matricin → Chamazulene

ローマカミツレ *Anthemis nobilis* L.　(英)Roman chamomile　多年草．南部，西部ヨーロッパ，北アフリカ地域の原産，ヨーロッパ各国の他，米国，アルゼンチンなどでも栽培される．カミツレより舌状花が多く，また花床の中が空洞にならない．頭花 [生薬] ローマカミツレ，ローマカミツレ花をカミツレと同様に使用し，特に感冒，下痢，月経不順などに適用．成分はセスキテルペノイドの nobilin など．

モッコウ *Saussurea lappa* Clarke　大型の多年草．インド北部原産，中国でも栽培．ワシントン条約の適用対象となる植物．茎葉は広楕円形，根生葉は長い三角形～三角状卵形．茎の上部は分枝し，その先にアザミ様の頭花を付ける．根は円柱形．根 [生薬] モッコウ 木香⑨ を芳香健胃薬とし，食欲不振，消化不良に配合剤として使用．また，薫香料とする．成分はセスキテルペノイドの costunolide, dehydrocostuslactone など．[漢方処方例] 帰脾湯（きひとう），加味帰脾湯（かみきひとう），香砂養胃湯（こうしゃよういとう）．

> ワシントン条約：絶滅のおそれのある野生動植物の種の国際取引に関する条約．1975 年発効，日本は 1980 年に締結．テンマ，セッコウその他も対象．

ゴボウ *Arctium lappa* L.　2年草．ヨーロッパ～アジア北部，北米に広く分布する．国内でも古くから食用として栽培．根生葉は心臓形で大型，葉柄が長く，裏面に白毛を密に付ける．花は淡紫色または白色で，頭状花を茎頂に付ける．果実 生薬 ゴボウシ　牛蒡子㊁，（悪実）を解毒，利尿，消炎薬とする．成分はリグナンの arctiin など．［漢方処方例］柴胡清肝湯，駆風解毒湯，消風散．根 生薬 牛蒡根をヨーロッパで利尿薬とする．

> ゴボウを食べるのは日本人だけで，中国では種子や根を薬用にはするが食用にはしない．ところが，ゴボウの原産地はヨーロッパ～中国であり，日本に伝わった後に食用に改良されて野菜となったもので，日本には野生のゴボウはない．

ニガヨモギ *Artemisia absinthium* L.（英）absinth, wormwood　多年草．ヨーロッパ原産．北米，およびアジア北部にも広く分布．葉は2～3回羽状に分裂し，緑白色，裏面は白色．柔らかい毛が密に生える．花は黄色で，多数の頭花が総状花序を形成する．アブサン酒の原料．開花時の茎葉 生薬 アブシント，苦艾を芳香性健胃，強壮，解熱薬とする．成分は苦味成分の absinthin，その他 caffeoylquinic acid 類など．

カワラヨモギ *A. capillaris* Thunb.　多年草．日本，朝鮮，中国，フィリピンなどに分布．河原や海岸の砂地に生育する．根生葉は羽状に細裂し，白い細毛が密に付く．茎葉は無毛．花は，黄色の頭花を多数付ける．頭花 生薬 インチンコウ　茵陳蒿㊁を黄疸に使用．成分はクマリンの scoparone，クロモン誘導体の capillarisin など．中国では白い細毛に覆われた茎葉を使用する．これを特にメンインチン（綿茵陳）と呼ぶことがある．［漢方処方例］茵陳蒿湯，茵陳五苓散，加味解毒湯．

ヨモギ（カズサヨモギ）*A. princeps* Pampan.　多年草．日本（本州以南），朝鮮に分布．葉は羽状に中裂～深裂し，裏面に白毛を密に付け，互生．花は，管状花のみからなる淡褐色の頭花を円錐花序に多数付ける．葉 生薬 艾葉を止血薬とし，吐血，下血等に使用し，また腹痛，下痢にも適用する．成分はモノテルペノイドの cineole, α-thujone，その他カフェ酸誘導体の 3, 4-, 3, 5-, 4, 5-di-*O*-caffeoylquinic acid, chlorogenic acid など．中国の艾葉は主として *A. argyi* Lév. et Vaniot などの葉．［漢方処方例］芎帰膠艾湯，柏葉湯．また，葉の毛を搗いて集めたものは，熟艾と呼ばれ，モグサとして灸に用いる．この目的には主としてオオヨモギ *A. montana* Pampan. が使用される．

3, 4-Di-*O*-caffeoylquinic acid
　　R^1, R^2 : Caf, R^3 : H
3, 5-Di-*O*-caffeoylquinic acid
　　R^1, R^3 : Caf, R^2 : H
4, 5-Di-*O*-caffeoylquinic acid
　　R^1 : H, R^2, R^3 : Caf
Chlorogenic acid
　　R^1, R^2 : H, R^3 : Caf

Caf＝—CO—CH=CH—C₆H₃(OH)₂

シオン *Aster tartaricus* L. fil.　多年草．日本（本州，九州），朝鮮，中国，モンゴル，シベリアに分布し，また栽培される．根生葉は長楕円形，茎葉は卵～披針形で互生．花は，舌状花

が淡紫色，管状花が黄色の頭花を多数，散房花序に付ける．根および根茎 [生薬] 紫菀は鎮咳去痰，利尿薬．漢方で紫菀散，射干麻黄湯などに配合．成分はトリテルペノイドサポニンのastersaponin A など．

オケラ *Atractylodes japonica* Koidz. ex Kitamura〔原色図113（写真 p.18）〕 多年草．雌雄異株．日本（本州〜九州），朝鮮，中国東北部に自生．葉は3〜5深裂し，互生．茎は堅く，分枝する．花は，白色または淡紅色の頭花で，総苞のすぐ下に魚骨状の苞が二列ある．オケラおよびオオバナオケラ *A. ovata* DC.（= *A. macrocephala* Koidz.）の根茎 [生薬] ビャクジュツ 白朮⑬は健胃，利尿薬．成分はセスキテルペノイドの atractylon など．中国産の白朮は，オオバナオケラ由来．[漢方処方例] 五苓散，当帰芍薬散，半夏白朮天麻湯．

ホソバオケラ *A. lancea* DC.〔原色図114（写真 p.18）〕 多年草．中国（華中東部）原産．日本ではかつて佐渡（新潟県）で栽培され，残存している．茎の上部の葉は長楕円〜披針形，オケラより細い．下部の葉は3〜5浅裂する．花は白〜帯紅紫色．本種および *A. chinensis* Koidz.（= *A. lancea* DC. var. *chinensis* Kitam.）の根茎 [生薬] ソウジュツ 蒼朮⑬を健胃，利尿，発汗薬とする．白い結晶を析出し，これがカビと誤認されやすい．成分は hinesol, β-eudesmol．[漢方処方例] 胃苓湯，二朮湯，平胃散．

マリアアザミ（オオアザミ） *Silybum marianum* Gaertn.（= *Carduus marianus* L.） 地中海沿岸に産する．高さ2mに達する．葉に光沢および白い斑点があり，とげが目立つ．花は淡紅紫色，頭花を茎頂に付ける．果実 [生薬] マリアアザミシ（マリアアザミ子），オオアザミジツ（オオアザミ実）を胃腸障害に使用．成分はフラボノリグナン類の silybin, silychrystin, silydiamin など．これらフラボノリグナンを含むシリマリンと呼ばれる画分または本植物のエキスを含む配合剤が肝障害に使用される．

ベニバナ *Carthamus tinctorius* L.（英）safflower〔原色図115（写真 p.18）〕 2年草．エジプト原産．植物染料とし，また種子油を得る目的で世界各地で広く栽培される．葉は長楕円〜広披針形で，縁に鋸歯があり，その先が棘状になる．花は管状花からなる頭花で，はじめ鮮黄色，のちに橙黄色となる．染料とする場合，花を採取し，黄色色素を水洗して除いた後，発酵させ赤色色素を得る．この色素成分はカルコン誘導体の carthamin．アメリカで栽培され種子油を

採る品種は，葉に棘がない．その種子油は紅花油（またはサフラワー油）で，リノール酸を多く含む．リノール酸は，コレステロール低下作用，抗動脈硬化作用が期待されてきたが，近年，有害作用も指摘される．管状花 生薬 コウカ 紅花㊙を婦人薬とし，生理不順，冷え性，更年期障害などに適用する．［漢方処方例］葛根紅花湯，折衝飲，通導散．

キク *Chrysanthemum morifolium* Ramat. 多年草．中国各地および日本国内でも栽培される．葉は卵～披針形で，葉縁に荒い鋸歯があるかまたは羽状に中裂～深裂，両面に白い毛が密生し，互生．頭花は白色，黄色，紅色，または紫色で，管状花の周囲に舌状花が付く．本植物は中国，朝鮮，日本（本州近畿以西，九州）に分布するシマカンギク（アブラギク，ハマカンギク）*C. indicum* L.（= *Dendranthema indicum* Des Moulins），および中国（北部，東北部），朝鮮，モンゴルに分布するチョウセンノギク *Dendranthema zawadskii* Tzvelev var. *latilobum* Kitam. から作り出されたと考えられている．キク又はシマカンギクの頭花 生薬 キクカ 菊花㊙を頭痛，高血圧などに使用する．シマカンギクの頭花は黄色で小さい．両種共通の成分としてフラボノイドの luteolin など．［漢方処方例］釣藤散，清上蠲痛湯．

シロバナムシヨケギク *C. cinerariaefolium* Visiani.〔原色図116（写真 p.18）〕 除虫菊と呼ばれることが多い多年草．ヨーロッパ南部原産．根生葉，茎葉ともに羽状に深裂．花は，黄色の管状花の周囲に白色の舌状花が付く．頭花は成分としてピレスロイドの pyrethrin I，II などを含み，蚊取り線香，家庭用殺虫剤原料とした．ピレスロイドは昆虫に感受性が高く，ヒトを含む哺乳類には毒性が小さいが，天然ピレスロイドは不安定なので，現在はこれらの構造をもとにした合成ピレスロイドが殺虫剤として使用される．

Pyrethrin I　R：CH$_3$
Pyrethrin II　R：COOCH$_3$

除虫菊成分をモデルにした合成殺虫剤が，家庭用などに大量製造使用されている．

アーティチョーク（チョウセンアザミ） *Cynera scolymus* L.（英）artichoke〔原色図117（写真 p.18）〕 多年草．地中海沿岸原産，各地で栽培．葉は羽状深裂，裏面に白毛を密生し，互生．花は管状花のみで紫色，大型の頭花を茎頂に付ける．花床部を食用とする．葉および根 生薬 アーティチョークを，消化器障害，肝障害，浮腫などに使用する．成分はカフェ酸誘導体の cynarine，クロロゲン酸．

ステビア *Stevia rebaudiana* Bertoni 多年草．南米パラグアイ原産，各地で栽培．葉は長楕円形で対生する．花は白色で，葉腋から花柄が伸び，その先に頭花を付ける．成分として，葉に甘いジテルペノイド配糖体の stevioside, rebaudioside A を含む．Stevioside は，ショ糖の300倍の甘味があり，葉を甘味料，医薬品の矯味などの目的で使用する．パラグアイでは糖尿病，高血圧等に使用された．

タンポポ *Taraxacum* spp.　本属植物は北半球の寒帯〜温帯に広く分布する．ヨーロッパではセイヨウタンポポ *T. officinale* Weber，中国ではモウコタンポポ *T. mongolicum* Hand.-Mazz. を薬用とする．日本にはカントウタンポポ *T. platycarpum* Dahlst., カンサイタンポポ *T. japonicum* Koidz., シロバナタンポポ *T. albidum* Dahlst., セイヨウタンポポなどが見られる．葉は狭楕円形で羽状に浅裂〜深裂，根元から放射状に多数出る．花は黄色（シロバナタンポポは白色）で，舌状花のみからなる頭花を，葉の間から出る花茎の先端に付ける．根は太く長い．ヨーロッパで全草又は根 生薬 セイヨウタンポポソウ（セイヨウタンポポ草）を利胆薬，利尿薬とし，また消化器障害に使用する．根を含む全草 生薬 蒲公英（ほこうえい）を中国で乳腺炎や，その他の化膿性の炎症などに使用する．成分はトリテルペノイドの taraxasterol など．

エキナセア（エキナケア）*Echinacea angustifolia* DC.（英）Coneflower, purple coneflower, black sampson　多年草．北米原産で，ヨーロッパなどでも栽培される．葉は狭卵〜披針形で，3本の葉脈が目立つ．紫紅色の舌状花および橙褐色の管状花からなる頭花を茎頂に付ける．根 生薬 エキナセア根を消炎薬とし，また風邪の予防等に用いる．*E. purpurea* Moench. の開花時の地上部，*E. pallida* Nutt. の根も同様に使用する．免疫増強作用があるとされる．成分はカフェ酸誘導体の echinacoside など．

アルニカ *Arnica montana* L.　多年草．ヨーロッパ，ヒマラヤ産．花（アルニカ花），根（アルニカ根）をアルニカチンキとして外用．Faradiol, arnidiol を含む．

クソニンジン *Artemisia annua* L.　1年草．アジア，ヨーロッパ，北米産．全草（黄花蒿（おうかこう），青蒿（せいこう））は日射病，熱射病の解熱，止血，抗マラリア薬．Cineole, artemisinin を含む．

カワラニンジン *A. apiacea* Hance　2年草．日本，朝鮮，中国産．全草（青蒿（せいこう））は解熱，止血薬．

セメンシナ *A. cina* Berg　多年草．キルギス産．開花前の蕾（シナ花）は santonin（回虫駆除薬）製造原料．Santonin を含む．

クラムヨモギ *A. kurramensis* Quazilbash　多年草．パキスタン，アフガニスタン産．全草は santonin（回虫駆除薬）製造原料．Santonin を含む．

ミブヨモギ *A. monogyna* Waldst. et Kit.　多年草．ヨーロッパ，インド産．全草は santonin（回虫駆除薬）製造原料．Santonin を含む．

ヤブタバコ *Carpesium abrotanoides* L.　多年草．日本に自生．果実（鶴虱（かくしつ）），茎葉（天名精（てんめいせい））は回虫駆除薬，蟯虫駆除薬．

ノアザミ *Cirsium japonicum* DC.　多年草．日本に自生．根，全草（大薊（たいけい））は神経痛，腎炎，婦

人病薬.

ダーリア *Dahlia pinnata* Cav. 多年草. メキシコ原産, 栽培. 根は果糖製造原料. Inulin を含む.

タカサブロウ *Eclipta prostrata* L. 1年草. 日本, 中国, アメリカに自生. 全草は止血薬.

フジバカマ *Eupatorium fortunei* Turcz. 多年草. 中国原産, 日本国内にも逸出. 全草（蘭草（らんそう）, 佩蘭（はいらん））は利尿, 解熱, 黄疸薬. 秋の七草.

サワヒヨドリ *E. lindleyanum* DC. 多年草. 日本に自生. 茎葉（沢蘭（たくらん））は婦人病薬.

ツワブキ *Farfugium japonicum* Kitamura 多年草. 日本国内で栽培. 生の葉をはれもの, 炎症に外用.

ハハコグサ *Gnaphalium affine* D. Don 2年草. 日本, 朝鮮, 中国に自生. 全草（鼠麴草（そきくそう））は鎮咳去痰薬. 春の七草.

サンシチソウ *Gynura japonica* Juel 多年草. 中国原産, 日本で栽培. 全草（三七（さんしち）, 土三七（どさんしち））は止血薬.

ヒマワリ *Helianthus annuus* L. 1年草. 北米原産, 各地で栽培. 種子の脂肪油（サンフラワー油, オレイン酸のグリセリド）を高コレステロール症に, 花をのぼせ, めまいに, 葉, 根を利尿に用いる.

キクイモ *H. tuberosus* L. 多年草. 北米原産, 各地で栽培. 根は果糖製造原料, 食用（中国）. Inulin を含む.

オオグルマ *Inula helenium* L. 多年草. ヨーロッパ原産, 各地で栽培. 根（土木香（どもっこう））を利尿, 去痰薬, 木香の代用にする. Alantolactone を含む.

オグルマ *I. japonica* Thunb. 多年草. 日本, 朝鮮, 中国産. 花（旋覆花）を健胃, 利尿に用いるほか, 葉を外用にし, また根を浮腫に用いる. Chlorogenic acid を含む.

フキ *Petasites japonicas* Miq. 多年草. 日本, 朝鮮, 中国産. フキノトウを鎮咳去痰に, フキノトウ, 葉柄, 花茎を食用にする.

メナモミ *Siegesbeckia pubscens* Makino 1年草. 日本, 朝鮮, 中国に自生. 全草（豨薟（きれん））をはれもの, リウマチに外用.

アキノキリンソウ　*Solidago virga-aurea* L. var. *asiatica* Nakai　　1年草．南米原産．全草を健胃，利尿に用いる．不飽和酸アミドの Spilanthol を含む．

ヨモギギク　*Tanacetum vulgare* L.　　多年草．ヨーロッパ原産．全草を条虫駆除薬に用いる．精油を含む．

フキタンポポ　*Tussilago farfara* L.　　多年草．ヨーロッパ，中国産．葉（ファルファラ葉），花（款冬花）は鎮咳去痰，喘息薬．

オナモミ　*Xanthium strumarium* L.　　1年草．日本に自生．果実（蒼耳子）を発汗解熱，目の充血に用いる．

IX-2-2　単子葉植物綱 *Monocotyledoneae*

　被子植物（亜門）は，双子葉植物（綱）と，この植物群に二分される．種子から出る子葉が1枚．葉は平行脈を持つものが多いが，ユリ科などの中には網状脈を持つものがある．花の諸器官は花被片，雄ずいなどの多くが3数性．草本がほとんどであり，ヤシ科植物のように木本性のものでも，双子葉植物の木本のような二次組織は形成せず，年輪のある材をつくらない．根は主根が退化し，ひげ根状になるものが多い．

1　オモダカ目 *Helobiae*

1-1　オモダカ科　Alismataceae

　沈水性または湿地性の1年草または多年草．花は両性または単性，総状～円錐状の花序を形成．花弁および萼片は各3枚．根茎が発達する．10属70種．熱帯～温帯のアジア，南北米を中心に広く分布する．

　サジオモダカ　*Alisma orientale* Juzepcz.（= *A. plantago-aquatica* L. var. *orientale* Samuels.）〔原色図118（写真 p.19）〕　　多年草．アジア東北部の沼沢地に分布，日本国内（本州北部以北）にも自生する．葉は楕円～卵状楕円形で基部は丸く，全縁．長い葉柄があり，基部は鞘状になって塊茎の上部に束生する．塊茎は球状になり，多数の細い根が密に付く．塊茎から葉の基部，根，および周皮をほとんど除いたもの 生薬 タクシャ 沢瀉⑯を利尿，止渇，駆水薬とする．成分は四環性トリテルペノイドの alisol A, B，デンプン．［漢方処方例］五苓散，茯苓沢瀉湯，分消湯．

2 ユリ目 *Liliiflorae*

2-1 ユリ科 Liliaceae

多くは多年草であるが，つる性や低木になるものがある．花は多くは両性，放射相称であるが，雌雄同株または雌雄異株で単性花のものや，左右相称のものがある．花被片は内外に各3枚ずつ．子房上位．地下に鱗茎や塊茎，根茎などを形成する．220属3,500種．多系統の植物がユリ科として一括されていると考えられており，分類には議論がある．アロエ類，サルトリイバラ類，クサスギカズラ類などは他の科として扱われる場合がある．成分はステロイド，アルカロイド，アントラキノン，含硫化合物など，多様．

アロエ (1)(a)*Aloe ferox* Mill., (b)*A. africana* Mill., (c)*A. spicata* Baker, (d)(a)と(b)の雑種，または(a)と(c)の雑種．南アフリカに生育．*A. ferox* は木本状，花は白〜帯緑色で，総状花序を頂生する．(a)または(d)の葉から得た液汁を乾燥したもの 生薬 アロエ 蘆薈㊀を瀉下薬とする．主成分はアントロン配糖体の barbaloin．(2) キダチアロエ *Aloe arborescens* Mill. 〔原色図119（写真 p.19)〕多年草．南アフリカ原産．多肉質の葉で，表皮は厚く，鋸歯があってとげ状に尖る．日本国内でも鑑賞および薬用の目的で古くから栽培．葉肉またはすりおろした生の葉を，民間薬として，火傷，創傷，虫刺されに外用する．

Barbaloin

ハナスゲ *Anemarrhena asphodeloides* Bunge　多年草．中国東北部〜華北に自生および栽培．葉はやや広い線形で，束生する．花は緑〜紫色で，長い穂状花序を形成する．根茎はやや塊状となった円柱形で，横に伸びる．根茎 生薬 チモ 知母㊀を鎮静，利尿，解熱，止瀉薬とする．成分はステロイドサポニンの timosaponin A-Ⅰ〜A-Ⅳ，キサントン誘導体の mangiferin など．[漢方処方例] 桂芍知母湯，酸棗仁湯，白虎加人参湯．

ニンニク *Allium sativum* L.　多年草．ヨーロッパ原産で，世界各地で栽培される．葉は扁平，広線形で互生する．葉腋に珠芽を付ける．花は白紫色で，散形花序を形成し，茎頂に付く．鱗茎は，数個の小鱗茎から構成される．独特な臭いがある．鱗茎は食品，香辛料として広く利用される．鱗茎 生薬 大蒜を強壮薬，健胃整腸薬とする．成分は含硫化合物の alliin など．鱗茎の細胞が破壊されるとき alliin に酵素 alliinase が作用し，allicin を生じる．米国立がん研究所によるデザイナーズフードプログラムでがん予防が期待される食品の最上位に挙げられた．

Alliin

↓ alliinase

Allicin

イヌサフラン *Colchicum autumnale* L.〔原色図120（写真 p.19）〕 多年草．ヨーロッパ～アフリカ北部原産．日本でも栽培．葉は披針形．花は葉がない時期に付き，白色で，葯の黄色が目立つ．種子 生薬 コルヒクム子および鱗茎に含まれる colchicine を痛風治療薬とする．また，colchicine は染色体倍加作用があり，植物の品種改良などに利用される．

Colchicine

アミガサユリ *Fritillaria verticillata* Willd. var. *thunbergii* Baker〔原色図121（写真 p.19）〕 多年草．中国原産で，日本国内でも生け花用に栽培．葉は線状披針形，先端が尖り，葉柄はない．花は淡黄色，つりがね形で，茎の上部の葉腋に付く．鱗茎は球状で，2つの鱗片から成り，互いに重なり合う．鱗茎 生薬 バイモ 貝母㊗ を鎮咳去痰，排膿などの目的で使用．成分はステロイドアルカロイドの peimine など．［漢方処方例］清肺湯，滋陰至宝湯，当帰貝母苦参丸料．

オニユリ *Lilium lancifolium* Thunb. 多年草．日本，中国に分布．葉は広線～披針形．葉腋に紫褐色の珠芽を付ける．花は橙赤色，花冠の内側に濃い斑点がある．鱗茎は卵球形．鱗茎の鱗片 生薬 百合を鎮咳，利尿，鎮静などの目的で使用．ハカタユリ *L. brownie* F. E. Brown var. *colchesteri* Wils., ヤマユリ *L. auratum* Lindl. などの鱗茎も同様に使用する．ヤマユリは日本特産で，鱗茎は食用．［漢方処方例］辛夷清肺湯，百合地黄湯，百合固金湯．

クサスギカズラ *Asparagus cochinchinensis* Merr. 多年草．日本，朝鮮，中国に分布．茎はややつる性．花は淡黄緑色で小さい．果実は白色．根のコルク化した外表部を除いたもの 生薬 テンモンドウ 天門冬㊗ を鎮咳，利尿などの目的で使用．成分はサポニンの asparasaponin I など．［漢方処方例］滋陰降火湯，清肺湯．

ジャノヒゲ *Ophiopogon japonicus* Ker-Gawl. 多年草．国内各地に自生，また栽培もされる．葉は線形で鈍頭．花は白～淡紫色で，花茎の先に数個付く．果実は球形で濃い青色．根は部分的に紡錘状に肥大する．根の膨大部 生薬 バクモンドウ 麦門冬㊗ を鎮咳去痰，止渇薬とする．［漢方処方例］麦門冬湯，炙甘草湯，温経湯．

サンキライ *Smilax glabra* Roxb. 雌雄異株，つる性の多年草．中国中南部に生育．根茎は塊根状．塊茎 生薬 サンキライ 山帰来㊗，土茯苓を排膿，解毒の目的で配合剤に使用．日本に産するサルトリイバラ *S. china* L. も，根茎（菝葜）を山帰来の代用とし，同様に用いた．

ナルコユリ *Polygonatum falcatum* A. Gray. 多年草．日本，朝鮮，中国東北部に分布．葉は披針形で，裏面の葉脈上に小さな突起があり，互生．花は緑白色で，葉腋から3～5個ずつ，花柄の先に下向きに付く．ナルコユリ又は中国産のカギクルマバナルコユリ *P. sibiricum* Redoute, *P. kingianum* Collet et Hemsl., *P. cyrtonema* Hua の根茎 生薬 オウセイ 黄精㊗ を滋養強壮薬とし，また口渇に用いる．［漢方処方例］黄精湯．

2-2　ヒガンバナ科　Amaryllidaceae

根生葉は線形．鱗茎を持つ．花は両性，放射相称，子房下位．65属800種．ヒガンバナ科はCronquistの体系ではユリ科の中に含められている．

ヒガンバナ　*Lycoris radiata* Herb.〔原色図122（写真p.19）〕　多年草．中国原産．日本でも観賞用に栽培．葉は線形，鈍頭で，花後に出る．花は赤色，稀に白色で6枚の花弁があり，花茎の先端に散形花序を形成する．鱗茎には黒い外皮がある．国内に存在するヒガンバナは3倍体で，遺伝的にも同一であり，中国から伝わった1株の球根に由来すると考えられている．鱗茎 生薬 石蒜（せきさん）を吐剤，去痰薬とする．また，民間薬として腫れに消炎の目的で外用する．成分はアルカロイドのlycorine, dihydrolycorineなど．鱗茎を含む全草が有毒．かつて鱗茎を毒抜きをして救荒植物として利用した．なお，庭によく植えられる同科のタマスダレもlycorineを含み有毒で，吐き気，痙攣を起こす．

2-3　ヤマノイモ科　Dioscoreaceae

草本または低木，多くはつる性．葉は互生または対生．花は単性で雌雄異株，または両性．子房下位．熱帯〜温帯に分布し，11属650種．多くは雌雄異株．地下部の担根体と呼ばれる部位または地下茎が栄養貯蔵組織となっている．

ヤマノイモ　*Dioscorea japonica* Thunb.　つる性の多年草．日本国内に自生．葉は，長い心臓形で葉先が細くなって尖り，葉柄も長く，対生する．花は白色で穂状花序を形成し，葉腋に1〜3個の花序が付く．また，葉腋にむかごを付ける．自然生（じねんじょ），自然薯（じねんじょ），トロロイモとして根茎を食用とする．ヤマノイモまたはナガイモ *D. batatas* Decne.の周皮を除いた担根体 生薬 サンヤク　山薬㊔を滋養強壮薬とする．〔漢方処方例〕六味丸（ろくみがん），八味地黄丸（はちみじおうがん），啓脾湯（けいひとう）．

2-4　アヤメ科　Iridaceae

多年草．70属1500種．熱帯〜温帯に分布．地下に球茎，鱗茎または根茎を持つ．花は両性，放射相称または左右相称．外花被片，内花被片ともに3枚で，雄ずいは3．子房下位．花が美しく，観賞の目的で栽培されるものが多い．

サフラン　*Crocus sativus* L.〔原色図123（写真p.19）〕　多年草．地中海沿岸〜インド原産．各地で栽培．葉は線形で，主脈が白色で目立つ．花は紫色で筒状の花冠が6つに深裂する．雌ずいの先端は3つに分かれ，黄赤色．葉は花が終わる頃，入れ替わりに生える．雌ずいの柱頭 生薬 サフラン㊔を主として女性を対象とした鎮静薬とする．料理にも使用される．成分はα-, β-, γ-carotene, 配糖体crocin, 芳香成分のsafranalなど．

3 イネ目 *Graminales*

3-1 イネ科　Gramineae

1年草～多年草，または木本様で茎が中空（タケ類）．700属8,000種．タケ亜科 Bambusioideae, イチゴツナギ亜科 Poelideae, キビ亜科 Panicoideae に分類される．葉は細長く，根生葉と茎葉がある．葉は2列に互生し，節の部分で茎に付く．花は両性花で，花被は退化し，2枚の花穎を持つ．雄ずいは3個が基本であるが，1～多数のものがある．

コムギ　*Triticum aestivum* L. (= *T. sativum* Lam.)　1年草または2年草．世界各地で広く栽培される．葉は線状長披針形で，互生．3～5個の花からなる小穂が節ごとに1個ずつ付く．食用として重要．また，小麦ふすま，小麦アルブミンは特定保健用食品に利用される．種子のでんぷん 生薬 コムギデンプン 局 を賦形剤とする．種子 生薬 小麦を漢方で滋養強壮，鎮静，緩和の目的で使用する．[漢方処方例] 甘麦大棗湯．

イネ　*Oryza sativa* L.　1年草．熱帯では多年草．熱帯アジア原産，各地で栽培される．葉は広線形，互生．小穂は1花からなる．食用として重要．また米糠からヌカ油を得る．種子のでんぷん 生薬 コメデンプン 局 を賦形剤とする．種子（玄米）生薬 粳米を漢方で滋養強壮，止渇の目的で使用する．[漢方処方例] 白虎加人参湯，麦門冬湯，粳米附子湯．米に麦芽のアミラーゼを作用させ，糖化して得られる水飴 生薬 膠飴を滋養強壮薬とする．[漢方処方例] 大建中湯，小建中湯．

トウモロコシ　*Zea mays* L.　1年草．熱帯アメリカ原産で，世界各地で栽培される．葉は大型で，線状披針形，互生する．茎は単一で直立する．花は単性花で，雄花からなる花序は，茎の先端で分枝したところにそれぞれ穂状に付ける．雌花の花序は茎の上部の葉腋に2～4個ずつ付き，そのうち1つの花序だけが結実する．葉鞘が発達して雌花穂を包み，雌花穂の先端には糸状の長い花柱を多数付ける．種子のでんぷん 生薬 トウモロコシデンプン 局 を賦形剤とする．種子の胚芽から採る脂肪油 生薬 トウモロコシ油 局 を軟膏剤，リニメント剤などの基剤とする．種子，でんぷん，油はいずれも食用として重要．花柱に由来する果毛を，果実が熟する頃採取したもの 生薬 南蛮毛を利尿薬とする．

チガヤ　*Imperata cylindrica* Beauv.　多年草．東アジアの温帯に分布し，国内各地にも自生．葉は広線形，稈は直立．花には白色の長い毛があり，葯は褐色，柱頭は黒紫色．根茎は白色で，土中を横に這って伸び，節を持つ．根茎（細根および鱗片葉を除いたもの）生薬 ボウコン茅根 局 を，利尿，消炎，止血薬とする．

ハチク *Phyllostachys nigra* Munro var. *henonis* Stapf　　多年生で常緑のタケ類．中国原産で，各地で栽培される．高さ 10～20 m になる．タケの稈の，外層を削って除いた内層 生薬 竹茹(じょ)を鎮嘔，解熱などの目的で用いる．成分は多糖，トリテルペンなど．*Bambusa tuldoides* Munro, マダケ *P. bambusoides* Sieb. et Zucc. 由来のものも同様に使用する．[漢方処方例] 清肺湯(せいはいとう)，竹茹温胆湯(ちくじょうんたんとう)，橘皮竹茹湯(きっぴちくじょとう)．葉 生薬 竹葉(ちくよう)を解熱，利尿薬とする．[漢方処方例] 竹葉石膏湯(ちくようせっこうとう)．

ハトムギ *Coix lachryma-jobi* L. var. *ma-yuen* Stapf [原色図 124（写真 p.20）]　　1 年草．アジアの熱帯～温帯に分布，日本国内でも栽培される．葉は広線形で，互生する．茎は直立し，束生する．花序は葉腋から数個出て，垂れる．果実は穎果で，外面は暗褐色．果実の殻を除いて精白したもの 生薬 ヨクイニン 薏苡仁 局 を，消炎鎮痛，利尿，滋養強壮などの目的で漢方処方に配合し，また民間で疣取りや肌の美容の目的で使用する．[漢方処方例] 桂枝茯苓丸料加薏苡仁(けいしぶくりょうがんりょうかよくいにん)，麻杏薏甘湯(まきょうよくかんとう)，薏苡仁湯(よくいにんとう)．

ジュズダマ *C. lachryma-jobi* L.　　多年草．熱帯アジア原産．茎はよく分枝し，束生する．花序は上に向く．果実はハトムギより堅く，光沢が強い．果実 生薬 川穀(せんこく)を薏苡仁と同様に使用する．根 生薬 川穀根(せんこくこん)を民間で，神経痛，肩こりなどに使用する．

オオムギ *Hordeum vulgare* L. var. *hexastichon* Aschers.　　2 年草．食用の目的で栽培．葉は幅広い長披針形で，互生する．茎は直立し，束生する．小穂は各節に 3 個ずつ付く．発芽種子を乾燥させたものを麦芽として，滋養，消化の目的で使用する．また，若葉エキスは健康食品とする．

4　ヤシ目 *Principes*

4-1　ヤシ科　Palmae

茎は木質化して太くなり，木本となる．230 属 3,400 種．主として熱帯に分布．葉は羽状または掌状に分裂し，茎頂部に輪生状に集まって付くものが多い．花は単性または両性で，円錐花序～総状花序を形成する．

カルナウバヤシ *Copernicia cerifera* Mart.　　高木．ブラジルを中心に南米に自生，または栽培．葉は扇状，葉の裏側を中心にろうを分泌する．葉を乾燥しろうを叩いて落とし，熱湯中で溶かした後，冷却固化して得られるろう 生薬 カルナウバロウ 局 （淡黄～淡褐色）を錠剤の被包，つや出し，軟膏および硬膏の基剤とする．主として myricyl cerotinate からなり，植物性のろうの中で，80℃～86℃と最も高い融点を示す．

ビンロウ（ビンロウジュ）　*Areca catechu* L.　　常緑性の高木．マレーシア原産．熱帯アジア，およびアフリカ東部で栽培．葉は羽状複葉で，小葉は披針形．花は単性で，雄花が雌花の上側にあり，複総状花序を形成する．種子は大型でやや扁平．東南アジアでは，若い種子を阿仙薬，石灰，甘草とともにキンマの葉でくるんだものを一種の嗜好品として咀嚼する習慣がある．成熟した種子 生薬 ビンロウジ 檳榔子㊗を収斂，唾液分泌促進，条虫駆除の目的で用いる．成分はアルカロイドの arecoline．その他タンニンなど．〔漢方処方例〕九味檳榔湯，女神散，延年半夏湯．

Arecoline

ダイフクビンロウ　*Areca dicksonii* Roxb.　　熱帯アジアで広く栽培される．成熟した繊維状の果皮 生薬 大腹皮を利尿，健胃，整腸の目的で使用する．〔漢方処方例〕分消湯，杏蘇散．

ヤシ（ココヤシ）　*Cocos nucifera* L.　　常緑高木．熱帯の海岸に生育．葉は羽状複葉で，幹の先端に束生する．花は単性．果実は卵状楕円形で，暗褐色の外果皮を持つ．内部に繊維性の中果皮，および堅い内果皮があり，その中に種子を持つ．種子が熟すると，油を含んだコプラと呼ばれる白色の胚乳が得られる．種子の脂肪油 生薬 ヤシ油 椰子油㊗を軟膏基剤などに用いる．ラウリン酸のグリセリドを多量含む．

ノコギリヤシ　*Serenoa repens* Small（＝ *S. serrulata* Hook.）（英）Saw Palmetto　　樹高があまり高くならない木本．地中海沿岸，北米海岸などに自生する．果実を健康食品として排尿障害に使用する．

5　サトイモ目 *Spathiflorae*

5-1　サトイモ科　Araceae

熱帯〜温帯の水湿地に生育する．115属2,000種．葉は単葉または複葉．網状脈を持つものがある．花は多くの場合，仏炎苞を持ち，肉穂花序を形成する．球茎または長く伸びた地下茎を持つ．

カラスビシャク　*Pinellia ternata* Breit.〔原色図125（写真 p.20）〕　　多年草．日本，朝鮮，中国に分布．葉は3小葉からなる複葉で，小葉は卵状楕円〜線状披針形，全縁．葉の基部に珠芽を形成する．花は，雌花群の上側に雄花群が付いて肉穂花序を形成し，その周囲に緑〜帯紫色の仏炎苞を持つ．球茎を形成する．球茎のコルク層を除いたもの 生薬 ハンゲ 半夏㊗を鎮嘔鎮吐，鎮咳去痰の目的で使用する．成分はホモゲンチジン酸，また微量の ephedrine を含む．〔漢方処方例〕半夏厚朴湯，小半夏加茯苓湯，半夏瀉心湯．

> カラスビシャクの名は苞のかたちにより，半夏はそれが夏の半ばに見られるの意味．ヘソクリの別名があり，これは球茎のくぼみ（茎を除いた跡）をへそにたとえた名．

マムシグサ *Arisaema japonicum* Blume, **マイヅルテンナンショウ** *A. heterophyllum* Blume　　いずれも多年草で，日本，朝鮮，中国に分布．仏炎苞は緑～帯紫色．マムシグサでは，花序の上の付属体は柄があって棒状，葉はふつう2個，小葉はふつう7～17個．マイヅルテンナンショウでは，付属体は柄がなく長く伸び，葉は1個，小葉は17～21個．コルク層を除いた球茎　[生薬] 天南星(てんなんしょう)を鎮痙，鎮痛，消炎，去痰などの目的で使用．[漢方処方例] 二朮湯(にじゅつとう)，清湿化痰湯(せいしつけたんとう)．

コンニャク *Amorphophalus konjac* K. Koch（= *A. rivieri* Durieu）〔原色図126（写真p.20）〕　　多年草．東南アジア原産．国内各地で食用に古くから栽培されている．葉は大型で3全裂し，さらにそれぞれが2～3裂する．花も大きく，仏炎苞を持つ．球茎は扁球形．球茎（コンニャクイモ）から製造される食品のコンニャクは主としてグルコマンナンによって構成される．

> グルコマンナンは消化されにくく，腸内有害物除去に役立ち，ダイエットによいとされる．コンニャクのりの原料にもなる．

サトイモ *Colocasia esculenta* Schott　　多年草．熱帯アジア原産．国内でも古くから栽培される．葉は卵状広楕円形で，象の耳のような形．球茎は楕円形で，これと葉柄を食用とする．また，民間で球茎をすりおろし，肩こり，痛み，腫れなどに湿布薬として外用する．

セキショウ *Acorus gramineus* Soland.　　多年草．東アジア～インドに分布し，国内では本州以南に生育，栽培もされる．葉は線形で，深緑色，常緑．花は淡黄緑色で密に付く．根茎は横にはって伸び，分枝する．根茎　[生薬] 石菖根(せきしょうこん)を健胃，鎮痛，鎮静薬とする．

ショウブ *A. calamus* L. var. *angustatus* Bess.（= *A. calamus* L.）　　多年草．日本，中国からシベリア，インドに至る地域に分布する．葉は線形で長く，中肋が目立つ．深緑色であるが，常緑ではない．花序はセキショウより長い．根茎は横にはって伸びる．根茎　[生薬] 菖蒲根(しょうぶこん)，菖蒲(しょうぶ)を芳香性健胃薬とする他，浴湯料とする．

> 九節菖蒲と中国で呼ばれるものの原植物は *Anemone altaica* Fisch.（キンポウゲ科）で，全く異なる植物．

6　タコノキ目 *Pandales*

6-1　ガマ科　Typhaceae

多年草．温帯～熱帯の沼沢地に生育する．1属15種．葉は線形で，無柄．花穂は円柱形で，密生する雌花の上に雄花が付く．

ガマ　*Typha latifolia* L.〔原色図127（写真 p.20）〕　多年草．北半球の温帯～熱帯，さらにオーストラリアにも分布する．また日本国内各地の沼沢地にも自生がある．葉は線形．茎は太く，茎頂に肉穂花序を付ける．雄花の花穂は雌花の花穂より短い．根茎は横にはって長く伸びる．花粉 生薬 蒲黄(ほおう)を止血の目的で外用する．ヒメガマ *T. angustata* L., コガマ *T. orientalis* Presl の花粉も同様に用いる．

> 日本の薬用植物に関する最も古い話は大国主命と因幡の白兎の神話である．そこで白兎が用いたのが蒲黄であったとする見方もあるが，「ガマの穂綿」であったとする方が尤もらしい．穂綿は，雌穂が熟して長い毛をもった果実が綿のようになって飛び散るものであるから，それを集めて白兎がくるまったことになる．

7　スゲ目 *Cyperales*

7-1　カヤツリグサ科　Cyperaceae

1～多年草．70属3700種．花は，花被片が剛毛～鱗片状となるか，または退化消失する．小穂を花茎の先端に単生または花序を形成する．葉は線形で，基部で合着し，鞘を形成する．茎は多くは3稜形となる．

ハマスゲ　*Cyperus rotundus* L.　多年草．熱帯～温帯に広く分布し，国内でも関東以西で自生する．葉は狭線形で光沢がある．花は，赤褐色の小穂が花序を形成し，茎頂に数本付く．茎の基部は肥大し球茎状となって，そこから細長い地下茎を出し，その一部が膨らみ紡錘状の根茎となる．根茎で，細根を除いたもの 生薬 コウブシ 香附子㊙を婦人薬，健胃消化薬とする．成分はセスキテルペノイドの α-cyperone, cyperene など．［漢方処方例］香蘇散(こうそさん)，女神散(にょしんさん)，香砂六君子湯(こうしゃりっくんしとう)．

ウキヤガラ　*Scirpus fluviatilis* A. Gray（*S. yagara* Ohwi）　多年草．東アジアおよび北米に分布する．国内にも自生がある．沼沢地の水中に生育する．葉は線形，光沢がある．花は，濃褐色の小穂を茎頂に散房状に付ける．塊茎の外皮を除いたもの 生薬 三稜を浄血，鎮痛，催乳の目的で使用する．ミクリ *Sparganium stoloniferum* Buch.-Ham.（ミクリ科）の根茎も同様に用いる（中国名：黒三稜）．

8　ショウガ目 *Scitamineae*

8-1　ショウガ科　Zingiberaceae

根茎が発達した単子葉植物の一群．49 属 1,500 種．熱帯を中心に分布し，アジアに多い．根茎から葉鞘が折り重なった偽茎を地上に伸ばす．花は両性，左右相称，外花被片 3 枚，内花被片 3 枚からなる．雄ずいは 3 個ずつが内外 2 列あるが，内側の 1 個のみ葯を持ち，この雄ずいが雌ずいと癒合する．成分は精油および辛味成分の他，フラボノイド，クルクミノイドなどを含む．

ヤクチ　*Alpinia oxyphylla* Miq.　多年草．中国南部沿岸，東南アジア，インドで産出．葉は互生し，披針形で先端は尖る．果実 生薬 ヤクチ 益智⑮は芳香性健胃薬として胃腸薬に配合される．成分として nootkatone などの精油成分，yakuchinone A, B などのジアリルヘプタノイドなどを含む．

ハナミョウガ　*A. japonica* Miq.　多年草．日本（関東以西），台湾，中国に自生する．仮種皮を除いた種子 生薬 伊豆縮砂は芳香性健胃薬とし，縮砂の代用ともされる．また食品香料とされる．精油の主成分は，モノテルペノイドの 1,8-cineole.

1,8-Cineole

ゲットウ　*A. speciosa* K. Schum.　多年草．中国南部〜インドに分布．国内でも九州南部，沖縄に生育する．葉は楕円形で，上面に光沢がある．花は，唇弁のふちが黄色で，内部は赤みがかる．総状花序を形成する．種子を縮砂の代用とする．香気は弱い．

ソウズク　*A. katsumadai* Hayata　多年草．中国南部に分布．葉は狭楕円〜披針形．花は白色で総状花序を形成する．種子は仮種皮の中で団塊を形成する．種子 生薬 草豆蔲を健胃，駆風薬とする．また酒毒や口臭の除去を目的に使われることがある．

リョウキョウ　*A. officinarum* Hance　多年草．インド原産．中国南部で栽培．葉は線状披針形で互生．花は白色または淡紅色で総状花序を形成する．根茎の細根を除いたもの 生薬 リョウキョウ 良姜，高良姜⑮を芳香性健胃薬とする．また，香辛料として，料理に利用する．

成分はモノテルペノイドの 1,8-cineole, ジアリルヘプタノイド, フラボノイドなど. ［漢方処方例］安中散, 丁香柿蔕湯, 良枳湯.

シュクシャ *Amomum xanthioides* Wall.　　多年草. 中国南部, 東南アジア, インドに分布. 葉は狭披針形, 全縁で, 基部は茎を包み, 互生. 花は白色で, 根茎から花茎を出し, その先端に穂状花序を付ける. 地下茎は横に伸びる. 果実は蒴果で, 柔らかい棘を持つ. 種子塊 生薬 シュクシャ 縮砂㊓ を芳香性健胃薬とする. 精油成分として, テルペノイドの borneol, bornyl acetate, linalool など. ［漢方処方例］安中散, 香砂平胃散, 香砂六君子湯.

ウコン *Curcuma longa* L. (英)turmeric
日本南部や温室で栽培される *C. domestica* Valeton〔原色図 128（写真 p.20）〕もウコンと呼ばれてきた. 熱帯アジア原産. 広く各地で栽培. 葉は広楕円形で, 全縁, 先端が尖り, 互生. 淡緑～淡紫色の苞葉が目立つが, 花は黄色で, 穂状花序を形成する. 根茎は芳香があり, 内部は黄色. 根茎 生薬 ウコン 鬱金㊓ を利胆薬とする. 成分は黄色色素の curcumin, および精油成分の zingiberene など. ウコンは香辛料として広く使われ, カレー粉の主材料として使用される他, 健康食品としても利用される. ウコンチンキを使用した試験紙のウコン紙は, ホウ酸の検出に利用される. 中国では, 本生薬を姜黄と呼び, 鬱金は *Curcuma* 属植物の根にできる塊根を指す. 日本では姜黄を同属のハルウコン *C. aromatica* Salisb. の根茎としており, 混乱がある.

ガジュツ *C. zedoaria* Rosc. (英)zedoary　　多年草. インド, ヒマラヤ地方原産. アジア熱帯～亜熱帯地域で広く栽培される. 葉は広楕円形で上面の主脈の両側が紅紫色を帯び, 互生. 花は黄色で, 穂状花序を形成する. 苞葉は紫紅色を帯びる. 根茎は卵形で肥厚し, 表面に輪節がある. 根茎を, 通例湯通ししたもの 生薬 ガジュツ 莪蒁㊓ を芳香性健胃薬とする. 主精油成分はモノテルペノイドの cineole, α-camphene, セスキテルペノイドの furanodiene, curzerenone など.

ショウズク *Elettaria cardamomum* Maton　　多年草. インド・マラバル地域原産. 熱帯各地で栽培. 葉は披針形, 全縁, 基部は葉鞘を形成して茎を抱く. 互生. 花は唇弁が藍色, 縁辺が黄色で, 花茎の先に総状花序を付ける. 果実は卵～長楕円形で 3 稜がある. 地下茎は木質化して肥厚する. 果実 生薬 ショウズク 小豆蔲㊓ を芳香性健胃薬とする. 主精油成分は terpinyl acetate, terpineol, cineole など. ［漢方処方例］香砂養胃湯. ［類似生薬］白豆蔲 *Amomum kravanh* Pierre ex Gagnepain の果実も健胃薬.

ショウガ *Zingiber officinale* Rosc. (英)ginger〔原色図 129（写真 p.20）〕　　多年草. 熱帯アジア原産. 世界各地で栽培. 葉は披針形, 基部は葉鞘を形成して茎を抱く. 花は橙黄色で, 斑点がある. 根茎は多肉で分枝する. 根茎 生薬 ショウキョウ 生姜㊓ を芳香辛味性健胃薬とし,

また漢方で鎮嘔の目的で使用する．生姜は生のひね生姜を指すとし，乾燥した根茎を乾生姜として区別する場合がある．主精油成分は zingiberene, bisabolene, α-pinene. 辛味成分として [6]-, [8]-, [10]-gingerol など．［漢方処方例］桂枝湯，生姜瀉心湯，小半夏加茯苓湯．根茎を蒸して乾燥したもの 生薬 カンキョウ 乾姜㊁ は冷えを除く目的で使用する．［漢方処方例］甘草乾姜湯，大建中湯，小青竜湯．

[6]-Gingerol $n=4$
[8]-Gingerol $n=6$
[10]-Gingerol $n=8$

9 ラン目 *Microspermae*

9-1 ラン科 Orchidaceae

虫媒花として独特の発展をし，多様な花を形成する植物群．花は，両性で，左右相称のものが多い．花被片は，内外各3枚あって，内花被片が唇弁および側花弁，外花被片が背萼片および側萼片を形成する．雄ずいは雌ずいと合着して蕊柱を形成する．子房下位．熱帯〜亜熱帯を中心に分布．730 属 17,000 種．成分としてアルカロイド，クマリン誘導体，バニリン配糖体などを含むものがある．

セッコク *Dendrobium moniliforme* Sw. 茎に節がある．葉は披針形で，互生．花は白色または淡紅色で，茎の上部の節から1〜2個ずつ出る．日本（本州以南），朝鮮，中国に分布．根は多数出る．茎 生薬 石斛を強壮強精薬，美声薬とする．本来は中国産のホンセッコク *D. officinale* K. Kitamura et Migo に由来するものを使用する．樹上や岩に生育．中国南部に分布．中国四川省産の *D. nobile* Lindley なども同様に使用する．*D. nobile* の成分としてアルカロイド dendrobine が知られる．

オニノヤガラ *Gastrodia elata* Blume 腐生ランの一種．全体が褐色で，葉緑素を持たず，木材腐朽菌のナラタケと共生する．葉は鱗片葉．花は黄褐色．太い塊茎を持つ．日本および中国に分布．塊茎 生薬 テンマ 天麻㊁ を強壮，鎮痙，鎮痛薬とし，まためまいなどに漢方処方に配合して用いる．成分は gastrodin．また，地上茎を赤箭として同様に用いる．［漢方処方例］半夏白朮天麻湯．

バニラ *Vanilla planifolia* Andr.（英）vanilla〔原色図 130（写真 p.20）〕 つる性植物．中南米熱帯地域原産で，熱帯各地で広く栽培．茎は緑色．葉も緑色で多肉質，長楕円形で互生．葉

と向かい合って白色の気根を出す．この気根で他の樹木や岩石にからみ，よじのぼる．花は黄緑色で，先端に近い葉腋から花茎を出し，総状花序を形成．果実は細長く，3稜があり，長さ20～30 cmになる．果実は初め緑色，後に黄色になる．その頃に摘み取り発酵させる．この際，glucovanillinからvanillinが遊離して芳香を発する．これを食品香料とする．

Glucovanillin → Vanillin

参 考 文 献

本書の執筆，編集に当たり参考にさせて頂いた書物の著者ならびに編集者に対し，主な参考図書名を記して深甚な敬意と謝意を表する．

Index Kewensis, Royal Botanic Gardens, Kew
Gebüder Borntraeger, A Engler's Syllabus der Pflanzenfamilien 12 Auflage
Arthur Cronquist, The Evolution and Classification of Flowering Plants
Strasburger, Lehrburch der Botanik
大井次三郎著，北川政夫改訂，新日本植物誌，至文堂
牧野新日本植物図鑑，北隆館
原色牧野和漢薬草大図鑑，北隆館
北村，村田ら，原色日本植物図鑑，木本編，草本編，保育社
佐竹義輔ら，日本の野生植物　草本Ⅰ，Ⅲ，木本Ⅱ，平凡社
植物の世界，朝日新聞社
中葯大辞典，上海科学技術出版社
第十五改正日本薬局方解説書，廣川書店
木島正夫ら編集，廣川薬用植物大辞典・修正版，廣川書店
刈米達夫，北村四郎，薬用植物分類学，廣川書店
木村康一，木島正夫，薬用植物学総論，廣川書店
木村康一，木島正夫，薬用植物学各論，廣川書店
斎木保久，薬用植物学，廣川書店
田村道夫，被子植物の系統，三省堂
刈米達夫，生薬学，廣川書店
日本公定書協会，新しい薬用植物栽培法，廣川書店
難波恒夫，原色和漢薬図鑑（上）（下），保育社
今関六也，本郷次雄，原色日本菌類図鑑，保育社
キノコの世界（朝日百科世界の植物），朝日新聞社
津田恭介，野上寿編，医薬品開発基礎講座Ⅳ　5．微生物薬品化学，地人書館
岩槻邦男，植物と菌の系統と進化，財団法人放送大学教育振興会
カラーグラフィック西洋生薬，廣川書店
奥田拓男，天然薬物事典，廣川書店

植物学名命名者の略名表

Ach.	Acharius	Dipp.	Dippel
Ait.	Aiton	Ehrh.	Ehrhart
Anders.	Anderson	Engl.	Engler
Andr.	Andrews	Fedtsch.	Fedtschenko
Arn.	Arnott	Fisch.	Fischer
Aresch.	Areschoug	Forsk.	Forskål
Aschers.	Ascherson	Forst.	Forster
Baill.	Baillon	Fr.	Fries
Bartl.	Bartling	Franch.	Franchet
Beauv.	Beauvois	Fr. et Sav.	Franchet et Savatier
Beij.	Beijerinck	Gaertn.	Gaertner
Benn.	Bennet	Gmel.	Gmelin
Benth.	Bentham	Gord.	Gordon
Berg.	Bergius	Graebn.	Graebner
Bess.	Besser	Ham.	Hamilton
Bieb.	Bieberstein	Havil.	Havilland
Boiss.	Boissier	Hemsl.	Hemsley
Br.	Brown	Herb.	Herbert
Breit.	Breitenbach	Hoffm.	Hoffmann
Briq.	Briquet	Hook.	Hooker
Britt.	Britton	Hort.	Hortorum
Buch.	Buchanan	Jacq.	Jacquin
Burm.	Burman	Juss.	Jussieu
Carruth.	Carruthers	Juzepcz.	Juzepczuk
Cav.	Cavanilles	Karst.	Karsten
Cham.	Chamisso	Ker-Gawl.	Ker-Gawler
Chev.	Chevalier	Kit.	Kitaibei
Copel.	Copeland	Koidz.	Koidzumi
Coss.	Cosson	Komar.	Komarov
Cuss.	Cusson	L.	Linné, Linnaeus
Dahlst.	Dahlstedt	Labill.	La Billardière
DC.	De Candolle	Lam.	Lamarck
Deb.	Debeaux	Lamx.	Lamouroux
Decne.	Decaisne	Ledeb.	Ledebour
Desr.	Desrousseau	Lem.	Lemaire

Lév.	Léveillé	Samuels.	Samuelsson
L'Hérit.	L'Héritier	Scherb.	Scherbius
Libosch.	Liboschitz	Schischk.	Schischkin
Lindl.	Lindley	Schlecht.	Schlechter
Lodd.	Loddiges	Schltdl.	Schlechtendal
Lour.	Loureiro	Schm.	Schmidt
Markov.	Markovich	Schneid.	Schneider
Marsh.	Marshall	Schrad.	Schrader
Mart.	Martius	Schum.	Schumann
Matsum.	Matsumura	Scop.	Scopoli
Maxim.	Maximowicz	Ser.	Seringe
Meerb.	Meerburg	Sieb.	Siebold
Meis(s)n.	Meis(s)ner	Soland.	Solander
Merr.	Merrill	Spreng.	Sprengel
Mill.	Miller	St. Hil.	St. Hilaire
Miq.	Miquel	Suring.	Suringer
Morr.	Morren	Sw.	Swartz
Muell. Arg.	Mueller Arg.	Thunb.	Thunberg
Nutt.	Nuttall	Torr.	Torrey
Okamu.	Okamura	Trautv.	Trautvetter
Oliv.	Oliver	Turcz.	Turczaninow
Pall.	Pallas	Underw.	Underwood
Pampan.	Pampanini	Van Houtt.	Van Houttuyn
Parl.	Parlatore	Van Tiegh.	Van Tieghem
Paxt.	Paxton	Vent.	Ventenat
Pers.	Persoon	Vill.	Villars
Planch.	Planchon	F. Vill.	F. Villar
Poir.	Poiret	Vitt.	Vittadini
Poit.	Poiteau	Waldst.	Waldstein
Raeusch.	Raeuschel	Wall.	Wallich
Ramat.	Ramatuelle	Walt.	Walter
Rehd.	Rehder	Wedd.	Weddell
Reichb.	Reichenbach	Wendl.	Wendland
Roem.	Roemer	Willd.	Willdenow
Rosc.	Roscoe	Wils.	Wilson
Roxb.	Roxburgh	Wormsk.	Wormskjörd
Rupr.	Ruprecht	Zucc.	Zuccarini
Salisb.	Salisbury		

日本名，漢名索引

ア

アイ 96
アイソメグサ 63
アイテン（藍靛） 184
アオイ科 144
アオイ目 143
アオカビ 71
アオキ 151
アオギリ科 145
アオツヅラフジ 109
アカキナノキ 169
アカザ 97
アカザ科 97
アカショウマ（赤升麻） 120
アカテツ科 160
アカネ 171
アカネ科 169
アカマツ 80
アカメガシワ 131
アカモチ 103
アカヤジオウ 183
アガリクス 67, 70
アギ（阿魏） 155
アキカラマツ 106
アキノキリンソウ 195
悪実 190
アクチノマイシンD 57
アクラルビシン 57
アケビ 107
アケビ科 107
アコニット根 105
アサ 92
アサ科 92
アサガオ 172
アサクラザンショウ 135
アシタバ 154
アズキ 128
アセトン・ブタノール発酵菌 55
アセビ 159
アセンヤク（阿仙薬） 171
アッシリア 2
アーティチョーク 192
アドリアマイシン 57
孔萌果 36
アニス 157
アビシニアチャ 142

アブシント 190
アブラガキ 161
油桐 132
アフラトキシン 71
アブラナ 119
アブラナ科 118
アヘン（阿片） 117
アヘン・トコン散 117
アヘン末 117
阿勃勒 128
アマ 131
甘茴香 155
アマ科 130
アマチャ（甘茶） 120
アマチャズル 148
亜麻仁 131
アミガサユリ 197
アミクサ 63
アミノ酸経路 40
アムホテリシンB 56
アメリカアリタソウ 97
アメリカキササゲ 184
アメリカグリ 90
アメリカニンジン 153
アメリカマンサク 120
アメリカヤマボウシ 152
アヤメ科 198
アユルベーダ 2, 4
アラビアゴム 125
アラビアゴムノキ 125
アルカロイド 41
アルカンナ 173
アルカンナ根 173
アルテア根 144
アルニカ 193
アレロパシー 87
アロエ 196
アロパシー 9
アンゲリカ 154
アンゲリカ根 154
アンズ 121
安息香酸メチル 100
アンソッコウ（安息香） 162
安中散 102, 117, 205
アントラキノン 42
アントラサイクリン 57
アンドログラフィス 184
安南桂皮 102

アンミ 153
アンミ実 153

イ

イイギリ科 146
イカリソウ 106
維管束 25
維管束系 23
維管束鞘 32
イギス 63
イギリスナラ 89
育種 47
イグナチウス 164
イグナチウス子 164
郁李仁 123
イケマ 168
伊豆縮砂 204
イスランドゴケ 73
イソノキ 142
イソプレノイド経路 39
イソマツ科 160
イソマツ目 160
イタドリ 95
イチイ 82
イチイ科 82
イチイ目 82
一位葉 82
イチジク 91
一次細胞壁 19
一次代謝産物 38
イチヤクソウ 158
イチヤクソウ科 158
イチョウ 79
イチョウ科 79
イチョウ目 79
一般用漢方処方 7
一般用漢方製剤 7
遺伝子 18
遺伝子組換え 51
遺伝子導入 51
遺伝子導入技術 51
遺伝子配列
　解析 53
イトヒメハギ 138
イトマキグサ 107
イヌサフラン 197
イヌハッカ 175

イヌホオズキ　182
イネ　199
イネ科　199
イネ目　199
イノンド　153
イボタカイガラムシ　163
イボタノキ　162
イボテングタケ　69
イボテン酸　69
イラクサ　93
イラクサ科　93
イラクサ目　90
イランイランノキ　100
イランイラン油　100
イリノテカン　151
医療用漢方製剤　7
イレイセン（威霊仙）　105
胃苓湯　135, 191
インクタマバチ　89
インチンコウ（茵陳蒿）　190
茵陳蒿湯　170, 190
茵陳五苓散　190
インドアサ　92
インド茴香　155
インドガンボージ　116
インドジャボク　166
インド大麻　92
インドナガコショウ　112
インドボダイジュ　92
インペラトリア　157
インペラトリア根　157
淫羊藿　106

ウ

ウイキョウ（茴香）　155
ウイルス・フリー株　50
ウキヤガラ　204
ウコギ　152
ウコギ科　152
ウコン（鬱金）　13, 205
羽状複葉　31
羽状脈　29
烏頭　104
ウスバサイシン　113
ウスベニタチアオイ　144
ウツボグサ　176
ウド　152
烏梅　122
烏梅丸　122
ウマノスズクサ　113
ウマノスズクサ科　113
ウマノスズクサ目　113

ウメ　122
ウメノキゴケ科　73
烏薬　102, 103
ウラジロガシ　89
ウラボシ科　77
ウラルカンゾウ　124
ウリ科　148
瓜状果　35
ウリ目　148
ウルシ科　139
ウルシノキ　139
烏斂母　143
ウーロン茶　115
ウワウルシ　158
温経湯　135, 156, 197
ウンシュウミカン　134
温清飲　104, 135

エ

頴果　36
永久組織　20
エイジツ（営実）　122
栄養茎　20
液果　36
腋芽　23
エキス剤　2, 9
液体クロマトグラフィー　43
エキナケア　193
エキナセア根　193
液胞　19
エゴノキ　161
エゴノキ科　161
エゴノリ　63
エゴマ　176
エジプト　2
エゾウコギ　152
エゾエンゴサク　118
エゾトリカブト　105
エゾミソハギ　149
エゾリンドウ　165
エトポシド　107
エナラ　89
エニシダ　128
エビスグサ　126
エフェドリン　11, 93
エリスロマイシン　57
エルカ酸　119
エルゴタミン酒石酸塩　66
エルゴメトリンマレイン酸塩　66
エレクトロポレーション法　51
エンゴサク（延胡索）　117
塩酸ヨヒンビン　170

エンジュ　126
延年半夏湯　201
エンビオマイシン　57
延命草　177
延命皮　140
APG 分類体系　53
Engler 方式　15

オ

黄花蒿　193
王瓜根　149
王瓜仁　149
オウギ（黄耆）　126
黄耆建中湯　126
オウゴン（黄芩）　178
オウシュウアカマツ　81
オウシュウグリ　90
黄蜀葵根　144
オウセイ（黄精）　197
黄精湯　197
罌粟　117
オウバク（黄柏）　135
桜皮　123
王不留行　97
オウレン（黄連）　104
黄蓮解毒湯　104, 135, 170
黄蓮消毒飲　156
オオアザミ　191
オオアザミジツ　191
オオカラスウリ　149
オオグルマ　194
オオツヅラフジ　108
オオバエンゴサク　118
オオバコ　186
オオバコ科　186
オオバコ目　186
オオハシバミ　88
オオバショウマ　105
オオバナオケラ　191
オオバナサルスベリ　149
オオバノキハダ　135
オオバヤシャブシ　88
オオブサ　63
オオミツバショウマ　105
オオミノトケイソウ　147
オオムギ　200
オオヨモギ　190
オカゼリ　155
オカダ酸　60
オキシアントラキノン　128
オキナグサ　106
オクトリカブト　104

日本名，漢名索引　215

オクラ　144
オグルマ　194
オケラ　191
オゴノリ　63
オシダ　77
オシダ科　77
オタネニンジン　152
乙字湯　105, 178
オトギリソウ　116
オトギリソウ科　116
オトギリソウ目　114
オトコエシ　187
オナモミ　195
オニク　185
オニクサ　63
オニグルミ　86
オニゲシ　117
鬼箭羽　142
オニノヤガラ　206
オニバス　110
オニビシ　150
オニユリ　197
オミナエシ　187
オミナエシ科　187
オモダカ科　195
オモダカ目　195
オリブノキ　163
オリブ油　163
オレアノール酸　187
オレガノ　179
オレンジ油　134
オンジ（遠志）　138

カ

科　13
槐花　126
蓋果　36
外果皮　37
カイガンショウ　81
海金砂　77
塊茎　21
塊根　28
芥子　118
カイニン酸　64
海人草　64
海綿状組織　32
艾葉　190
ガウルテリア　158
カエデ科　140
ガガイモ　168
ガガイモ科　168
カカオ　145

カカオ子　145
カカオ脂　145
化学的植物分類学　6
カガミグサ　143
カキ　161
カギカズラ　171
カギクルマバナルコユリ　197
カキドオシ　174
カキノキ科　161
カキ目　160
核　18
核果　36
核糸　18
核質　18
鶴虱　193
覚醒剤　11
萼片　34
学名　13
カゴソウ（夏枯草）　176
訶子　151
花式図　34
花軸　33
カシグルミ　87
果実　35
瓜子仁湯　148
カジノキ　92
カシュウ（何首烏）　95
ガジュツ（莪蒁）　205
仮種皮　37
花序　35
花椒　135
カシワ　89
カスカラサグラダ　142
カズサヨモギ　190
花托　33, 34
カタバミ　129
カタバミ科　129
花柱溝　34
藿香根　174
藿香正気散　154, 176
カッコン（葛根）　127
葛根紅花湯　192
葛根湯　83, 102, 127, 143
葛根湯加桔梗石膏　188
葛根湯加川芎辛夷　99
褐藻植物門　62
瓜蒂　148
茄蒂　182
カテキン　115
仮導管　24
カナマイシン　56
カニクサ　76
カノコソウ　187

カノーラ油　119
カバノキ科　88
樺木タール　88
花被　34
果皮　37
カフェタンニン　186
花粉　34
花柄　34
花弁　30
渦鞭毛植物門　59
芽胞　58
カボチャ　148
カポック　145
カポックノキ　145
ガマ　203
ガマ科　203
火麻仁　92
カマラ　133
加味温胆湯　138, 143
加味帰脾湯　189
加味解毒湯　107, 190
加味逍遙散　114, 174
カミツレ　189
カミツレ花　189
ガムビールディスク科　59
カメバヒキオコシ　177
カモウリ　148
カヤ　82
カヤツリグサ科　203
花葉　33
辛茴香　155
カラグワ　91
カラシナ　118
カラスウリ　149
カラスビシャク　201
カラダイオウ　95
カラタチ　137
カラトウキ　154
カラトリカブト　104, 105
ガラナ　140
ガラナ子　140
カラバルマメ（カラバル豆）　125
カラホオノキ　99
カラムシ　93
カリン　123
カルス　48, 49
カルタゲナトコン　169
カルナウバヤシ　200
カルナウバロウ　200
カルボニル化合物　42
カルム実　155
ガレヌス　3
ガレヌス製剤　3

栝楼　149
栝楼仁　149
ガロタンニン　114
カロテン　61
カワカワ　112
カワ根　112
カワ中毒　112
カワミドリ　173
カワヤナギ　87
カワラケツメイ　128
カワラタケ　67, 68
カワラナデシコ　97
カワラニンジン　193
カワラヨモギ　190
カワリハラタケ　67, 70
カンアオイ　113
乾果　36
柑果　36
カンキョウ（乾姜）　206
カンサイタンポポ　193
乾漆　139
貫衆　77
カンゾウ（甘草）　124
甘草乾姜湯　206
甘草附子湯　104
漢中防已　113
カンテン（寒天）　63
欵冬花　195
カントウタンポポ　193
疥取草　174
カントンアブラギリ　133
広東人参　153
カンナビノイド　92
甘麦大棗湯　199
d-カンフル　102
甘扁糖　122
漢防已　108
関防風　157
漢方薬　1, 5, 7
漢方用薬　7
漢薬　7
カンラン（橄欖）　137
カンラン科　137
旱蓮木　151
甘露飲　121

キ

生漆　139
偽果　35
キカラスウリ　149
器官　18, 20
キキョウ　188

キキョウ科　187
桔梗根　188
桔梗湯　188
キキョウ目　187
キク　192
キクイモ　194
キク科　188
キクカ（菊花）　192
キクバオウレン　104
キクバフウロ　129
気孔　31, 32
枳殻　136, 137
気根　28
キササゲ　184
キサントフィル　61
ギシギシ　96
キジツ（枳実）　134
キシメジ科　68
キジュ（喜樹）　151
寄生根　28
キダチアロエ　196
キダチハッカ　179
キチン質　65
橘　135
吉草根　187
キツネノマゴ科　184
橘皮竹筎湯　200
キナ　169
キナ皮　169
キヌクサ　63
キハダ　135
キバナイカリソウ　106
キバナオウギ　126
キバナキョウチクトウ　166
帰脾湯　138, 143, 189
起泡試験　43
ギムネマ　168
キムラタケ　185
キャッサバ　133
キャッサバデンプン　133
キャットニップ　175
及已　112
球果　36
芎帰膠艾湯　190
球茎　21
急性子　141
杏　121
キョウカツ（羌活）　156
羌活防風湯　156
響声破笛丸　171, 174
杏蘇散　91, 100, 121, 201
キョウチクトウ　166
キョウチクトウ科　166

キョウニン（杏仁）　121
キョウニン水　121
キョウニン油　121
鋸歯　30
ギリシャ　2
豨薟（きれん）　194
キワタ科　145
キンカン（金柑）　137
銀翹散　186
金匱要略　5
金銀花　186
銀杏　79
キンポウゲ科　104
キンポウゲ目　104
キンマ　112, 171
キンミズヒキ　123

ク

グァバ　150
グアヤク脂　130
空胞　19
クェブラチョー　166
クエン酸　136
苦艾　190
苦杏仁　121
クコ　181
クコシ（枸杞子）　181
クサスギカズラ　197
クサノオウ　118
蒟醤葉　112
クジン（苦参）　126
苦参湯　126
クズ　127
クスノキ　102
クスノキ科　102
クスノハガシワ　133
クソニンジン　193
クダモノトケイソウ　147
クチクラ　19, 27
クチクラ層　31
クチナシ　170
クチン化　19
グッタペルカ　90, 133
グッタペルカノキ　90, 160
クヌギ　89
グネツム目　83
駆風解毒散　176
駆風解毒湯　156, 157, 162, 190
クベバ　112
苦扁桃　122
クマコケモモ　158
クマツヅラ科　173

グミ科　146	桂芍知母湯　196	香薷　178
九味檳榔湯　201	形成層　25	コウシュウウヤク（衡州烏薬）　109
クミン　155	形成層輪　28	コウジン（紅参）　152
クミン実　155	系統　15	香辛料　2, 8
グラッス子　167	系統学　15	後世花被植物亜綱　157
クラムヨモギ　193	ケイヒ（桂皮）　102	コウゾ　92
クララ　126	ケイヒ酸　119	紅藻植物門　63
クラーレ　109	啓脾湯　110	香蘇散　135, 176, 203
クラーレ原料植物　164	桂皮油　102	紅茶　115
クラーレノキ　109	荊防敗毒散　186	香椿　138
クリ　90	鶏鳴散加茯苓　135	香橙　136
グリチルリチン酸　124	ケイリンサイシン　113	光皮木瓜　123
クリンソウ　160	ケシ　117	コウブシ（香附子）　203
グルコマンナン　202	ケシ科　116	粳米　199
クルミ　86	ケジギタリス　183	粳米附子湯　199
クルミ科　86	ケシ目　116	合弁花冠　34
クルミ目　86	ケチョウセンアサガオ　181	合弁花植物亜綱　34, 157
クレオソート　88, 89	ゲッケイジュ　103	孔辺細胞　32
クレスチン　68	月桂葉　103	広防已　113
グレープフルーツ　136	結実　35	酵母菌　66
苦楝　138	芡実　110	コウボキン科　66
苦楝皮　138	纈草　187	高木　20
クロウメモドキ　142	ゲットウ　204	コウボク（厚朴）　99
クロウメモドキ科　142	決明　126	コウホネ　110
クロウメモドキ目　142	ケツメイシ（決明子）　127	藁本　156
クロカビ　70	ゲニポシド酸　90	剛毛　27
クロガラシ　118	ケモタキソノミー　44	コウモリカズラ　109
黒胡椒　111	ケラ実　153	香葉　130
クロツバラ　142	堅果　36	コウヨウザン　81
クロバナヒキオコシ　177	芫花　146	広葉杉　81
クロマツ　80	原核生物界　55	コウライエンゴサク　118
クロモジ　103	幻覚薬　11	高良姜　204
クロレラ　61	原形質　18	コエビスグサ　126
クロレラ科　61	原形質膜　18	コエンドロ　155
クロロゲン酸　91, 186, 192	ケンゴシ（牽牛子）　172	コエンドロ実　155
クローン　48, 49	玄参　183	コオウレン（胡黄連）　183
桑　91	ゲンタマイシン　57	コカイン　10, 93
クワ科　91	ゲンチアナ　164	コカイン塩酸塩　131
	ケンデル　179	コガネバナ　178
	ゲンノショウコ　80, 129	コカノキ　131
ケ		コカノキ科　131
	コ	五加皮　152
毛　31		コガマ　203
茎　20	興安升麻　105	コカ葉　131
ケイ　80, 102	膠飴　199	呼吸根　28
ケイガイ　175	コウカ（紅花）　192	黒芥子　118
荊芥穂　176	広藿香　179	黒三稜　204
荊芥連翹湯　154, 162, 176	交雑育種　47	槲皮　89
茎幹　22	コウジカビ　70	コケモモ　159
芸香　137	コウジカビ科　70	コケモモ葉　159
桂枝加葛根湯　127	香砂平胃散　205	五虎湯　91
桂枝湯　102, 124, 143, 206	香砂養胃湯　189, 205	ココヤシ　201
桂枝茯苓丸　67, 114, 122	香砂六君子湯　203, 205	虎耳草　120
桂枝茯苓丸料加薏苡仁　200		

ゴシツ（牛膝） 98
牛膝散 117
五積散 99, 154, 156
牛車腎気丸 152, 186
ゴシュユ（呉茱萸） 135
呉茱萸湯 135, 153
コショウ（胡椒） 111
コショウ科 111
虎杖根 95
コショウ目 110
胡荽子 155
互生 29, 34
古生花被植物亜綱 85
コセリバオウレン 104
コソ 123
コソ花 123
コソノキ 123
個体 18
胡頽子 146
コダチチョウセンアサガオ 181
コックルス 109
コックルス実 109
コデインリン酸塩水和物 117
胡桃仁 87
コナラ 89
ゴニオウラクス科 60
ゴニオトキシン 60
コネッシ 168
コネッシ皮 168
コノテガシワ 81
五倍子 88, 139
牛皮消根 168
コーヒーノキ 170
コフキサルノコシカケ 67
コブシ 99
コプラ 201
ゴボウ 190
牛蒡根 190
ゴボウシ（牛蒡子） 190
ゴマ（胡麻） 185
ゴマ科 184
コマクサ 118
ゴマノハグサ 183
ゴマノハグサ科 182
ゴミシ（五味子） 100
コムギ 199
コムギデンプン 199
コメデンプン 199
ゴヨウアケビ 107
コラ 145
コラ子 145
コリアンダー 155
コルク化 19

コルクガシ 89
コルク皮 19
コルヒクム子 197
五苓散 67, 191, 195
コロシントウリ 148
コロシント実 148
コロニー 61
コロハ（胡芦巴） 128
コロホニウム 80
コロンボ 108
根茎 21
コンズランゴ 168
コンソリダ根 173
根端 28
コンニャク 202
コンパクチン 71
コンブ科 62
コンフリー 173
コンベ子 167
根毛 28
根粒バクテリア 56

サ

サイカチ 128
細菌 55
細菌植物門 55
サイコ（柴胡） 154
柴胡桂枝湯 155
柴胡清肝湯 190
サイシン（細辛） 113
細胞 18
細胞質 18
細胞壁 19
細胞融合 50
サイム 178
サキシトキシン 60
サキシマボタンヅル 105
蒴果 36
酢酸菌 55
酢酸-マロン酸経路 38
柵状組織 32
サクラソウ 160
サクラソウ科 160
サクラソウ目 159
ザクロ 150
ザクロ科 150
サザンカ 116
サザンカ油 116
サジオモダカ 195
雑色体 18
サトイモ 202
サトイモ科 201

サトイモ目 201
サトウカエデ 140
サネカズラ 101
サネブトナツメ 143
サフラワー油 192
サフラン 198
サプリメント 9
サポジラ 161
サボテンダイゲキ 133
サポナリア根 97
サボリー 179
サボンソウ 97
サラシナショウマ 105
サリチル酸フィゾスチグミン 125
サリチル酸メチル 138
サルオガセ 74
サルオガセ科 74
サルトリイバラ 197
サルナシ 115
サルノコシカケ科 67
サルビア 177
サルビア葉 177
サワグルミ 87
サワヒヨドリ 194
三黄瀉心湯 95, 104, 178
山葵 119
山杏 121
サンキライ（山帰来） 197
サンザシ（山査子） 123
サンシシ（山梔子） 170
三七 153, 194
サンシチソウ 194
サンシチニンジン 153
サンシュユ（山茱萸） 152
サンショウ（山椒） 135
酸漿根 182
山豆根 109
サンソウニン（酸棗仁） 143
酸棗仁湯 143, 196
山茶 115
山桃 121
酸橙 134
三白草 111
サンフラワー油 194
山扁豆 128
三物黄芩湯 126, 178
サンヤク（山薬） 198
サンヨウブシ 105
山蓼 105
三稜 204

シ

ジアセチルモルヒネ　11
ジイソブ　188
シイタケ　69
滋陰降火湯　197
滋陰至宝湯　197
紫雲膏　172
シェーレ　6
ジオスコリデス　3
シオン（紫苑）　190
紫苑散　191
シガテラ　59
シガトキシン　59
絲瓜絡　149
師管　24
色素　42
色素体　18
ジギタリス　183
ジギタリス葉　32
シキミ　101
シキミ科　101
シキミ酸　39
シキミ酸経路　39
四逆散　134
シクラメン　160
シクロスポリン　72
シクンシ（使君子）　151
シクンシ科　151
シゴカ（刺五加）　152
ジコッピ（地骨皮）　181
シコン（紫根）　172
紫根牡蛎湯　172, 186
シシウド　154
支持茎　20
刺蒺藜　130
雌ずい　34
治頭瘡一方　186
自然分類　15
シソ　176
シソ科　173
紫蘇梗　176
紫蘇子　176
シゾフィラン　69
紫蘇葉　176
シダ綱　76
シダ植物門　75
治打撲一方　110, 150
七物降下湯　135, 171
湿果　36
実母散　110
蒺藜　130

蒺藜子　130
柿蒂　161
シナアブラギリ　132
シナグリ　90
シナニッケイ　102
シナノキ科　143
シナレンギョウ　162
子嚢　65
子嚢菌類（亜門）　65
シバグリ　90
師部　24
施覆花　194
師部柔組織　25
師部繊維　24
ジフラクタ酸　73
子房　34
シマカンギク　192
シマハスノハカズラ　109
刺毛　27
四物湯　114, 156
瀉胃湯　157
ジャガイモ　182
炙甘草湯　92, 197
赤地利　95
シャクチリソバ　95
シャクナゲ　159
シャクヤク（芍薬）　114
芍薬甘草湯　124
麝香草　178
ジャショウシ（蛇床子）　155
蛇床子湯　105
沙参　188
ジャゼンシ（車前子）　186
シャゼンソウ（車前草）　186
ジャノヒゲ　197
シャム阿仙薬　171
シャム安息香の木　161
シャムガンボージ　116
シャリンバイ　124
ジャワ桂皮　102
ジャワナガコショウ　112
種　6, 13
茺蔚子　174
蕺菜　111
集散花序　35
重歯毛当帰　154
十全大補湯　126, 152, 183
周皮　23, 27, 28
十味敗毒湯　157, 176
ジュウヤク（十薬）　111
重薬　111
熟艾　190
シュクシャ（縮砂）　205

主根　27
種子　35
種子植物門　78
種小名　13
ジュズダマ　200
酒石酸　136
シュート　22
種子　37
珠柄　37
蒴　110
馴化栽培　46
ジュンサイ　110
潤腸湯　92
樟　102
漿果　36
ショウガ　205
ショウガ科　204
ショウガ目　204
傷寒論　5
ショウキョウ（生姜）　205
生姜瀉心湯　206
小建中湯　114, 199
小柴胡湯　143, 152, 153, 155
ジョウザン（常山）　120
ジョウザンアジサイ　120
硝酸カリウム　96
掌状複葉　31
掌状脈　29
ショウズク（小豆蔲）　205
小青竜湯　83, 100, 113, 206
樟脳　102
小檗　107
小麦　199
小半夏加茯苓湯　201, 206
ショウブ（菖蒲）　202
消風散　107, 126, 185, 190
菖蒲根　202
樟木　102
ショウマ（升麻）　105
升麻葛根湯　105, 127
松羅　74
商陸　96
小連翹　116
植物分類法　6
植物療法　9
除虫菊　192
シラカンバ　88
蒔羅子　153
シラタマノキ　158
自立茎　20
シルクロード　3
白胡椒　111
シロタマゴテングタケ　69

220 日本名，漢名索引

シロネ 178
シロバナタンポポ 193
シロバナムシヨケギク 192
シロバナヤマジソ 175
シロバナヨウシュチョウセンアサガオ 180
ジロボウエンゴサク 118
仁 18
シンイ（辛夷） 99
辛夷清肺湯 99, 121, 197
進化 15
真果 35
真核生物 55
新彊甘草 125
真菌 55
真菌植物門 65
ジンコウ 146
沈香 146
シンジュ 137
榛仁 88
参蘇飲 157
神託豆 125
ジンチョウゲ科 146
ジンチョウゲ目 146
神農本草経 4
心皮 33
秦皮 162
真武湯 104
蕁麻 93

ス

スイカ 148
スイカズラ 186
スイカズラ科 186
酔魚草 182
睡菜 165
睡菜葉 165
水中根 28
スイモノグサ 129
水楊 87
スイレン科 110
スエヒロタケ 69
スエヒロタケ科 69
スオウ 127
スカリトキシン 59
スギ 81
スギ科 81
スギナ 76
スゲ目 203
ステビア 192
ステロイド 43
ストレプトマイシン 56

ストロファンツス 167
ストロン 21, 124
スパイク 178
スパイス 2, 8
スペアミント油 175
スペインカンゾウ 124
スベリヒユ 97
スベリヒユ科 96
スベリン 19
スマトラ安息香の木 161
スミレ科 147
スミレ目 146

セ

制限酵素断片長多型分析法 53
青蒿 193
セイジ 177
清湿化痰湯 156, 202
清上蠲痛湯 192
生松脂 80
清心蓮子飲 110, 186
茜草根 171
青葙子 98
臍点 37
清肺湯 91, 197, 200
成分試験法 40
西北甘草 124
青木香 113
製薬原料 2
精油 42
精油含量 43
セイヨウアカネ 171
セイヨウアンズ 121
セイヨウイソノキ 142
セイヨウオトギリソウ 116
セイヨウオニシバリ 146
セイヨウカノコソウ 187
セイヨウキョウチクトウ 166
セイヨウサンザシ 123
セイヨウシナノキ 144
セイヨウタンポポ 193
セイヨウタンポポソウ 193
セイヨウトチノキ 141
セイヨウニワトコ 187
セイヨウバクチノキ 123
セイヨウハコヤナギ 87
セイヨウハシバミ 88
セイヨウハッカ 175
セイヨウバラ 124
セイヨウヒイラギ 142
セイヨウヤドリギ 94
セイヨウワサビ 119

セイロン桂皮 102
セイロンニッケイ 102
セイロンマツリ 160
石韋 77
石果 36
石虎 135
石蒜 198
セキショウ 202
石菖根 202
石松子 76
赤小豆 128
積雪草 174
赤箭 206
石炭タール製クレオソート 89
赤竜皮 89
石榴皮 150
セチゲルムケシ 117
セッコク（石斛） 206
接骨木 187
節ざや果 36
折衝飲 117, 192
節裂果 36
セネガ 138
セネガキキョウ水 138
セネガシロップ 138
セファロスポリン C 72
セメンシナ 193
ゼラニウム 130
セリ科 153
セリバオウレン 104
セリ目 151
ゼルチュルナー 6
セルピルムソウ 179
全縁 30
鮮黄連 107
仙鶴草 123
センキュウ（川芎） 156
川芎茶調散 115
千金子 133
千金藤 108
千屈菜 149
前胡 157
穿孔 23
川穀 200
川穀根 200
センコツ（川骨） 110
染色粒 18
穿心蓮 184
センタウリウム草 165
センダン 138
センダン科 138
セントジョンズワート 116
センナ 127

日本名，漢名索引　221

センナ葉　32
センニンソウ　105
センブリ　80, 165
腺毛　27, 31
センリョウ科　112
川楝　138
川楝子　138

ソ

痩果　36
桑果　36
桑寄生　94
皂莢　128
双懸果　36
相思子　128
蒼耳子　195
ソウジュツ（蒼朮）　191
走出枝　21
双子葉植物　22
双子葉植物綱　85
総穂花序　35
ソウズク（草豆蔻）　204
増幅断片長多型分析法　53
総苞　35
草本茎　20
鼠麴草　194
側芽　23
側根　27
続随子　133
側白葉　81
属名　13
ソケイ　162
疎経活血湯　105, 108, 156
蘇合香　120
ソゴウコウノキ　120
組織　18, 20
組織培養技術　48
蘇子降気湯　157
ソテツ　79
ソテツ科　79
ソテツ目　79
ソバ　95
蘇方木　127
蘇木　127
ソヨウ（蘇葉）　176
鼠李子　142

タ

ダイウイキョウ（大茴香）　101
ダイオウ（大黄）　94, 95
大黄甘草湯　95, 124

ダイオウショウ　81
大黄牡丹皮湯　122, 148
袋果　36
大薊　193
大戟　133
大建中湯　199, 206
ダイコン　119
大柴胡湯　95
大蒜　196
ダイズ　125
ダイズ油　125
対生　29
タイソウ（大棗）　143
ダイダイ　134
大同類聚方　5
大蕃荔枝　100
ダイフウシ（大風子）　147
大腹皮　201
ダイフクビンロウ　201
タイマツバナ　179
タイム　178
タイム油　178
大葉香薷　179
タイワンセンダン　138
タイワンソケイ　163
ダウノルビシン　57
タカサブロウ　194
多芽体　50
高遠草　106
タカトウダイ　133
タクシャ（沢瀉）　195
沢蘭　194
托裏消毒飲　186
タクロリムス　57
タケニグサ　118
タコノキ目　203
タチジャコウソウ　178
タツタソウ　107
タデ科　94
タデ目　94
タバコ　181
タピオカ　133
タピオカノキ　133
タブノキ　103
タマゴテングタケ　69
タマザキツヅラフジ　108
ダマスクローズ　124
タマスダレ　198
タムシバ　99
陀羅尼助　135, 151
タラノキ　153
ダーリア　194
他立茎　20

短角果　36
担子菌類（亜門）　67
単子葉植物綱　195
タンジン（丹参）　177
炭水化物　43
弾性ゴム　133
タンニン　42, 120, 139
タンニン酸　89, 139
タンニン酸アルブミン　139
タンニン酸ジフェンヒドラミン　139
タンニンベルベリン　139
単穂升麻　105
タンポポ　193
単葉　31

チ

地衣植物門　73
地下茎　21
チガヤ　199
竹筎　200
竹筎温胆湯　200
チクセツニンジン（竹節人参）　153
チクマハッカ　175
竹葉　200
竹葉石膏湯　200
チモ（知母）　196
チモール　175
チャ　115
茶カテキン　115
茶剤　9
茶梅　116
チャボバトケイソウ　147
茶ポリフェノール　115
チャンチン　138
地楡　124
チューインガムノキ　161
虫嬰　139
中果皮　37
中心柱　23, 26
柱頭　34
中麻黄　83
中薬　5
中葉　19
頂芽　23
長角果　36
丁香柿蒂湯　150, 205
チョウジ（丁子）　150
チョウジノキ　150
チョウジ油　150
釣樟根皮　103
チョウセンアサガオ　181

222　日本名, 漢名索引

チョウセンアザミ　192
チョウセンゴミシ　100
チョウセンダイオウ　94
チョウセンノギク　192
チョウセンレンギョウ　162
チョウトウコウ（釣藤鉤）（釣藤鉤）　171
釣藤散　171, 192
楮実　92
貯蔵茎　20
貯蔵根　27
樗白皮　137
チョレイ（猪苓）　67
猪苓湯　67
チョレイマイタケ　67
チリメンジソ　176
椿白皮　137, 138
チンピ（陳皮）　135

ツ

追風丸　95
通導散　107, 192
通導組織　20
ツキヨタケ　68
ツツジ科　158
ツツジ目　158
ツヅラフジ　108
ツヅラフジ科　107
ツノハシバミ　88
ツバキ　115
ツバキ科　115
ツバキ油　115
ツリガネニンジン　188
ツリフネソウ　141
ツリフネソウ科　141
ツルドクダミ　95
ツルナ　96
ツルナ科　96
ツルニチニチソウ　168
ツルニンジン　188
ツワブキ　194

テ

定芽　23
テイコプラニン　58
定根　27
ディノフィシス科　60
ディノフィシストキシン　60
低木　20
テウチグルミ　87
デオキシノジリマイシン　91

テオフラストス　3
デプシド　73
テリハノイバラ　122
テレビンチナ　80
テレビン油　80
甜瓜子　148
天花粉　149
甜（甘）杏仁　121
テングサ　63
テングサ科　63
テングタケ科　69
田七　153
テンダイウヤク　102
天南星　202
テンマ（天麻）　206
天名精　193
天木蓼　115
テンモンドウ（天門冬）　197
Ti プラスミド　51

ト

桃　121
トウアズキ　128
藤黄　116
豆果　36
トウガ　148
桃核承気湯　122
トウガシ（冬瓜子）　148
トウガラシ　180
トウガラシ末　180
トウガン　148
導管　23
ドウカンソウ　97
トウキ（当帰）　154
当帰飲子　95
トウキササゲ　184
冬葵子　145
当帰四逆湯　113
当帰芍薬散　191
当帰貝母苦参丸料　197
トウゴマ　132
橙子　136
トウシャジン　188
トウジン（党参）　188
藤助防風　157
トウセンダン　138
トウダイグサ科　131
冬虫夏草　66
トウニワトコ　187
トウニン（桃仁）　121
トウヒ（橙皮）　134
東北威霊仙　105

東北甘草　124
藤本　20
トウモロコシ　199
トウモロコシデンプン　199
トウモロコシ油　199
当薬　165
トウリンドウ　165
トウワタ　169
土藿香　174
ドキソルビシン　57
トキワアケビ　107
トキワイカリソウ　106
トキワギョリュウ　85
ドクウツギ　139
ドクウツギ科　139
トクサ　76
トクサ科　76
トクサ綱　76
ドクゼリ　157
ドクダミ　111
ドクダミ科　110
ドクツルタケ　69
ドクニンジン　157
トケイソウ科　147
トゲバンレイシ　100
杜衡　113
土骨皮　89
トコン（吐根）　169
土細辛　113
土三七　194
菟糸子　172
杜松実　82
土青木香　113
トチノキ　141
トチノキ科　141
トチバニンジン　153
トチュウ（杜仲）　90, 133
トチュウ科　90
独活　154
独活湯　156
突然変異　15
土当帰　152
トネリコ　162
土茯苓　197
トベラ　121
トベラ科　121
トマト　182
土木香　194
ドライアイス・センセーション　59
トラガント　126
トラガントノキ　126
トランス型ポリイソプレノイド　90
鳥足複葉　31

日本名，漢名索引

ナ

トリコロミン酸 69
トリテルペノイド 43
とりもち 141, 142
トロロアオイ 144
トンキンニッケイ 102

内果皮 37
内鞘 28
ナイスタチン 56
内皮 23, 28
ナイモウオウギ（内蒙黄耆） 126
ナガイモ 198
ナガコショウ 112
ナギナタコウジュ 178
梨状果 35
ナス 182
ナス科 179
ナス目 172
ナタネナ 119
ナタネ油 119
ナツボダイジュ 144
ナツミカン 134
ナツメ 143
ナツメグ 100
ナデシコ科 97
ナデシコ目 96
ナルコユリ 197
ナワシログミ 146
南瓜仁 148
ナンキンマメ 125
南五味子 101
ナンテン 107
南天実 107
ナンバンカラスウリ 149
ナンバンキカラスウリ 149
ナンバンギセル 185
南蛮毛 199
ナンバンサイカチ 128

ニ

ニオイスミレ 147
ニオイテンジクアオイ 130
ニガキ（苦木） 24, 137
ニガキ科 137
ニガハッカ 178
苦味チンキ 135
ニガヨモギ 190
肉蓯蓉 185
ニクズク（肉豆蔲） 100
ニクズク科 100

ハ

二次維管束 28
ニシキギ 142
ニシキギ科 142
ニシキギ目 141
二次細胞壁 19
二次代謝産物 19, 38
二朮湯 105, 191, 202
ニチニチソウ 167
二陳湯 135
ニッケイ（肉桂） 102
ニッサ科 151
二名法 13
日本酒酵母 66
乳香 137
ニュウコウジュ 137
乳酸菌 56
女神散 150, 201, 203
ニワウメ 123
ニワウルシ 137
ニワトコ 187
ニンジン（人参） 152
人参三七 153
人参養栄湯 100, 138, 183
ニンドウ（忍冬） 186
ニンニク 196

ヌ

ヌマミズキ科 151
ヌメゴマ 131
ヌルデ 139

ネ

根 27
ネズ 82
ネズミモチ 162
ネナシカズラ 172
ネムロコウホネ 110

ノ

ノアザミ 193
ノイバラ 122
ノウゼンカズラ 184
ノウゼンカズラ科 184
ノグルミ 87
ノゲイトウ 98
ノコギリソウ 189
ノコギリヤシ 201
ノスカピン塩酸塩水和物 117
ノダケ 154

葉 29
胚 37
バイオテクノロジー 48
バイオリアクター 52
配偶子 61
敗醤 187
敗醤根 187
胚乳 37
排膿散 134, 188
バイモ（貝母） 197
培養組織細胞 51
佩蘭 194
パイン油 81
ハエトリシメジ 69
ハカタユリ 197
白芥子 118
白膠香 119
白欖皮 89
ハクサントリカブト 105
柏子仁 81
白色体 18
白参 152
白瑞香皮 146
薄層クロマトグラフィー 43
白蘇子 176
白蘇葉 176
バクチノキ 123
白頭翁 106
ハクモクレン 99
バクモンドウ（麦門冬） 197
麦門冬湯 197, 199
白葉湯 81
柏葉湯 190
博落回 118
ハコベ 97
馬歯莧 97
波氏呉茱萸 135
ハシバミ 88
ハシリドコロ 181
ハス 110
ハズ（巴豆） 132
ハスノハカズラ 108
ハゼノキ 140
巴旦杏 122
ハチク 200
八味地黄丸 114, 152, 183
パチョウリ 179
パチョウリ油 179
ハッカ（薄荷） 174
バッカク（麦角） 65, 66

八角茴香　101
バッカクキン　66
バッカクキン科　65
蕀葵　197
ハッカ油（薄荷油）　174
発がんプロモーター　132
白屈菜　118
パーティクル・ガン法　51
馬兜鈴　113
ハトムギ　200
花　33
ハナスゲ　196
ハナトリカブト　104
ハナハッカ　179
ハナヒリノキ　158
ハナミズキ　152
ハナミョウガ　204
バニラ　206
ハネミセンナ　128
パパイア　147
パパイア科　147
ハハコグサ　194
パパベリン塩酸塩　117
ハーブ　1, 7
ハブソウ　127
ハマウツボ　185
ハマウツボ科　185
ハマゴウ　173
ハマスゲ　203
ハマナス　124
ハマビシ　130
ハマビシ科　130
ハマボウフウ（浜防風）　156
ハマメリス　120
ハマメリス葉　120
バラ科　121
パラゴムノキ　133
ハラタケ科　70
バラタノキ　133, 161
バラ目　119
パリエラ　109
ハルウコン　205
パレイラ　109
蕃杏　96
ハンゲ（半夏）　201
半夏厚朴湯　99, 176, 201
半夏瀉心湯　153, 201
ハンゲショウ　111
半夏白朮天麻湯　191, 206
バンコマイシン　58
伴細胞　24
蕃椒　180
蕃椒末　180

繁殖茎　20
バンジロウ　150
半辺蘇　178
半辺蓮　188
パンヤ科　145
パンヤノキ　145
バンレイシ（蕃荔枝）　100
バンレイシ科　99
繁縷　97
Hutchinson 方式　15

ヒ

ヒカゲノカズラ　76
ヒカゲノカズラ科　76
ヒカゲノカズラ綱　76
ヒカゲノツルニンジン　188
ヒガンバナ　198
ヒガンバナ科　198
ヒキオコシ　177
ピクノジェノール　81
ヒシ　150
ヒシ科　149
被子植物
　系統図　16
被子植物亜門　84
榧実　82
ヒスピズス子　167
皮層　27
皮層部　23
ヒソップ　178
蓽澄茄　112
ヒトツバ　77
ヒトツバハギ　133
ヒドラスチス　106
ヒドラスチス根　1016
ヒトリシズカ　112
ヒナゲシ　117
ヒナタイノコズチ　98
ビナンカズラ　101
ヒノキ科　81
蓽茇　112
ヒバノ　112
ヒポクラテス　3
蓖麻子　132
ヒマシ油（蓖麻子油）　132
ヒマラヤスギ　81
ヒマラヤマツ　81
ヒマワリ　194
ヒメウイキョウ　155
ヒメウコギ　152
ヒメガマ　203
ヒメコウゾ　92

ヒメジソ　179
ヒメハギ科　138
ヒメマツタケ　67, 70
ヒメヤシャブシ　88
百合　197
百合固金湯　197
百合地黄湯　197
ビャクシ（白芷）　154
ビャクジュツ（白朮）　191
白豆蔲　205
百草丸　135
ビャクダン（白檀）　93
ビャクダン科　93
ビャクダン目　93
白薇　169
白薬子　108
白斂　143
白虎加人参湯　196, 199
ヒユ科　98
苗条　22
苗条塊　50
表皮　27, 31
表皮系　23
ヒヨス　181
ヒヨス葉　181
ヒラクサ　63
皮類生薬　27
ヒルガオ科　172
ビール酵母　67
ピレスロイド　192
ヒレハリソウ　173
ピロカルピン塩酸塩　136
ビロードアオイ　144
ヒロハセネガ　138
ヒロハノキハダ　135
ビワ　121
ビワヨウ（枇杷葉）　121
品種改良　47, 48
ビンロウ　201
ビンロウジ（檳榔子）　112, 201
ビンロウジュ　201
PCR-RFLP 分析法　53
PM-B 関連抗生物質　58

フ

フィロズルシン　120
フウ　119
楓香脂　119
フウトウカズラ　112
フウロソウ科　129
フウロソウ目　129
フェノール　42

日本名，漢名索引

不完全菌類（亜門） 70
フキ 194
フキタンポポ 195
フクジュソウ 106
福寿草根 106
複葉 31
ブクリョウ（茯苓） 67
茯苓飲 134
茯苓沢瀉湯 195
フサシダ科 76
ブシ（附子） 104
フジウツギ 182
フジウツギ科 182
フジバカマ 194
フジマツモ科 64
フジマメ 127
フジモドキ 146
ブシュカン（仏手柑） 136
プタキロシド 77
付着根 28
ブッコ 136
ブッコ葉 136
不定芽 23
不定根 27
不定胚 49
ブドウ 143
ブドウ科 143
ブドウ酒 143
ブドウ酒酵母 67
フトモモ科 150
フトモモ目 149
ブナ 89
ブナ科 89
フナバラソウ 169
ブナ目 88
フユアオイ 145
フユボダイジュ 144
フユムシナツクサタケ 66
プラバスタチン 71
フラボノイド 42
フラングラ皮 142
ブレオマイシン 57
プロカイン 10
プロトコーム 49
プロトプラスト 50
分消湯 195, 201
分生子 71
粉防已 109
分離育種 47
分離果 36
分類学 6
分裂果 36
分裂組織 20

ヘ

平胃散 99, 191
閉果 36
平肝降圧湯 130
ベイリーフ 103
ペグ阿仙薬 126
ヘチマ 148
ペニシリン 71
ベニテングタケ 69
ベニノキ 147
ベニノキ科 147
ベニバナ 191
ベニバナシャクヤク 114
紅花油 192
ペパーミント油 175
ヘモグロビン 85
ヘラオオバコ 186
ベラドンナ 180
ベラドンナエキス 180
ベラドンナコン 180
ヘリオトロープ 172
ベルガモット 136, 179
ペルーバルサム 128
ペルーバルサムノキ 128
ベルベリン塩化物 135
ヘロイン 11
変異育種 47
ベンジルエステル 100
ヘンズ（扁豆） 127
萹蓄 95
ヘントウ（扁桃） 122
ヘンルーダ 137
Bessey-Benson 方式 15

ホ

苞 33, 34
ボウイ（防已） 108
防已黄耆湯 108
防已茯苓湯 108
望江南 127
ボウコン（茅根） 199
胞子 58
放射組織 23
ホウショウ 102
ホウセンカ 141
放線菌 56
ボウフウ（防風） 157
防風通聖散 157, 162, 170, 174
ホウレンソウ 98
蒲黄 203

ホオズキ 182
ホオノキ 99
朴葉 99
補肝散 156
北沙参 156
北豆根 109
ボケ 123
保健機能食品 8
蒲公英 193
ホザキイカリソウ 106
ホソバオケラ 191
ホソバセンナ 127
ホソミエビスグサ 126
菩提樹花 144
ボタン（牡丹） 114
ボタン科 114
ボタンピ（牡丹皮） 114
補中益気湯 105, 126, 152, 155
ホッカイトウキ 154
ホップ 92
ホップ腺 92
ポドフィルム 106
ポドフィルム根 107
葡萄茎 20
ポプラ 87
ポーポー 100
ホミカ 163
ホミカエキス 163
ホミカチンキ 163
ホメオパシー 9
ホモゲンチジン酸 201
ホラーレ子 168
ボリビアキナノキ 169
ホルトソウ 133
ホンアンズ 121
ホンオニク 185
ホンセッコク 206
本草綱目 5
本草和名 5

マ

マイコトキシン 70
マイヅルテンナンショウ 202
マイトトキシン 59
マイトマイシン C 57
マオ 93
マオウ（麻黄） 83
マオウ科 83
麻黄湯 121
マオウ目 83
巻きつき茎 21
麻杏甘石湯 83, 121

麻杏薏甘湯　200
マクリ　64
マグワ　91
マクワウリ　148
マコンブ　62
マシニン（麻子仁）　92
麻子仁丸　92, 95
マジョラム　179
マダケ　200
マタタビ　114
マタタビ科　114
マチン（馬銭）　163
マチン科　163
馬銭子　163
マツ科　80
マツブサ科　100
マツホド　67
マツムシソウ目　186
マツ目　80
マツリカ（茉莉花）　162
マテ　141
マテ茶　141
マムシグサ　202
マメ科　124
麻薬　11
マヨラナ　179
マリアアザミ　191
マリアアザミシ　191
マルチプルシュート　50
マルバダイオウ　95
マルバタバコ　181
マルバノウマノスズクサ　113
マルバノニンジン　188
マルミノヤマゴボウ　96
蔓荊子　173
マンサク科　119
マンダリン　135
マンナノキ　163
マンネンタケ　68
マンネンロウ　177

ミ

ミカン科　134
ミカン目　134
ミクリ　204
ミシマサイコ　154
ミズキ科　151
ミゾカクシ　188
ミソハギ　149
ミソハギ科　149
ミチヤナギ　95
ミツイシコンブ　62

ミツガシワ　165
ミツガシワ科　165
ミツバアケビ　107
ミツバオウレン　104
ミドリハッカ　175
ミブヨモギ　193
ミヤマキハダ　135
ミラクルフルーツノキ　160
ミルラ　138
ミロバラン　151
民間薬　1
民族薬　4

ム

無患子　140
ムクゲ　144
ムクロジ　140
ムクロジ科　140
ムクロジ目　139
無限花序　35
ムスカリン　69
ムベ　107
ムラサキ　172
ムラサキ科　172

メ

芽　22
槙榔　123
メギ　107
メギ科　106
メシマコブ　67
メース　100
メソポタミア　2
メタンフェタミン　11
メチシリン耐性黄色ブドウ球菌　56
メナモミ　194
メハジキ　174
メリクローン培養　50
メリッサ　179
メリロート　128
綿根皮　145
綿実油　145
l-メントール　174
綿馬　77

モ

モウコタンポポ　193
莽草実　101
木化　19
木クレオソート　89

モグサ　190
モクセイ科　162
モクセイ目　162
木賊　76
木賊麻黄　83
モクタール　89
モクツウ（木通）　107
木天蓼　115
木部柔組織　24
木部繊維　24
木鼈子　149
木防已　109
木本茎　20
モクマオウ（木麻黄）　85
モクマオウ科　85
モクマオウ目　85
モクレン科　99
モクレン目　99
木蝋　140
モチノキ　141
モチノキ科　141
木瓜　123
木槿花　144
木槿皮　144
モッコウ（木香）　189
没食子　89
没薬　138
モツヤクジュ　138
モナルダベルガモット　179
モモ　121
モルヒネ　11, 93
モルヒネ塩酸塩水和物　117
門荊　76

ヤ

射干麻黄湯　191
ヤクチ（益智）　204
益母草　174
薬用植物　1
ヤシ　201
ヤシ科　200
ヤシ目　200
ヤシャブシ　88
ヤシユ（椰子油）　201
ヤドリギ　94
ヤドリギ科　94
ヤナギ科　87
ヤナギ目　87
ヤブエンゴサク　118
ヤブガラシ　143
ヤブコウジ　159
ヤブコウジ科　159

ヤブソテツ　77
ヤブタバコ　193
ヤブツバキ　115
ヤブニンジン　156
野鳳仙花　141
ヤボランジ　136
ヤボランジ葉　136
ヤマアジサイ　120
ヤマウコギ　152
ヤマエンゴサク　118
ヤマグルマ　103
ヤマグルマ科　103
ヤマグワ　91
ヤマゴボウ　96, 168
ヤマゴボウ科　96
ヤマザクラ　123
ヤマジソ　175
ヤマシャクヤク　114
大和本草　5
ヤマトリカブト　105
ヤマノイモ　198
ヤマノイモ科　198
ヤマモモ　86
ヤマモモ科　86
ヤマユリ　197
野木瓜　107
ヤラッパ　172
ヤラッパ根　172
ヤラッパ脂　172

ユ

ユイキリ　63
有芽胞グラム陽性菌　58
有限花序　35
雄ずい　33, 34
遊走子　61
優良品種　46
ユーカリノキ　150
ユーカリ油　150
ユキノシタ　120
ユキノシタ科　120
ユズ　136
ユズリハ　134
ユズリハ科　134
ユソウボク（癒瘡木）　130
ユリ科　196
ユリ目　196

ヨ

ヨウシュジンチョウゲ　146
ヨウシュチョウセンアサガオ　180

ヨウシュヤマゴボウ　96
葉序　29
葉鞘　29
葉身　29, 30
葉先　30
葉肉　32
羊乳　188
楊梅　86
楊梅皮　86
葉柄　29, 33
葉脈　29, 32
葉緑素　61
葉緑体　18
ヨクイニン（薏苡仁）　200
薏苡仁湯　200
翼果　36
抑肝散　171
よじのぼり茎　21
ヨヒンベ　170
ヨヒンベ皮　170
ヨモギ　190
ヨモギギク　195
ヨロイグサ　154
ヨーロッパナラ　89
ヨーロッパボダイジュ　144

ラ

莱菔子　119
ライム　136
ラウオルフィア　166
裸子植物亜門　78
ラッカセイ（落花生）　125
ラッカセイ油　125
ラテックス　133
ラベンダー　174
蘿摩子　168
蘿摩葉　168
ラミナリア　62
ラミニン　62
ラン科　206
藍実　96
蘭草　194
ランダム増幅多型DNA分析法　53
ラン目　206
藍葉　96

リ

リクチワタ　144
リグナンアミド　92
リシノール酸　132
リシノレイン　132

リゼルグ酸　11
リゼルグ酸ジエチルアミド　11
離層　33
立効散　113
栗子　90
リトマスゴケ　73
リトマスゴケ科　73
リトマス色素　73
リネン　131
離弁花冠　34
離弁花植物亜綱　34, 85
竜牙草　123
リュウガン（竜眼）　140
竜葵　182
リュウキュウアイ　184
リュウキュウハゼ　140
硫酸スパルテイン　128
リュウタン（竜胆）　165
竜胆瀉肝湯　186
流動蘇合香　120
良枳湯　205
リョウキョウ（良姜）　204
苓桂朮甘湯　67
凌霄花　184
緑藻植物門　61
緑茶　115
鱗茎　22
輪生　29, 34
リンドウ　165
リンドウ科　164
リンドウ目　163
リンネ　6, 13
リンネル　131
鱗片　33
鱗毛　31

ル

呂宋果　164

レ

霊芝　68
レイシ（茘枝）　140
裂開果　36
レバノンシーダ　81
レバノンスギ　81
レモン　136
レンギョウ（連翹）　162
レンゲツツジ　159
蓮子　110
蓮実　110
蓮実丸　110

蓮鬚　110
連銭草　174
レンチナン　69
レンニク（蓮肉）　110

ロ

老鸛草　130
莨菪　181
莨菪根　181
ロウバイ（蠟梅）　101
ロウバイ科　101
蠟梅花　101
ロウ皮　27
蘆薈　196
鹿蹄草　158
六味丸　152

ロジン　80
ローズマリー　177
ロズマリン葉　177
ロスマン葉　177
ロソウ（魯桑）　91
ロートエキス　181
ロートコン　181
ロート葉　181
ロベリア　188
ローマ　3
ローマカミツレ　189
ローレル　103

ワ

和漢三才図会　6
和漢薬　7

和羌活　152
和藁本　157
ワサビ　119
ワサビダイコン　119
ワシントン条約　189
ワタ　144
和独活　152
和薬　7
ワラビ　77
ワラビ科　77
ワレモコウ　124
ワレリアナコン　187

植物学名，外国語名索引

A

Abelmoscus manihot Medicus 144
Abrus precatorius L. 128
abscission zone 33
absinth 190
Abyssinian tea 142
Acacia catechu Willd. 171
A. senegal Willd. 125
A. suma Kurz 171
Acanthaceae 184
Acanthopanax senticosus Harms 152
A. sieboldianus Makino 152
A. spinosus Miq. 152
Acanthopeltis japonica Okamu. 63
Aceraceae 140
Acer saccharum Marsh. 140
Acetobacter aceti 55
A. pasteurianus 55
Achillea alpina L. 189
A. millefolium L. 189
Achras sapota L. 161
Achyranthes bidentata Blume 98
A. fauriei Lév. et Vaniot 98
aconite root 105
Aconitum carmichaelii Deb. 104
A. deflexum Nakai 105
A. hakusanense Nakai 105
A. japonicum Thunb. 104
A. japonicum Thunb. var. *montanum* Nakai 105
A. napellus L. 105
A. sanyoense Nakai 105
A. yezoensis Nakai 105
Acorus calamus L. 202
A. calamus L. var. *angustatus* Bess. 202
A. gramineus Soland. 202
Acremonium chrysogenum 72
Actinidia arguta Planch. et Miq. 115
A. polygama Planch. et Maxim. 114
Actinidiaceae 114
Actinomycetes 56
Actinoplanes teicomyceticus 58

Adenophora polymorpha var. *stricta* Makino 188
A. stricta Miq. 188
A. triphylla A. DC. var. *japonica* Hara 188
Adonis amurensis Regel et Radde 106
A. ramosa Franch. 106
Aeginethia indica L. var. *gracilis* Nakai 185
Aesculus hippocastanum L. 141
A. turbinata Blume 141
AFLP 53
Agaricaceae 70
Agaricus blazei Murill 67, 70
Agastache rugosa O. Kuntze 173
Agrimonia pilosa Ledeb. 123
A. pilosa Ledeb. var. *japonica* Nakai 123
Ailanthus altissima Swingle 137
Aizoaceae 96
Akebia pentaphylla Makino 107
A. quinata Decne. 107
A. trifoliata Koidz. 107
Aleurites fordii Hemsl. 132
A. montana Wils. 133
Alexandrium catenella Balech 60
Alisma orientale Juzepcz. 195
A. plantago-aquatica L. var. *orientale* Samuels. 195
Alismataceae 195
Alkanna tinctoria Tausch. 173
Allium sativum L. 196
allopathy 9
almond 122
Alnus firma Sieb. et Zucc. 88
A. perdula Matsum. 88
A. sieboldiana Matsum. 88
Aloe africana Mill. 196
A. arborescens Mill. 196
A. ferox Mill. 196
A. spicata Baker 196
Alpinia japonica Miq. 204
A. katsumadai Hayata 204
A. officinarum Hance 204
A. oxyphylla Miq. 204
A. speciosa K. Schum. 204
Althaea officinalis L. 144

Amanitaceae 69
Amanita muscaria S. F. Gray 69
A. phalloides Secr. 69
A. pontherina Secr. 69
A. verna Vitt. 69
A. virosa Secr. 69
Amaranthaceae 98
Amaryllidaceae 198
American ginseng 153
Ammi majus L. 153
A. visnaga Lam. 153
Amomum kravanh Pierre ex Gagnepain 205
A. xanthioides Wall. 205
Amorphophalus konjac K. Koch 202
A. rivieri Durieu 202
Ampelopsis japonica Makino 143
amplified fragment length polymorphism 53
Amycolatopsis orientalis 58
Anacardiaceae 139
Anamirta cocculus Wight et Arn. 109
A. paniculata Colebr. 109
Andrographis paniculata Nees 184
Anemarrhena asphodeloides Bunge 196
Anemone altaica Fisch. 202
Anethum graveolens L. 153
angelica 154
Angelica acutiloba Kitagawa 154
A. acutiloba Kitagawa var. *sugiyamae* Hikino 154
A. archangelica L. 154
A. dahurica Benth. et Hook. 154
A. decursiva Fr. et Sav. 154
A. keiskei Koidz. 154
A. officinalis Hoffm. 154
A. pubescens Maxim. 154
A. pubescens Maxim. f. *biserrata* Shan et Yuan 154
A. sinensis Diels 154
Angiospermae 84
Angiosperm Phylogeny Group 53
anise 157
annatto 147

Annonaceae 99
Annona muricata L. 100
A. squamosa L. 100
Anthemis nobilis L. 189
APG 53
Apiales 151
Apocynaceae 166
apricot 121
Aquifoliaceae 141
Aquilaria agallocha Roxb. 146
Arabian tea 142
Araceae 201
Arachis hypogaea L. 125
Araliaceae 152
Aralia cordata Thunb. 152
A. elata Seemann 153
Archichlamydeae 85
Arctium lappa L. 190
Arctostaphylos uva-ursi Spreng. 158
Ardisia japonica Blume 159
Areca catechu L. 201
A. dicksonii Roxb. 201
Arisaema heterophyllum Blume 202
A. japonicum Blume 202
Aristolochiaceae 113
Aristolochia contorta Bunge 113
A. debilis Sieb. et Zucc. 113
Aristolochiales 113
Armoracia rusticana Gaertn., Mey. et Scherb. 119
Arnica montana L. 193
Artemisia absinthium L. 190
A. annua L. 193
A. apiacea Hance 193
A. capillaris Thunb. 190
A. cina Berg 193
A. kurramensis Quazilbash 193
A. monogyna Waldst. et Kit. 193
A. montana Pampan. 190
A. princeps Pampan. 190
A. tartaricus L. fil. 190
artichoke 192
Articulatae 76
asafoetida 155
Asclepiadaceae 168
Asclepias curassavia L. 169
Ascomycetes 65
Asiasarum heterotropoides F. Maekawa var. *mandshuricum* F. Maekawa 113

A. kooyanum Makino var. *nipponicum* Kitamura 113
A. sieboldii F. Maekawa 113
Asimina triloba Dunal 100
Asparagus cochinchinensis Merr. 197
Aspergillaceae 70
Aspergillus fumigatus 71
A. oryzae 70
A. parasiticus 71
Aspidiaceae 77
Aspidosperma quebracho-blanco Schlecht. 166
assa-foetida 155
Asteraceae 188
Astilbe thunbergii Miq. 120
Astragalus gummifer Labill. 126
A. membranaceus Bunge 126
A. mongholicus Bunge 126
Atractylodes chinensis Koidz. 191
A. japonica Koidz. ex Kitamura 191
A. lancea DC. 191
A. lancea DC. var. *chinensis* Kitam. 191
A. macrocephala Koidz. 191
A. ovata DC. 191
Atropa belladonna L. 180
Aucuba japonica Thunb. 151
author name 13
Ayurveda 4

B

Bacillus polymyxa 58
B. polymyxa var. *colistinus* 58
Bacteriophyta 55
Balata 161
Balsaminaceae 141
Bambusa tuldoides Munro 200
Barosma betulina Bartl. et Wendl. 136
B. crenulata Hook. 136
B. serratifolia Willd. 136
barrenwort 106
Basidiomycetes 67
bearberry 158
beefwood 85
belladonna 180
Benincasa cerifera Savi 148
B. cerifera Savi f. *emarginata* K. Kimura et Sugiyama 148
Berberidaceae 106

Berberis thunbergii DC. 107
betel 112, 171
Betula alba L. 88
Betulaceae 88
Betula platyphylla Sukatchev 67
B. platyphylla Sukatchev var. *japonica* Hara 88
Bignoniaceae 184
binominal nomenclature 13
Biota orientalis L. 81
bitter cassava 133
bitter orange 134
Bixaceae 147
Bixa orellana L. 147
black sampson 193
Boehmeria nipononivea Koidz. 93
Bombacaceae 145
Boraginaceae 172
Boschniakia rossica B. Fedtsch. ex Fedtsch. et Flerov 185
Boswellia carterii Birdwood 137
Brasenia schreberi J. F. Gmel. 110
Brassica campestris L. subsp. *napus* Hook. fil. et Anders. var. *nippo-oleifera* Makino 119
B. hirta Moench 118
B. juncea Czerniak et Coss. 118
B. nigra Koch 118
Broussonetia kazinoki Sieb. 92
B. papyrifera Vent. 92
Buddlejaceae 182
Buddleja japonica Hemsl. 182
bulb 22
Bupleurum chinense 155
B. falcatum L. 154
Burseraceae 137

C

cacao bean 145
cacao tree 145
Caesalpinia sappan L. 127
caffeine 140
calabashcurare 164
callus 49
Calycanthaceae 101
cambium 25
Camellia japonica L. 115
C. sasanqua Thunb. 116
C. sinensis O. Kuntze 115
Campanulaceae 187
Campanulales 187
camphor tree 102

Campsis grandiflora K. Schum. 184
Camptotheca acuminata Decne. 151
Campylaephora hyponoides J. Agardh 63
Canagium odoratum Baill. 100
Canarium album Raeusch. 137
Cannabidaceae 92
Cannabis sativa L. 92
caoutchouc 133
Caprifoliaceae 186
CAPS 53
Capsicum annuum L. 180
caraway 155
Carduus marianus L. 191
Caricaceae 147
Carica papaya L. 147
Carpesium abrotanoides L. 193
Carthamus tinctorius L. 191
Carum carvi L. 155
Caryophyllaceae 97
Cascara 142
Cascara sagrada 142
cassia 102
Cassia acutifolia Delile 127
C. alata L. 128
C. angustifolia Vahl 127
C. fistula L. 128
C. nomame Honda 128
C. obtusifolia L. 126
C. occidentalis L. 127
C. torosa Cav. 127
Castanea bungeana Blume 90
C. crenata Sieb. et Zucc. 90
C. dentata Rorkh. 90
C. mollissima Blume 90
C. sativa Mill. 90
castor bean 132
castor-oil plant 132
castor seed 132
Casuarinaceae 85
Casuarina equisetifolia L. 85
C. stricta Ait. 85
Casuarinales 85
Catalpa bignonioides Walt. 184
C. bungei C. A. Meyer 184
C. ovata G. Don 184
Catha edulis Forsk. 142
Catharanthus roseus G. Don. 167
catnip 175
Cayratia japonica Gangnep 143
Cedras 81

Cedrela sinensis Juss. 138
Ceiba pentandra Gaertn. 145
Celastraceae 142
Celastrales 141
cell 18
Celosia argentea L. 98
Centaurium umbellatum Gilibert 165
Centrospermae 96
Cephaelis acuminata Karst. 169
C. ipecacuanha A. Richard 169
Cephalosporium acremonium 72
Ceramium boydenii Gepp 63
C. kondoi Nakamura 63
Cetearia islandica Ach. 73
Chaenomeles lagenaria Koidz. 123
C. sinensis Koehne 123
C. speciosa Nakai 123
Chelidonium majus L. var. *asiaticum* Ohwi 118
chemotaxonomy 6, 44
Chenopodiaceae 97
Chenopodium album L. var. *centrorubrum* Makino 97
C. ambrosioides L. var. *anthelminticum* Gray 97
chestnut 90
chicle gum 161
chili 180
Chimonanthus praecox Link 101
Chinese aconite 105
Chloranthaceae 112
Chloranthus japonicus Sieb. 112
Chlorellaceae 61
Chlorella vulgaris Beji. 61
Chlorophyta 61
Chondodendron tomentosum Ruiz et Pavón 109
Chrysanthemum cinerariaefolium Visiani. 192
C. indicum L. 192
C. morifolium Ramat. 192
Cicuta virosa L. var. *nipponica* Makino 157
Cimicifuga acerina C. Tanaka 105
C. dahurica Maxim. 105
C. foetida L. 105
C. heracleifolia Komar. 105
C. simplex Wormsk. 105
Cinchona ledgeriana Moens 169
C. succirubra Pavón et Klotzsch 169
Cinnamomum burmanii Blume 102

C. camphora Sieb. 102
C. camphora Sieb. var. *glaucescens* Hayata 102
C. cassia Blume 80, 102
C. obtussifolium Nees 102
C. sieboldii Meissn. 102
C. zeylanicum Nees 102
cinnamon bark 102
Cirsium japonicum DC. 193
Cistanche salsa G. Beck 185
Citrullus colocynthis Schrad. 148
C. vulgaris Schrad. 148
Citrus aurantifolia Swingle 136
C. aurantium L. 134
C. aurantium L. subsp. *bergamia* 136
C. aurantium L. var. *daidai* Makino 134
C. bergamia Risso. et Poit. 136
C. junos Sieb. ex Tanaka 136
C. limon Burm. fil. 136
C. medica L. var. *sarcodactylis* Swingle 136
C. natsudaidai Hayata 134
C. paradisi Macfad. 136
C. reticulata Blanco 135
C. unshiu Markovich 134
Claviceps purpurea Tulasne 66
Clavicipitaceae 65
cleaved amplified polymorphic sequence 53
Clematis chinensis Osbeck 105
C. hexapetala Pall. 105
C. manshurica Rupr. 105
C. terniflora DC. 105
Clostridium acetobutylicum 55
clove 150
Cnidium monnieri Cuss. 155
C. officinale Makino 156
Cocculus laurifolius DC. 109
C. trilobus DC. 109
Coccus pela Westwood 163
Cocos nucifera L. 201
Codonopsis lanceolata Trautv. 188
C. pilosula Nannfeldt 188
C. tangshen Oliv. 188
Coffea arabica L. 170
C. liberica Bull 170
C. robusta Linden 170
Coix lachryma-jobi L. 200
C. lachryma-jobi L. var. *ma-yuen* Stapf 200

Cola nitida A. Chev. 145
cola seed 145
Colchicum autumnale L. 197
Colocasia esculenta Schott 202
colombo 108
columba 108
Combretaceae 151
Commiphora molmol Engl. 138
common oak 89
Compositae 188
coneflower 193
confrey 173
Coniferales 80
Conium maculatum L. 157
Convolvulaceae 172
Copernicia cerifera Mart. 200
Coptis chinensis Franch. 104
C. deltoidea C. Y. Cheng et Hsiao 104
C. japonica Makino 104
C. omeiensis C. Y. Cheng 104
C. teeta Wall. 104
C. teetoides C. Y. Cheng 104
C. trifolia Salisb. 104
Cordyceps sinensis Sacc. 66
coriander 155
Coriandrum sativum L. 155
Coriariaceae 139
Coriaria japonica Gray 139
Coriolus versicolor Quel 68
corm 21
Cornaceae 151
Cornus florida L. 152
C. officinalis Sieb. et Zucc. 152
Cortex 27
Corydalis ambigua Cham. et Schltdl. 118
C. decumbens Pers. 118
C. lineariloba Sieb. et Zucc. 118
C. nakai Ishidoya 118
C. ternata Nakai 118
C. turtschaninovii Bess. forma *Yanhusuo* Y. H. Chou et C. C. Hsu 117
Corylus avellana L. 88
C. heterophylla Fisch. 88
C. heterophylla Fisch. var. *thunbergii* Blume 88
C. sieboldiana Blume 88
cowberry 159
Crataegus cuneata Sieb. et Zucc. 123
C. leavigata DC. 123

C. monogyna Jacq. 123
Crocus sativus L. 198
croton 132
croton seed 132
Croton tiglium L. 132
Cruciferae 118
Cucumis melo L. var. *makuwa* Makino 148
Cucurbitaceae 148
Cucurbitales 148
Cucurbita moschata Poir. 148
cumin 155
Cuminum cyminum L. 155
Cupressaceae 81
Curcuma aromatica Salisb. 205
C. domestica Valeton 205
C. longa L. 13, 205
C. zedoaria Rosc. 205
Cuscuta japonica Choisy 172
custard apple 100
cuticule 19
Cycadaceae 79
Cycadales 79
Cycas revoluta Thunb. 79
Cyclamen europaeum L. 160
Cylindrocarpon lucidum 72
Cynanchum atratum Bunge 169
C. caudatum Maxim. 168
Cynera scolymus L. 192
Cynips gallae-tinctoriae 89
Cyperaceae 203
Cyperales 203
Cyperus rotundus L. 203
Cyptomeria japonica D. Don 881
Cytisus scoparius Link 128
cytoplasm 18

D

Dahlia pinnata Cav. 194
Daphne genkwa Sieb. et Zucc. 146
D. mezereum L. 146
Daphniphyllaceae 134
Daphniphyllum macropodum Miq. 134
datura 180
Datura alba Nees 181
D. arborea L. 181
D. fastuosa L. 181
D. inoxia Mill. 181
D. metel L. 181
D. stramonium L. 180
D. tatula L. 180

De Materia Medica 3
Dendranthema indicum Des Moulins 192
D. zawadskii Tzvelev var. *latilobum* Kitam. 192
Dendrobium moniliforme Sw. 205
D. nobile Lindley 205
D. officinale K. Kitamura et Migo 205
Deuteromycotina 70
Dianthus superbus L. var. *longicalycinus* Williams 97
Dicentra peregrina Makino 118
Dichroa febrifuga Lour. 120
Dicotyledoneae 85
Digenea simplex C. Agardh 64
digitalis 183
Digitalis lanata Ehrh. 183
D. purpurea L. 183
dill 153
Dinophysiaceae 60
Dinophysis fortii Pavillard 60
Dinophyta 59
Dioscorea batatas Decne. 198
Dioscoreaceae 198
D. japonica Thunb. 198
Dioscorides 3
Diospyros kaki Thunb. 161
D. oleifera Cheng 161
Dipsacales 186
dogwood 152
dogwood bark 152
Dolichos lablab L. 127
Dryopteris crassirhizoma Nakai 77
D. filix-mas Schott. 77

E

Ebenaceae 161
Ebenales 160
Echinacea angustifolia DC. 193
E. pallida Nutt. 193
E. purpurea Moench. 193
Eclipta prostrata L. 194
Elaeagnaceae 146
Elaeagnus pungens Thunb. 146
Elettaria cardamomum Maton 205
Eleutherococcus senticosus Maxim. 152
Elsholtzia ciliata Hylander 178
Enantiocladia okamurai Yamada 63

endocarp 37
English oak 89
Ephedraceae 83
Ephedra equisetina Bunge 83
E. intermedia Schrenk et
　C. A. Meyer 83
E. sinica Stapf 83
epicarp 37
Epimedium brevicornum Maxim.
　106
E. grandiflorum Morr. var.
　thunbergianum Nakai 106
E. koreanum Nakai 106
E. pubtescens Maxim. 106
E. sagittatum Maxim. 106
E. sempervireus Naka 106
E. wushanense T. S. Ying 106
Equisetaceae 76
Equisetum arvense L. 76
E. hyemale L. 76
Ericaceae 158
Ericales 158
Ericerus pela Chavanves 163
Erodium stephanianum Willd. 129
Eryobotrya japonica Lindl. 121
Erythrea centaurium Pers. 165
Erythroxylaceae 131
Erythroxylum coca Lam. 131
Eucalyptus globulus Labill. 150
Eucommiaceae 90
Eucommia ulmoides Oliv. 90, 133
Eukaryotae 55
Eumycetes 65
Euonymus alatus Sieb. 142
Eupatorium fortunei Turcz. 194
E. lindleyanum DC. 194
Euphorbiaceae 131
Euphorbia antiquorum L. 133
E. lathyris L. 133
E. pekinensis Rupr. 133
Euphoria longana Lam. 140
Euryale ferox Salisb. 110
Evodia bodinieri Dode 135
E. officinalis Dode 135
E. rutaecarpa Benth. 135
evolution 15

F

Fagaceae 89
Fagales 88
Fagopyrum cymosa Meisn. 95
F. esculentum Moench 95

Fagus crenata Blume 89
family 13
Farfugium japonicum Kitamura
　194
fennel 155
fenugreek 128
Ferula assa-foetida L. 155
F. caspica Marsh.-Bieb. 155
F. conocaula Eug. 155
Ficus carica L. 91
F. religiosa L. 92
fig tree 91
Filices 76
fingered citron 136
Flacourtiaceae 146
floral diagram 34
Flores Tiliae 144
Foeniculum dulce DC. 155
F. parmoricum DC. 155
F. piperitum DC. 155
F. vulgare Mill. 155
Forsythia koreana Nakai 162
F. suspensa Vahl. 162
F. viridissima Lindl. 162
Fortunella japonica Swingle var.
　margarita Makino 137
fox glove 183
Fraxinus japonica Blume 162
F. ornus L. 163
Fritillaria verticillata Willd. var.
　thunbergii Baker 197

G

Galenical preparations 3
Galenus 3
gall 139
Gambierdisceae 59
Gambierdiscus toxicus Adachi et
　Fukuyo 59
gambir 171
Ganoderma lucidum Karst. 68
Garcinia hamburgi Hook. fil. 116
G. morella Desr. 116
garden angelica 154
Gardenia jasminoides Ellis 170
Gastrodia elata Blume 205
Gaultheria miqueliana Takeda
　158
G. procumbens L. 158
Gelidiaceae 63
Gelidium amansii Lamx 63
G. japonicum Okamu. 63

G. linoides Kutzing 63
G. pacificum Okamu. 63
G. subostatum Okamu. 63
gentian 164
Gentianaceae 164
Gentianales 163
Gentiana lutea L. 164
G. manshurica Kitagawa 165
G. punctata L. 164
G. purpurea L. 164
G. scabra Bunge 165
G. scabra Bunge var. *buergeri*
　Maxim. 165
G. triflora Pall. 165
G. triflora Pall. var. *japonica* Hara
　165
genus name 13
Geraniaceae 129
Geraniales 129
Geranium thunbergii Sieb. et Zucc.
　80, 129
German chamomile 189
ginger 205
Ginkgoaceae 79
Ginkgoales 79
Ginkgo biloba L. 79
ginseng 152
Glechoma hederacea L. var. *grandis*
　Kudo 174
Gleditsia japonica Miq. 128
Glehnia littoralis Fr. Schm. ex Miq.
　156
Glycine max Merr. 125
Glycyrrhiza glabra L. 124
G. inflata Batalin 125
G. uralensis Fisch. 124
Gnaphalium affine D. Don 194
Gnetales 83
Gonyaulaceae 60
Gossypium arboreum L. var.
　indicum Roberty 144
G. hirsutum L. 144
gossypium cotton 144
gourdcurare 164
Gracilaria verrucosa Papenfuss 63
Graminales 199
Gramineae 199
grapefruit 136
guaiacum 130
Guaiacum officinale L. 130
G. sanctum L. 130
guard cell 32
guava 150

Guttiferae 116
Guttiferales 114
Gymnema sylvestre R. Br. 168
Gymnospermae 78
Gynostemma pentaphyllum Makino 148
Gynura japonica Juel 194

H

Hagenia abyssinica Gmel. 123
Hamamelidaceae 119
Hamamelis virginiana L. 120
hashsh 92
Hauthorn herb 123
Helianthus annuus L. 194
H. tuberosus L. 194
heliotrope 172
Heliotropium peruvianum L. 172
Helobiae 195
hemlock 157
hemp 92
herb 7
Hevea brasiliensis Muell. Arg. 133
Hibiscus esculentus L. 144
H. manihot L. 144
H. syriacus L. 144
Hippocastanaceae 141
Hippocrates 3
Holarrhena antidysenterica Wall. 168
holly 142
homeopathy 9
hop 92
Hordeum vulgare L. var. *hexastichon* Aschers. 200
horse chestnut 141
horsetail tree 85
Houttuynia cordata Thunb. 111
Humulus lupulus L. 92
Hydnocarpus alpina Wight 147
H. anthelmintica Pierre 147
H. kurzii Wrbg. 147
H. weghtiana Blume 147
Hydrangea macrophylla Ser. var. *acuminata* Makino 120
H. macrophylla Ser. var. *thunbergii* Makino 120
Hydrastis canadensis L. 106
Hyoscyamus niger L. 181
Hypericum erectum Thunb. 116
H. perforatum Ledeb. 116
Hypocreaceae 65

Hyssopus officinalis L. 178

I

ilang-ilang 100
ilang-ilang oil 100
Ilex aquifolium L. 142
I. integra Thunb. 141
I. paraguayensis St. Hil. 141
Illiciaceae 101
Illicium religiosum Sieb. et Zucc. 101
I. verum Hook. fil. 101
Impatiens balsamina L. 141
I. textori Miq. 141
Imperata cylindrica Beauv. 199
Imperatoria ostruthium L. 157
Indian long pepper 112
Indian snake root 166
individual 18
ink bush 96
Inula helenium L. 194
I. japonica Thunb. 194
Ipomoea orizabensis Leden. 172
I. purga Hayne 172
Iridaceae 198
Isodon japonicus Hara 177

J

Japanese peppermint 174
Japanese walnut 86
Jasminum grandiflorum L. 163
J. officinale L. 162
J. sambac Ait. 162
Jateorrhiza columba Miers 108
Jeffersonia dubia Benth. et Hook. 107
Juglandaceae 86
Juglandales 86
Juglans mandshurica Maxim. subsp. *sieboldiana* Kitamura 86
J. regia L. 87
J. regia L. var. *orientis* Kitamura 87
Juniperus communis L. 82
J. rigida Sieb. et Zucc. 82

K

Kadsura japonica Dunal 101
kamala 133
Kamille 189

kava kava 112
kawaism 112
Kingdom Procaryotae 55

L

Labiatae 173
Lactobacillus delbrueckii subsp. *bulgaricus* 56
L. delbrueckii subsp. *delbrueckii* 56
Lagerstroemia speciosa Pers. 149
laminaria 62
Laminaria angustata Kjellman 62
L. japonica Aresch. 62
Laminariaceae 62
Lampteromyces japonicus Sing. 68
Lardizabalaceae 107
Lauraceae 102
Laurus nobilis L. 103
Lavandula latifolia Vill. 178
L. vera DC. 174
lavender 174
leaf 29
Leguminosae 124
Lentinus edodes Sing. 69
Leonurus cardiacus L. 174
L. heterophyllus Sweet 174
L. japonicus Houtt. 174
Leucothoe grayana Maxim. var. *oblongifolia* Ohwi 158
liana 20
Lichenes 73
licorice 124
Ligusticum acutilobum Sieb. et Zucc. 154
L. chuanxiong Hort. 156
L. sinense Oliv. 156
Ligustrum japonicum Thunb. 162
L. lucidum Ait. 162
L. obtusifolium Sieb. et Zucc. 162
Liliaceae 196
Liliiflorae 196
Lilium auratum Lindl. 197
L. brownie F. E. Brown var. *colchesteri* Wils. 197
L. lancifolium Thunb. 197
lime 144
Linaceae 130
Linde 144
linden 144
Lindera strychnifolia F. Vill. 102

L. umbellata Thunb.　103
Linnaeus　6, 13
Linum usitatissimum L.　131
Liquidambar formosana Hance　119
L. orientalis Mill.　120
Litchi chinensis Sonnerat　140
Lithospermum erythrorhizon Sieb. et Zucc.　172
lobelia　188
Lobelia chinensis Lour.　188
L. inflata L.　188
Loganiaceae　163
Lombardy poplar　87
Lonicera japonica Thunb.　186
Loranthaceae　94
Luffa cylindrica Roem.　148
Lycium barbarum L.　181
L. chinense Miller　181
Lycopodiaceae　76
Lycopodium clavatum L.　76
Lycopsida　76
Lycopus lucidus Turcz.　178
Lycoris radiata Herb.　198
Lygodium japonicum Swartz　76
Lythraceae　149
Lythrum anceps Makino　149
L. salicaria L.　149

M

mace　100
Macleaya cordata R. Br.　118
Magnolia biondii Pampan.　99
M. denudata Desr.　99
M. kobus DC.　99
M. obovata Thunb.　99
M. officinalis Rehd. et Wils.　99
M. officinalis Rehd. et Wils. var. *biloba* Rehd. et Wils.　99
M. salicifolia Maxim.　99
M. sprengeri Pampan.　99
Magnoliaceae　99
Magnoliales　99
Mallotus japonicus Muell. Arg.　131
M. philippinensis Muell. Arg.　133
Malvaceae　144
Malvales　143
Malva verticillata L.　145
mandarin　135
Manihot esculenta Crantz　133
Manilkara bidentata Chev.　133, 161

maple　140
marihuana　92
marronnier　141
Marrubium vulgare L.　178
Marsdenia cundurango Reichb. fil.　168
marshmallow　144
masterwort　157
Matricaria chamomilla L.　189
may apple　106
maydrake　106
Melia azedarach L.　138
M. azedarach L. var. *toosendan* Makino　138
M. toosendan Sieb. et Zucc.　138
Meliaceae　138
melilotus　128
Melilotus officinalis Lam.　128
Melissa officinalis L.　179
Menispermaceae　107
Menispermum dauricum DC.　109
Mentha arvensis L. var. *piperascens* Malinv.　174
M. japonica var. *thymolifera* Kitamura　175
M. piperita L.　175
M. viridis L.　175
mentha oil　174
Menyanthaceae　165
Menyanthes trifoliata L.　165
mesocarp　37
Metachlamydeae　157
Metaplexis japonica Makino　168
methicillin resistant *Staphylococcus aureus*　56
Mexican pepper　180
Micromonospora purpurea　57
Microspermae　205
Miracle fruit　161
Momordica cochinchinensis Spreng.　149
Monarda didyma L.　179
Monocotyledoneae　195
Moraceae　91
morning glory　172
Morus alba L.　91
M. alba L. var. *multicaulis* Loudon　91
M. bombycis Koidz.　91
M. multicaulis Perr.　91
Mosla dianthera Maxim.　179
M. japonica Maxim.　175
mother wort　174

MRSA　56
mutation　15
Myricaceae　86
Myrica rubra Sieb. et Zucc.　86
Myristicaceae　100
Myristica fragrans Houtt.　100
myrobalans　151
myrosinase　118
Myroxylon pereirae Klotzsch　128
Myrsinaceae　159
Myrtaceae　150
Myrtiflorae　149

N

Nandina domestica Thunb.　107
Nelumbo nucifera Gaertn.　110
Nepeta cataria L.　175
Nerium indicum Mill.　166
N. oleander L.　166
nettle　93
New Zealand spinach　96
Nicotiana rustica L.　181
N. tabacum L.　181
Nocardia orientalis　58
Notopterygium incisum Ting ex H. T. Chang　156
nucleus　18
Nuphar japonicum DC.　110
N. pumilum DC.　110
nutmeg　100
nux-vomica　163
Nymphaeaceae　110
Nyssaceae　151

O

oak bark　89
Oleaceae　162
Olea europaea L.　163
Oleales　162
oleander　166
olive　163
Ophiopogon japonicus Ker.-Gawl.　197
opium　117
opium poppy　117
Orchidaceae　205
ordeal beans　125
orelean tree　147
organ　20
Organum majorana L.　179
O. vulgare L.　179

Orobanchaceae 185
Orobanche coerulescens Stephan ex Willd. 185
Oryza sativa L. 199
Osmorhiza aristata Makino et Yabe 156
Oxalidaceae 129
Oxalis corniculata L. 129

P

Paeoniaceae 114
Paeonia japonica Miyabe et Takeda 114
P. lactiflora Pall. 114
P. moutan Sims 114
P. obovata Maxim. 114
P. suffruticosa Andr. 114
Palaquium oblongifolium Burck 160
Palmae 200
Panax ginseng C. A. Meyer 152
P. japonicus C. A. Meyer 153
P. notoginseng Burkill 153
P. quinquefolium L. 153
Pandales 203
Papaveraceae 116
Papaverales 116
Papaver orientale L. 117
P. rhoeas L. 117
P. setigerum DC. 117
P. somniferum L. 117
papaw 100
papaya 147
paprika 180
para rubber tree 133
pareira 109
Parmeliaceae 73
Passifloraceae 147
Passiflora edulis Sims 147
P. incarnata L. 147
P. ligularis A. Juss. 147
P. quadramgulanis L. 147
passion flower 147
Patrinia scabiosaefolia Fisch. 187
P. villosa Juss. 187
Paullinia cupana Kunth. 140
Pausinystalia yohimbe Diels 170
pawpaw 100
PCR-RFLP 53
peach 121
Pedaliaceae 184
Pelargonium graveolens L' Hérit. 130
Penicillium brevicompactum 71
P. chrysogenum 71
P. citrinum 72
P. citrium 71
P. griseofulvum 71
P. islandicum 72
P. notatum 71
Penicillium sp. 71
Pentace burmanica Kurz 171
peony 114
pepper 111
peppermint 175
Perilla frutescens Britt. 176
P. frutescens Britt. var. *acuta* Kudo 176
P. frutescens Britt. var. *crispa* Decne. 176
Persea thunbergii Kosterm. 103
Petasites japonicus Miq. 194
Peucedanum decursivum Maxim. 154
P. ostruthium L. 157
P. praeruptorum Dunn. 157
Phaeophyta 62
Phanerophlebia fortunei Copel. 77
Pharbitis nil Choisy 172
Phaseolus angularis W. Wight 128
Phellinus yucatensis Imaz. 67
Phellodendron amurense Rupr. 135
phloem 24
Phyllostachys bambusoides Sieb. et Zucc. 200
P. nigra Munro var. *henonis* Stapf 200
phylogeny 15
Physalis alkekengi L. var. *franchetii* Hort. 182
Physostigma venenosum Balfour fil. 125
Phytolacca americana L. 96
P. esculenta Van Houtte 96, 168
P. japonica Makino 96
Phytolaccaceae 96
phytotherapy 9
Picrasma quassioides Benn. 137
Picrorrhiza kurroa Royle et Benth. 183
Pieris japonica D. Don 159
pigweed 97
Pilocarpus jaborandi Holmes 136
Pimpinella anisum L. 157
Pinaceae 80
Pinellia ternata Breit. 201
Pinus densiflora Sieb. et Zucc. 80
P. laricio Poir. 81
P. longifolia Roxb. 81
P. palustris Mill. 81
P. pinaster Ait. 81
P. silvestris L. 81
P. thunbergii Parl. 80
Piperaceae 111
Piperales 110
Piper betle L. 112, 171
P. cubeba L. fil. 112
P. kadzura Ohwi 112
P. longum L. 112
P. methysticum Forst. 112
P. nigrum L. 111
P. retrofractum Vahl 112
Pittosporaceae 121
Pittosporum tobira Ait. 121
Plantaginaceae 186
Plantaginales 186
Plantago asiatica L. 186
P. lanceolata L. 186
P. ovata Forsk. 186
plantisul 149
plasma membrane 18
plastid 18
Platycodon grandiflorum A. DC. 188
Plumbaginaceae 160
Plumbaginales 160
Plumbago zeylanicum L. 160
Podophyllum peltatum L. 106
Pogostemon cablin Benth. 179
pokeweed 96
Polygalaceae 138
Polygala senega L. 138
P. senega L. var. *latifolia* Torr. et Gray 138
P. tenuifolia Willd. 138
Polygonaceae 94
Polygonales 94
Polygonatum cyrtonema Hua 197
P. falcatum A. Gray. 197
P. kingianum Collet et Hemsl. 197
P. sibiricum Redoute 197
Polygonum aviculare L. 95
P. cuspidatum Sieb. et Zucc. 95
P. multiflorum Thunb. 95
P. tinctorium Lour. 96

Polypodiaceae 77
Polyporaceae 67
Polyporus umbellatus Fr. 67
pomegranate 150
Poncirus trifoliate Rafin. 137
Populus nigra L. var. *italica* Moench 87
Poria cocos Wolf 67
Portulaca oleracea L. 97
Portulaceae 96
pot-curare 164
primary cell wall 19
Primulaceae 160
Primula japonica Gray 160
P. sieboldii E. Morr. 160
Primulales 159
Principes 200
protoplasm 18
Prunella hispida Benth. 177
P. vulgaris L. 177
P. vulgaris L. var. *lilacina* Nakai 176
Prunus amygdalus Batsch 122
P. armeniaca L. 121
P. armeniaca L. var. *ansu* Maxim. 121
P. davidiana Franch. 121
P. dulcis D. A. Webb 122
P. jamasakura Sieb. et Zucc. 123
P. japonica Thunb. 123
P. laurocerasus L. 123
P. mume Sieb. et Zucc. 122
P. persica Batsch 121
P. persica Batsch var. *davidiana* Maxim. 121
P. zippeliana Miq. 123
Psidium guajava L. 150
Pteridaceae 77
Pteridium aquilinum Kuhn var. *latiusculum* Underw. 77
Pteridophyta 75
Pterocarya rhoifolia Sieb. et Zucc. 87
P. strobilacea Sieb. et Zucc. 87
Pueraria lobata Ohwi 127
Pulsatilla cernua Spreng. 106
Punicaceae 150
Punica granatum L. 150
purple coneflower 193
purple willow 87
purslane 97
Pyrolaceae 158
Pyrola japonica Klenze 158

Pyrrosia lingua Farwell 77

Q

quebracho 166
Quercus acutissima Carruth. 89
Q. alba 89
Q. dentata Thunb. 89
Q. infectoria Oliv. 89
Q. mongolica Fisch. 67
Q. robur L. 89
Q. salicina Blume 89
Q. serrata Thunb. 89
Q. suber L. 89
Quisqualis indica L. 151

R

Rabdosia japonica Hara 177
R. tricocarpa Hara 177
R. umbrosa Hara var. *kameba* Ohwi 177
random amplified polymorphic DNA 53
Ranunculaceae 104
Ranunculales 104
RAPD 53
Raphanus sativus L. 119
rauwolfia 166
Rauwolfia serpentina Benth. 166
red pepper 180
red thyme oil 178
reetifield oil of birch tar 88
Rehmannia glutinosa Libosch. 183
R. glutinosa Libosch. var. *purpurea* Makino 183
restricted fragment length polymorphism 53
RFLP 53
Rhamnaceae 142
Rhamnales 142
Rhamnus crenata Sieb. et Zucc. 142
R. davurica Pall. var. *nipponica* Makino 142
R. frangula L. 142
R. japonica Maxim. 142
R. purshiana DC. 142
Rhaphiolepis umbellata Makino 124
Rheum coreanum Nakai 94
R. officinale Baill. 94

R. palmatum L. 94
R. rhaponticum L. 95
R. tanguticum Maxim. 94
R. undulatum L. 95
Rhizobium legminosarum 56
rhizome 21
Rhododendron japonicum Suring. 159
R. metternichii Sieb. et Zucc. var. *pentamerum* Maxim. 159
Rhodomelaceae 64
Rhodophyta 63
rhubarb 95
Rhus javanica L. 139
R. succedanea L. 140
R. verniciflua Stokes 139
Ricinus communis L. 132
Roccellaceae 73
Roccella tinctoria DC. 73
rockberry 158
Roman chamomile 189
root 27
Rosaceae 121
Rosa centifolia L. 124
R. damascena Mill. 124
R. gallica L. 124
R. multiflora Thunb. 122
R. rugosa Thunb. 124
R. wichuraiana Crépin 122
Rosales 119
rosemary 177
Rosmarinus officinalis L. 177
Rubia akane Nakai 171
Rubiaceae 169
R. tinctorum L. 171
Rumex japonicus Houtt. 96
runner 21
Rutaceae 134
Ruta graveolens L. 137
Rutales 134

S

Saccharomyces cerevisiae Meyen 67
S. ellipsoideus 67
S. sake Yabe 67
Saccharomycetaceae 66
Saccharopolyspora erythraea 57
safflower 191
sage 177
Salicaceae 87
Salicales 87

Salix alba L.　87
S. gilgiana Seemen　87
S. nigra L.　87
Salvia miltiorrhiza Bunge　177
S. officinalis L.　177
Sambucus nigra L.　187
S. racemosa L. subsp. *sieboldiana* Hara　187
S. sieboldiana Blume ex Graebn.　187
S. williamsii Hance　187
sandalwood　93
Sanguisorba officinalis L.　124
Santalaceae　93
Santalales　93
Santalum album L.　93
Sapindaceae　140
Sapindales　139
Sapindus mukurossi Gaertn.　140
Saponaria officinalis L.　97
Saposhnikovia divaricata Schischk.　157
Sapotaceae　160
Satureia hortensis L.　179
Saururaceae　110
Saururus chinensis Baill.　111
Saussurea lappa Clarke　189
Saw Palmetto　201
Saxifragaceae　120
Saxifraga stolonifera Meerb.　120
Scheele　6
Schisandraceae　100
Schisandra chinensis Baill.　100
Schizaeaceae　76
Schizonepeta tenuifolia Briq.　175
Schizophyllaceae　69
Schizophyllum commune Fr.　69
scientific name　13
Scirpus fluviatilis A. Gray　204
S. yagara Ohwi　204
Scitamineae　204
Scopolia carniolica Jacq.　181
S. japonica Maxim.　181
S. parviflora Nakai　181
Scrophularia buergeriana Miq.　183
S. ningpoensis Hemsl.　183
Scrophulariaceae　182
Scutellaria baicalensis Georgi　178
secondary cell wall　19
Securinega suffruticosa Rehd. var. *japonica* Hurusawa　133
Serenoa repens Small　201

S. serrulata Hook.　201
Sertürner　6
sesame　185
Sesamum indicum L.　185
shikimic acid　39
shrub　20
Siebold　80
Siegesbeckia pubscens Makino　194
Silybum marianum Gaertn.　191
Simaroubaceae　137
Sinapis alba L.　118
S. juncea L.　118
Sinomenium acutum Rehd. et Wils.　108
Smilax china L.　197
S. glabra Roxb.　197
soap root　97
Solanaceae　179
Solanum lycopersicum L.　182
S. melongena L.　182
S. nigrum L.　182
S. tuberosum L.　182
Solidago virga-aurea L. var. *asiatica* Nakai　195
Sophora flavescens Ait.　126
S. japonica L.　126
sour orange　134
soursop　100
Spanish pepper　180
Sparganium stoloniferum Buch.-Ham.　204
Spathiflorae　201
spearmint　175
species　6, 13
specific epithet　13
Spermatophyta　78
spice　8
spinach　98
Spinacia oleracea L.　98
spore　58
stalk　20
star anise　101
Stauntonia hexaphylla Decne.　107
Stellaria media Vill.　97
Stephania cepharantha Hayata　108
S. japonica Miers　108
S. tetrandra S. Moore　109
Sterculiaceae　145
Stevia rebaudiana Bertoni　192
stolon　21
Streptomyces caespitosus　57
S. carbophilus　71

S. erythraeus　57
S. galilaeus　57
S. griseus　56
S. kanamyceticus　56
S. nodosus　56
S. noursei　56
S. orientalis　58
S. parvullus　57
S. peucetius　57
S. peucetius var. *caesius*　57
S. tsukubaensis　57
S. verticillus　57
Streptoverticillum griseoverticillatus　57
Strobilanthes cusia O. Kuntze　184
strophanthus　167
Strophanthus gratus Franch.　167
S. hispidus DC.　167
S. kombe Oliv.　167
Strychnos castelnaei Wedd.　164
S. crevanxii G. Planch.　164
S. gubleri G. Planch.　164
S. ignatii Berg.　164
S. nux-vomica L.　163
S. toxifera Schomb.　164
Styracaceae　161
Styrax benzoides Craib　162
S. benzoin Dryander　161
S. japonica Sieb. et Zucc.　161
S. sumatranus J. J. Smith　161
S. tonkinensis Craib et Hortwich　162
Subclass Choripetalae　85
Subclass Sympetalae　157
suberin　19
sugar apple　100
sweet clover　128
sweetsop　100
Swertia chirata Buch.-Ham.　165
S. japonica Makino　80, 165
Symphytum officinale L.　173
Synsepalum dulcificum Daniell　160
Systema Naturae　6
Syzygium aromaticum Merr. et Perry　150

T

Tanacetum vulgare L.　195
Taraxacum albidum Dahlst.　193
T. japonicum Koidz.　193
T. mongolicum Hand.-Mazz.　193

T. officinale Weber　193
T. platycarpum Dahlst.　193
Taraxacum spp.　193
Taxaceae　82
Taxales　82
Taxodiaceae　81
Taxus brevifolia Hort. ex Gord.　82
T. cuspidata Sieb. et Zucc.　82
Terminalia chebula Retzius　151
Tetragonia tetragonoides O. Kuntze　96
Thaeictrum minus L. var. *hypoleucum* Miq.　106
Theaceae　115
Theobroma cacao L.　145
Theophrastos　3
Thevetia neriifolia Juss.　166
Thunberg　80
thyme　178
Thymelaeaceae　146
Thymelaeales　146
Thymus capitatus Hoffm.　178
T. serpyllum L.　179
T. vulgaris L.　178
Tiliaceae　143
Tilia cordata Mill.　144
T. europaea L.　144
T. miqueliana Maxim.　92
T. platyphyllos Scop.　144
tissue　18, 20
tobacco　181
Toona sinensis Roem.　138
Torreya grandis Fort.　82
T. nucifera Sieb. et Zucc.　82
Trapaceae　149
Trapa natans L. var. *bispinosa* Makino　150
T. natans L. var. *quadrispinosa* Makino　150
tree　20
tree peony　114
Tribulus terrestris L.　130
Trichoderma polysporum　72
Tricholomaceae　68
Tricholoma muscarium Kawamura　69
Trichosanthes bracteata Voigt　149
T. cucumeroides Maxim.　149

T. kirilowii Maxim.　149
T. kirilowii Maxim. var. *japonicum* Kitamura　149
Trigonella foenum-graecum L.　128
Triticum aestivum L.　199
T. sativum Lam.　199
Trochodendraceae　103
Trochodendron araloides Sieb. et Zucc.　103
trunk　20
tuber　21
Tubiflorae　172
turmeric　205
Tussilago farfara L.　195
Typha angustata L.　203
Typhaceae　203
T. latifolia L.　203
T. orientalis Presl　203

U

Umbelliferae　153
Uncaria gambir Roxb.　171
U. macrophylla Wall.　171
U. rhynchophylla Miq.　171
U. sinensis Havil.　171
Urticaceae　93
Urtica dioica L.　93
Urticales　90
U. thunbergiana Sieb. et Zucc.　93
Usneaceae　74
Usnea longissima Ach.　74

V

Vaccaria vulgaris Host　97
Vaccinium vitis-idaea L.　159
vacuole　19
Valerianaceae　187
Valeriana fauriei Briq.　187
V. officinalis L.　187
vanilla　205
Vanilla planifolia Andr.　205
Verbenaceae　173
Vinca major L.　168
V. rosea L.　167
Violaceae　147

Violales　146
Viola odorata L.　147
Viscum album L.　94
V. album L. var. *coloratum* Ohwi　94
Vitaceae　143
Vitex rotundifolia L. fil　173
Vitis vinifera L.　143

W

walnut　87
Wasabia japonica Matsum.　119
water melon　148
white oak　89
white oak bark　89
white silk cotton tree　145
white willow　87
wild tobacco　188
winter green tree　158
winter sweet　101
wormwood　190

X

Xanthium strumarium L.　195

Y

Yerba mate　141
ylang-ylang　100
ylang-ylang oil　100

Z

Zanthoxylum bungeanum Maxim.　135
Z. piperitum DC.　135
Zea mays L.　199
zedoary　205
Zingiberaceae　204
Zingiber officinale Rosc.　205
Zizyphus jujuba Mill. var. *inermis* Rehd.　143
Z. jujuba Mill. var. *spinosa* Hu ex H. F. Chou　143
Zuccarini　80
Zygophyllaceae　130

成分，化合物名索引

A

abrin 128
absinthin 190
7-ACA 72
acetylsalicylic acid 10
aclarubicin 57
aconitine 105
actinidine 115
actinomycin D 57
adriamycin 57
adynerin 166
aflatoxin 71
aflatoxin B_1 71
ajmaline 166
akeboside 107
alantolactone 194
alginic acid 62
alisol A, B 195
alizarin 171
alkannin 173
allicin 196
alliin 196
α-allokryptopine 118
allyl isothiocyanate 119
α-amanitin 69
β-amanitin 69
γ-amanitin 69
amarogentin 164, 165
amaroswerin 165
α-aminoadipic acid 72
7-aminocephalosporanic acid 72
amphotericin B 56
amygdalin 121, 122, 123
β-amyrin 94, 103
anabasine 181
andrographolide 184
anemonin 105
anethole 101, 155, 157
anisatin 101
anthracycline 57
arabic acid 125
arbecacin 56
arbutin 158, 159
arctiin 190
arecoline 201
argimoniin 123

argrimonolide 123
aristolochic acid I, II 113
arnidiol 193
artemisinin 193
(-)-asarinin 113
ascaridole 97
asclepidin 169
asebotoxin I 159
asparasaponin I 197
aspidospermine 166
astersaponin A 191
astragaloside I～VIII 126
atropine 180, 181
aucubin 151
aurapten 134
avicularin 95

B

baicalin 178
barbaloin 196
bassorin 126
benzoylsalicin 87
benzyl alcohol 179
benzyl benzoate 128
benzylpenicillin 71
berbamine 107
berberine 104, 106, 107, 135
bergamottin 136
bergapten 136, 137, 153
bergenin 120, 132
betanin 96
betulafolientraol 88
betulafolientriol 88
betulin 103
bisabolene 206
(-)-α-bisabolol 189
bixin 147
bleomycin 57
borneol 179, 205
l-borneol 119
bornyl acetate 205
brasilein 127
brasilin 127
brucine 163, 164
buddledin A, B, C 182
butylidenphthalide 154
sec-butylpropyl disulfide 155

C

caffeine 115, 145, 170
caffeoylquinic acid 190
calycanthine 102
camphene 100, 173, 177
α-camphene 205
camphor 179
d-camphor 102
camptothecine 151
canadine 106
capillarisin 190
capsaicin 180
capsanthin 180
carotene 198
carthamin 191
carvacrol 178, 179
l-carvone 175
β-caryophyllene 175
casuarinin 85
catalpol 183
catalposide 184
catechin 171
d-catechin 140
cathidine 142
cathine 142
C-curarine I 164
C-curarine III 164
cephaeline 169
cephalosporin C 72
cepharanthine 108
cerotic acid 103
chamazulene 189
chaulmoogric acid 147
chavibetol 112
chavicine 111
chavicol 112
chebulagic acid 151
chebulinic acid 151
chelerythrine 118
chelidonine 118
chikusetsusaponin 153
chimaphilin 158
chlorogenic acid 121, 170, 190, 194
chondodendrine 109
chrysophanic acid 128

chrysophanol 95, 96
chrysophanol-9-anthron 127
ciguatera 59
ciguatoxin 59
cimigenol xyloside 106
cinchonidine 170
cinchonine 170
cineole 103, 150, 178, 190, 193, 205
1,8-cineole 204
cinnamaldehyde 102
cinnamic acid 128
cinnzeylanine 102
citral 91, 100, 136, 179
citrinin 72
citronellal 135
citronellol 124, 130
cocaine 10, 93
(−)-cocaine 131
coclaurine 109
codeine 117
colchicine 197
colistin 58
colocynthin 148
columbamine 108
columbin 108
compactin 71
condurangoglycoside 168
conessin 168
convolvuline 172
coptisine 104
coriamyrtin 139
cortisone acetate 10
(+)-corydaline 117
costunolide 189
p-coumaric acid 128
coumarin 128
creosote 88, 89
creosote from coal tar 89
cresol 88
crocin 170, 198
crotepoxide 112
crotin 132
cubebine 112
cubebinolide 112
cucurbitacin B, C 148
curcumin 205
curine 109
curzerenone 205
cycasin 79
cyclosporin 72
cymarin 106, 167
cynanchogenin 168

cynarine 192
cyperene 203
α-cyperone 203

D

daidzein 127
daidzin 127
daphnetoxin 146
daphniphylline 134
dauricine 109
dauricinoline 109
decanoylacetaldehyde 111
dehydrocostuslactone 189
dendrobine 206
deoxynojirimycin 91
deslanoside 183
diffractic acid 73
digitoxin 183
digoxin 183
dihydrolycorine 198
dinophysistoxin 60
diosgenin 10
diosmin 136
diosphenol 136
disinomenine 108
docetaxel 82
domestine 107
dounorubicin 57
doxorubicin 57

E

ecdysone 98
ecdysterone 98
echinacoside 193
eleuteroside 152
elsholtziaketone 176, 178
emetine 169
emodin 95, 96, 127, 142
emodin anthrone 142
emulsin 121, 122
enmein 177
enviomycin 57
ephedrine 11, 83, 93, 201
l-ephedrine 83
(−)-epigallocatechin gallate 115
epistephanine 109
ergometrine 66
ergotamine 66
erythrocentaurin 165
erythromycin 57
eserine 125

etoposide 107
α-eudesmol 99
β-eudesmol 99, 191
γ-eudesmol 99
10-epi-γ-eudesmol 130
eugenol 103, 112, 150, 179
eurcic acid 119
evodiamine 135

F

falcarindiol 154
faradiol 193
febrifugine 120
filicin 77
flavaspidic acid 77
formononetin 126
forsythoside 162
fortunellin 137
fucosan 62
fucoxanthin 62
furanodiene 205

G

galloylbergenin 132
gambirine 171
gardenoside 170
gastrodin 206
gaultherin 158
geniposide 170
geniposidic acid 90
gentamicin 57
gentiopicroside 164, 165
gentisin 164, 165
geranial 136
geraniin 129, 132
geraniol 100, 103, 124, 130
gingerol 206
ginkgolide 79
ginsenoside 152
glucogenkwanin 123
glucovanillin 207
glycyrrhizic acid 124
gomisin A 101
gonyautoxin 60
gossypol 145
grayanotoxin 158, 159
griseofulvin 71
G-strophanthin 167
guaiacol 88
guavin 150
gutta-percha 133

H

harmine 147
harpagide 183
hasubanonine 109
heroine 11
hesperidin 134, 135, 136
HHPA 132
higenamine 113
hinesol 191
honokiol 99
humulone 92
hydnocarpic acid 147
hydrastine 106
hydrojuglone 87
4-hydroxyderricin 154
hydroxy-α-sanshool 135
hyoscyamine 180, 181
hypericin 116
hyperoside 123

I

ibotenic acid 69
icariin 106
illudin S 68
indican 96, 184
inokosterone 98
inulin 194
iridomyrmecin 115, 175
isofebrifugine 120
isomenthone 130
isopelletierine 151
isoquercitrin 95, 159
isorhynchophylline 171
isotetrandrine 108
isotrilobine 109

J

jalapin 172
jateorrhizine 104, 108
juglone 87
jujuboside A~C 143

K

kaempferol 79
kaikasaponin I~III 126
kainic acid 64
kanamycin 56
kawain 112

khellin 153
α-kosin 123
β-kosin 123
K-strophanthoside 167
kuwanon A~H 91

L

laminaline 62
laminine 62
lampterol 68
lanatoside A, B, C 183
launobine 103
laurolitsine 103
laurylaldehyde 111
lentinan 69
lentionine 69
leonurine 174
ligustilide 154
limonen 136
d-limonene 134, 135, 136, 176
dl-limonene 135
limonin 134, 135
limonoid 138
linalool 91, 100, 103, 205
(−)-linalool 102
linalyl acetate 91, 174
l-linalyl acetate 136
linamarin 131
linderane 103
linderene 103
linoleic acid 103
linolenic acid 103
liquiritin 124
lithospermic acid 177
loganin 163, 165
LSD$_{25}$ 11, 66
lupeol 103
lupulone 92
luteolin 192
luteoskyrin 72
lycorine 198
lysergic acid 11
lysergic acid diethylamide 11, 66

M

magnocurarine 99
magnoflorine 106, 113
magnolol 99
maitotoxin 59
mallotusinic acid 132
mangiferin 196

mannitol 62, 163
mannogalactan 128
matairesinol 162
matricin 189
matrine 126
melilotin 128
menthol 175
l-menthol 174
menthone 175
d-menthone 176
mesaconitine 105
metafolin 165
methamphetamine 11
methylarbutin 159
methylchavicol 174
methylephedrine 83
l-methylephedrine 83
methyl-n-nonylketone 137
methysticin 112
mezerein 146
mitomycin C 56, 57
7-O-Monoterpenylumbelliferone 155
monotropein 158
morin 91
morphine 11, 93, 117
morusin 91
multiflorin A 122
muscarine 69
mycotoxin 70
myricadiol 86
myricanol 86
myricitrin 86
myricyl cerotinate 200
myristic acid 100
myristicin 100
myristin 100

N

naginataketone 178
narceine 117
naringin 134, 135, 137
nepetalactone 175
nicotine 181
nigakilactone A~N 137
nigakinone 137
nobiletin 135
nobilin 189
nodosin 177
nootkatone 136, 204
nornicotine 181
N-nornuciferine 110

noscapine 117
nuciferine 110
nupharamine 110
nupharidine 110
nystatin 56

O

obakunone 135
obtusifolin 127
obtusin 127
okadaic acid 60
oleandrin 166
oleanolic acid 98, 103, 105, 177
onjisaponin A～G 138
oridonin 177
osthol 155
ouabain 167
oxyacanthine 107

P

pachouli alcohol 179
paclitaxel 82
paeoniflorin 114
paeonol 114
paeonolide 114
paeonoside 114
palmatine 104, 108, 135
palmitic acid 103
panaxynol 152
papain 147
papaverine 117
peimine 197
pelletierine 151
α-peltatin 107
β-peltatin 107
penicillin 71
penicillin G 71
penicillin V 71
pentosan 103
perillaketone 176
perillaldehyde 176
phalloidin 69
pharbitin 172
(−)-α-phellandrene 103, 111
phenoxymethylpenicillin 71
2-(2-phenylethyl)chromone 146
phorbol 132
phycoerythrin 63
phyllodulcin 120
physcion 95
physostigmine 125

phytolaccasaponin B～G 96
picrasin A～G 137
picroside I, II, III 183
picrotoxin 109
pilocarpine 136
pinene 103, 178
α-pinene 80, 100, 177, 206
β-pinene 80
l-pinocamphone 174
pinoresinol 90, 162
pinoresinol diglucoside 90
piperine 111, 112
piperlongmine 112
pirolatin 158
platycodin D 188
plavastatin 71
plumbagin 160
podophyllotoxin 107
polymyxin B 58
poncirin 137
populin 87
preomycin 57
procaine 10
procyanidin oligomer 123
protoanemonin 105
protojujuboside A, B, B_1 143
20S-protopanaxadiol 152
20S-protopanaxatriol 152
protopine 107, 118
protoprimulagenin 160
prunasin 123
d-pseudoephedrine 83
psychotrine 169
ptaquiloside 77
puerarin 127
purpurea glycoside A, B 183
purpurin 171
pycnogenol 81
pyrethrin I, II 192

Q

quassin 137
quassinoid 137
quercetin 79, 123, 130, 171
quercitrin 111
quinidine 169, 170
quinine 169, 170
quisqualic acid 151

R

rabdosiin 177

rapanone 160
rebaudioside A 192
reserpine 166
rhaponticin 95
rhein 95
rhodojaponin 159
rhynchophylline 171
ricinoleic acid 132
robinin 128
rosmarinic acid 174, 176, 177, 178
rottlerin 133
rubrofusarin 127
rutaecarpine 135
rutin 95, 126, 137, 177

S

safranal 198
saikosaponin α 155
salicifoline 99
salicin 10, 87
α-sanshool 135
γ-sanshool 135
α-santalol 94
β-santalol 94
santonin 193
sapindus saponin 140
saponarin 97
saponaroside 97
saponaside A, D 97
sarmentocymarin 167
saxitoxin 60
scaritoxin 59
schizandrin 101
scoparone 190
scopolamine 180, 181
scopoletin 127
secologanin 165
securinin 133
senegin I～IV 138
sennoside A～F 95, 127
sesamin 185
sesaminol 185
sesamolin 185
shikonin 172
silybin 191
silychrystin 191
silydiamin 191
sinalbin 118
sinigrin 118, 119
sinomenine 108
β-sitosterol 91

sizofiran 69
solanine 182
sparteine 128
spilanthol 195
stephanine 109
stevioside 192
stigmasterol 127
streptomycin 56
strictinin 85
strychnine 163, 164
suspensaside 162
sweroside 165
swertiamarin 165
swertianin 165
swertianolin 165

T

tacrolimus 57
takatonine 106
tannic acid 89
tanshinone 177
taraxasterol 193
taxine 82
taxol 82
taxotere 82
teicoplanin 58
terchebin 151
terpineol 205

terpinyl acetate 91, 205
tetrahydrocannabinol 92
(±)-tetrahydropalmatine 117
thalicberine 106
thebaine 117
theobromine 145
theophylline 115
α-thujone 190
thymol 175, 178, 179
timosaponin 196
TPA 132
tragacanthic acid 126
tricholomic acid 69
trilobine 108, 109
tropacocaine 131
tubocurare 164
tubocurarine 109
tutin 139

U

umbelliferone 134
ursolic acid 177
urushiol 139

V

vancomycin 58
vanillin 162, 207

vinblastine 167
vincristine 167
vinetoxin 169
vitexicarpin 173
vitexin 123

W

white thyme oil 178
wood creosote 89

X

xanthine 115
xanthoangelol 154
xanthotoxin 153

Y

yakuchinone A, B 204
yohimbine 166, 170

Z

zingiberene 205, 206

最　新　薬用植物学

定価（本体5,600円＋税）

編者承認
検印省略

編者	奥田拓男	平成20年3月30日　初版発行Ⓒ
発行者	廣川節男	
	東京都文京区本郷3丁目27番14号	

発行所　株式会社　廣川書店

〒113-0033　東京都文京区本郷3丁目27番14号
〔編集〕電話 03(3815)3656　　FAX 03(5684)7030
〔販売〕電話 03(3815)3652　　FAX 03(3815)3650

Hirokawa Publishing Co.
27-14, Hongō-3, Bunkyo-ku, Tokyo